DIAGNOSTIC TEXTBOOK OF ANTI-AGING & MIBYOU

노화방지와 미병 클리닉

Akira Kubo

이 상 화 옮김

신흥메드싸이언스

DIAGNOSTIC TEXTBOOK OF ANTI-AGING & MIBYOU

노화방지와 미병 클리닉

Akira Kubo

이 상 화 옮김

신흥메드싸이언스

Diagnostic Textbook of Anti-aging & Mibyou(アンチエイジング・未病医学 検査テキスト)
本書は南江堂との契約により出版するものである.
Diagnostic Textbook of Anti-aging & Mibyou

Published by Nankodo Co., Ltd., Tokyo, 2008
Korean translation rights arranged with Nankodo Co., Ltd.

DIAGNOSTIC TEXTBOOK OF
ANTI-AGING & MIBYOU

노화방지와 미병 클리닉

2009년 10월 발행

지 은 이 : Akira Kubo(久保 明)
高輪メディカルクリニック院長
東海大学医学部教授(抗加齢ドック)
옮 긴 이 : 이 상 화
발 행 인 : 홍 성 혁
발 행 처 : **신흥메드싸이언스**
편 집 : 인 선 남
디 자 인 : 소 유 미

주 소 : 서울시 영등포구 양평동3가 15-1번지
월드메르디앙 비즈센터 501호
등록번호 : 제318-2007-000077호
전 화 : 02) 2165-8670~4
팩 스 : 02) 2165-8675
홈페이지 : www.shmed.co.kr

I S B N : 978-89-90933-91-1 93510
정 가 : 40,000원

저자서문

본서는 셀 수 없는 '만남'의 결정체입니다.

날마다 변화하는 안티에이징(노화방지) · 미병(未病)의학의 영역은 순환기, 내분비 대사 · 노년병학 등의 전통적인 의학으로부터 유전자, 화상 진단을 포함한 이질적 통합을 필요조건으로 하여 만들어집니다. 또한 안티에이징 · 미병의학이 실로 '의학'으로서 성립하기 위해서는 에이징(노화) 자체의 해명이 요구되어 「진단」, 「케어 · 치료」, 「역학적 해석」의 3가지 요소가 확립되어야 합니다.

본서는 이러한 미답의 영역에 도전하는 뜻을 가진 의료관계자를 위한 뜨거운 메시지이기도 합니다.

그 특징은 아래의 2가지 점입니다.

- 안티에이징 · 미병의학에 있어서의 진단, 검사에 관하여 진료 현장과 선진의 연구를 연결하는 시점으로부터 정리한 점
- 일본에서 실시한 첫 번째 항목을 포함하여 2001년부터 高輪 메디컬 클리닉에서 도입하여 수진자수가 1,200명을 넘은 '건강 수명 검사'를 기반으로 한 데이터베이스를 개시한 점〔사전동의(informed consent)에 근거하고 있습니다〕

현재진행형인 영역을 단독으로 정리하는 작업은 전체의 흐름이 일관성이 있다는 장점과 함께 부족한 점도 적지 않습니다. 독자 여러분의 힘을 빌려 본서를 보다 완성도가 높은 것으로 만들고 싶은 바람도 있습니다.

환자, 가족(令子, 裕明, 知香子), 동지이며 공동저자라고도 할 수 있는 福原延樹 부원장을 비롯하여 高輪 메디컬 클리닉의 스태프, 東海대학 의학부 노화방지 검사의 길을 열어주신 谷野隆三郎 東海대학 부속 전 병원장 및 東海대학 부속 東京병원 노화방지 검사를 지지하는 여러분, 그리고 따뜻하게 지지해주신 南江堂의 杉浦伴子씨, 達紙優司씨에게 진심으로 감사를 드립니다.

2008년 3월

Akira Kubo

역자소개

이 상 화 교수

학력 연세대학교 의과대학 의학과
연세대학교 대학원 의학과(석사)
연세대학교 대학원 의학과(박사)

경력 미국노인병학회 정회원
대한가정의학회 평회원
대한임상노인의학회 학술이사
대한임상노인의학회 홍보이사
대한노화방지연합회 이사
대한가정의학회 학술위원
대한가정의학회 홍보이사

1984. 3 ~ 1984. 2	세브란스병원 가정의학과 전공의
1990. 3 ~ 1992. 2	세브란스병원 가정의학교실 연구강사
1992. 3 ~ 1993. 6	강동카톨릭병원 가정의학과장
1993. 7 ~ 2001. 8	이대동대문병원 가정의학과장
2001. 9 ~ 2005. 2	이대목동병원 가정의학과 교수
2004. 2 ~ 2005. 2	캐나다 McGill(맥길) 의과대학 노인병센터 교환교수
2005. 2 ~ 현재	이대목동병원 가정의학과장, 가정의학교실 주임교수 진료협력센터소장

저서 『가정의학』, 『임상증례로 본 노인의학』, 『임상노인의학』, 『노화방지의학』, 『최신가정의학』

CONTENTS

차례

CHAPTER II 안티에이징 · 미병의학 검사와 그 이해 27

DIAGNOSTIC TEXTBOOK OF ANTI-AGING & MIBYOU

CHAPTER I

안티에이징 · 미병의학이란

PART 1

에이징(노화)과 우리의 몸 –노화에 수반되는 변화

안티에이징(노화 방지) · 미병(未病)의학을 확립, 임상적으로 응용하기 위해서는 우선 에이징(노화)의 과정을 충분히 이해해야 한다. 또한 진단–치료–역학이라는 3가지 프로세스를 각각 검증하는 것이 요구된다.

노화란 연령이 증가함에 따라 발생하는 생리적, 병적 변화 및 그 과정을 가리킨다. 여기에는 그림 1처럼 많은 인자가 관여하고 있다. 실제로 생리적 노화와 병적 노화를 구별하는 것은 곤란하지만, Strehler는 ① 보편성(universality) ② 내재성(intrinsicality) ③ 진행성(progressiveness) ④ 유해성(deleteriousness)의 4항목을 노화의 정의로서 정했다.

또한 세포의 노화(senescence)를 개체의 노화에 어느 정도 적용시킬 수 있는지도 큰 문제이다. 정상 체세포에는 분열 횟수에 한계가 있다고 하는 Hayflick의 설을 오랜 기간 믿어 왔지만, 최근에는 다른 의견을 주장하는 연구자도 있다. 또한 염색체 말단 부분〔텔로미어(telomere) ; GGGTTA의 반복 배열 부분〕의 텔로미어 DNA가 세포분열을 할 때마다 단축되고 한계에 달하면 세포가 죽는다는 설도 있다. 텔로미어의 길이를 조절하는 텔로메라아제(telomerase)는 텔로메라아제 역전사효소(TERT)와 텔로메라아제 RNA요소(TERC)의 2가지 소단위로 구성되어 있다. Brouilette 등은 심근경색을 발증한 증례에 있어서 백혈구의 텔로미어가 대상군에 비해 짧다는 것을 나타내고 스타틴(statin)계 약제를 이용함으로써 텔로미어가 짧은 사람의 심근경색 발증을 억제하는 가능성을 시사하였다.[1)]

최근에는 세포분열 수명뿐만 아니라 세포의 기능 변화나 세포간질의 변성 · 감소가 개체로서 노화에 깊게 관여하고 있다는 것이 밝혀졌다. 세포간질의 주성분인 콜라겐은 80대에는 20

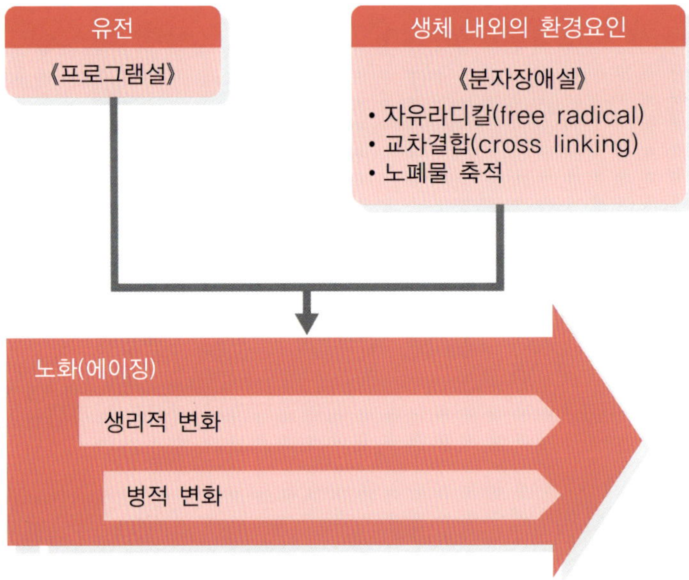

그림 1 노화의 과정

대의 65%로 감소한다. 세포 내에서는 분비 단백질이나 막 단백질의 입체 구조를 만드는 소포체의 장애, 즉 소포체 스트레스에 의한 이상 단백질 축적이나 그것에 대한 반응도 암, 노화, 동맥경화 등과 관계한다.

어쨌든 노화와 함께 사람의 신체와 마음은 변화하고 대부분은 기능이 저하하게 된다. 이것을 장기 중량이라는 점에서 표 1, 또한 생체의 각종 기능의 면에서 그림 2에 나타내었다.

그 밖에 신체의 여러 장기의 노화에 수반하는 변화에 관하여 설명한다〔메모(6쪽)〕.

1 체력의 변화

체력을 요소로서 보면 가장 저하가 현저한 것은 눈감고 한쪽 다리서기 등에 의한 평형 기능이며, 60대 전반에 최고 수치의 20% 정도가 된다. 또한 순발력(수직뛰기)은 60대 전반에 최고 수치의 50%가 된다. 최대 산소 섭취량(Vo_2 max)에서 보면 10대 후반~20대 전반에 최고 수치가 되고, 그 후 10년마다 5~10%씩 저하한다.

표 1　노화에 수반되는 각 장기의 변화

	젊은 층	고령자
뇌 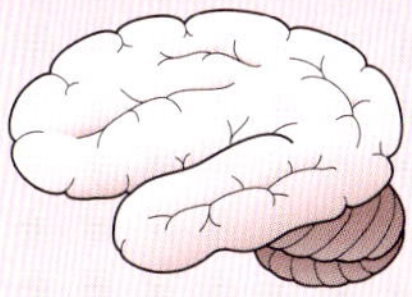	1,300g	10%↓ (60대 전반까지는 유지된다)
심장 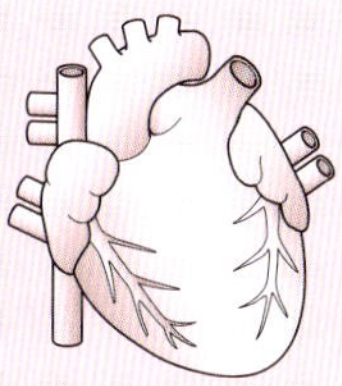	250g	증가 (30~40%↑)
간장 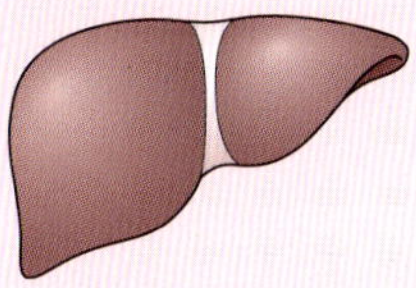	1,200g	30%↓
췌장 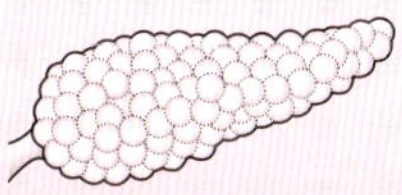	140g	60%↓
신장 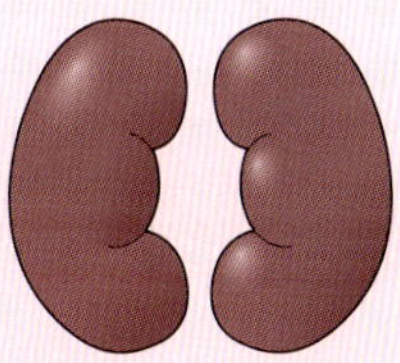	130g	40%↓ (40대 전반에 최고 수치)
근육 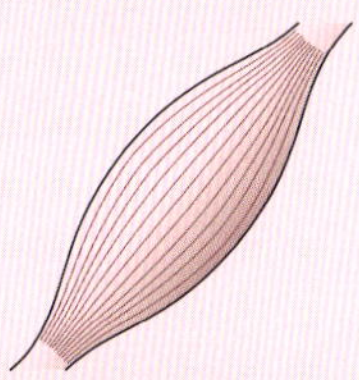	450g/kg 체중	20%↓
혈관 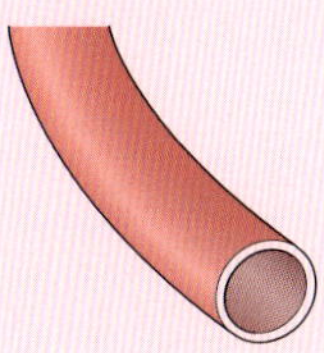	수축기 혈압	노화와 함께 상승
	확장기 혈압	60대가 최고 수치 70대부터 하강
체내 칼륨	고령자에서 감소	

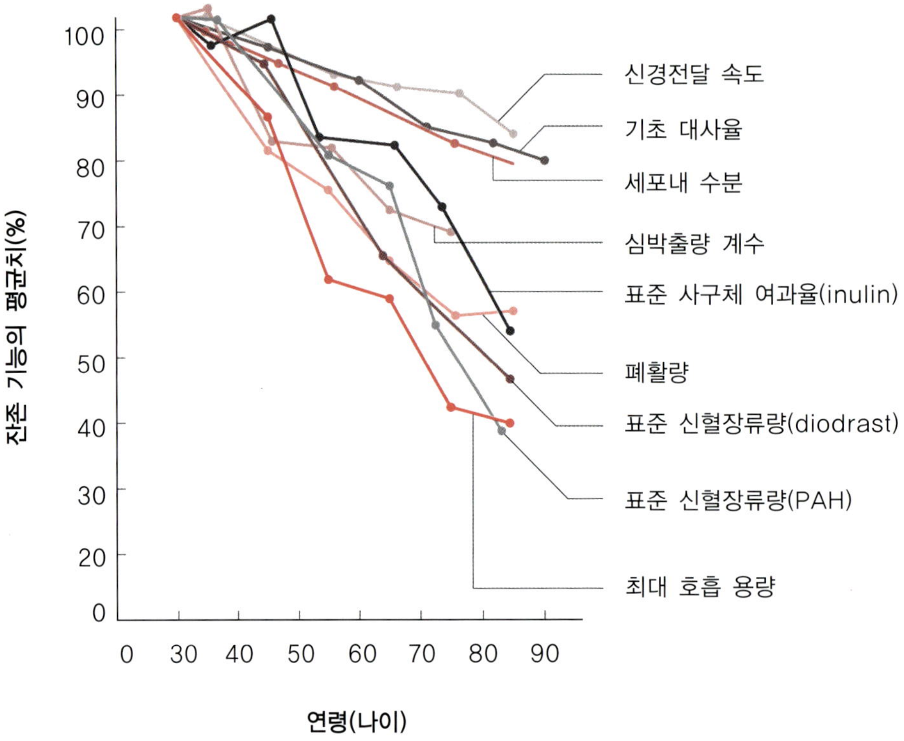

그림 2 노화에 수반하는 생체의 각종 기능의 변화

(Shock NW: System integration. Handbook of Biology of Aging, Finch CE, Hayflick L(eds), Van Nostrand Reinhold, New York, p640, 1977)

메모

- **조로증(早老症)에 관계된 유전자**: 베르너증후군(Werner syndrome)은 조로증을 나타내는 상염색체 열성유전증후군이며, DNA 헬리케이스(helicase, RecQ3)가 원인 유전자이다. 게놈(genome)의 불안정화로 저신장, 대머리, 백발, 동맥경화의 진행 등을 발생시키고 10%에서 악성 종양을 합병한다. 또한 그 밖의 조로증으로서 코케인증후군(Cockayne syndrome), 허친슨-길포드증후군(Hutchinson-Gilford syndrome), 혈관확장성 운동실조증(ataxia telangiectasia) 등을 들 수 있다.
- **노화에 관계된 유전자**: methylenetetrahydrofolate reductase(MTHFR). 이 결손은 고호모시스틴혈증(hyperhomocysteinemia), 호모시스틴뇨증(homocystinuria)으로부터 동맥경화의 진행을 초래한다. 그 밖에 헴산화효소-1(heme oxygenase-1) 등
- **노화 지표 단백질**: SMP30. 노화로 간장, 신장에서의 함유량이 감소. 본래는 세포 내 Ca의 증대를 억제하는 역할이 있다.

2 뼈의 변화

골량(骨量)은 20대 전후에서 최대가 되고 45세 이후에는 노화와 함께 감소한다. 피질골(皮質骨)과 해면골(海綿骨)에서 노화 변화가 달라 전 골량의 80%를 차지하는 피질골에서는 50세 이후에 노화와 더불어 거의 직선으로 천천히 감소한다. 한편 해면골에서는 50~60세에 걸쳐 일단 급격하게 감소하고 60세 이후에는 완만하게 감소한다. 즉 피질골은 50세 이후 연간 약 0.2%의 비율로 감소하고 50~75세까지의 25년간에는 총계 약 5% 감소하는 것에 반해, 해면골은 50~60세 사이에 약 40%가 급속하게 감소하고, 그 후 완만하게 감소하여 50~75세까지의 25년 동안에는 약 50% 감소하여 골량감소증 또는 골다공증으로 진행한다.

골대사 조절계에서는 노화로 부갑상선호르몬의 혈중 레벨이 상승하고, 1,25$(OH)_2D_3$ 생성은 저하하며, 장관(腸管)에서의 Ca 흡수는 저하한다. PTH 자극에 의한 1,25$(OH)_2D_3$의 증가 반응이 지연된다는 보고도 있다. 해면골에서는 노화에 수반하여 골량 수가 감소하고 골량 천공(파단)의 빈도가 증가한다.

3 관절의 변화

노화에 수반하는 관절연골의 변화로서 기질 중의 콜라겐 섬유는 증가하고 연골 프로테오글리칸(proteoglycan)의 구성 성분인 황산 콘드로이친(chondroitin sulfate)의 함량은 저하(특히 수분이 부족한 저분자의 것이 증가), 황산 케라탄(keratan sulfate) 및 히알루론산(hyaluronic acid)의 함량은 증가하고 연골기질의 수분량은 감소한다. 콜라겐 중에서도 Ca 결합성 뼈의 특이적 타입I 콜라겐이 증가한다. 이러한 변화가 복합하여 관절연골의 변성이 야기되어 탄력성이 상실하면 관절연골에 전해진 부하가 직접 뼈로 전달되어 그 자극에 의해 뼈가 증식하여 관절의 변성이 발생한다. 변성된 연골기질은 관절 운동에 의해 점점 마모되어 뼈가 노출하고 관절이 변형하면 관절의 운동 제한과 통증이 나타나게 된다. 이것이 관절의 병적 노화, 즉 퇴행성 관절염이다.

4 근력의 변화

일반적으로 일컬어지고 있는 근력은 근력계(악력계 등)로 측정된 등척성 근력(정적 근력)이나 최대 근력을 염두에 둔다. 악력과 슬신전력(膝伸展力)의 노화 변화를 보면 악력은 50세를 넘으면 저하가 가속하지만, 무릎의 힘은 젊었을 때부터 쇠약해지기 시작한다. 어쨌든 80세에는 20세 때의 60% 정도로 근력이 저하한다. 일반적으로 보행 등 전신 운동에 필요한 하지의 근력, 특히 대퇴신근 근육량의 저하와 함께 30대부터 저하하는데, 상지의 근력은 중년까지 유지되는 것이 일반적이다. 근섬유를 타입I〔지근섬유(遲筋纖維)〕과 타입II〔속근섬유(速筋纖維)〕로 나눌 때 노화에 수반하는 감소는 타입II에 현저하고, 20대에서 반 이상을 차지하는 본 섬유는 80대에는 30% 이하가 된다. 보행 운동에서는 보수(步數)는 약 4보/초로 연령이 증가해도 거의 일정하지만, 보폭은 연령이 증가함에 따라 현저하게 감소한다. 근력 저하는 근육의 생리적 노화보다는 오히려 폐용(노화나 안정과 함께 활발성이 떨어져 근력을 최대한으로 발휘하는 빈도가 감소한다)에 의한 영향이 크다고 일컬어지고 있기 때문에 연령이 증가해도 근육 트레이닝에 의해 근력의 유지 회복을 기대할 수 있다.

고령기에 있어서 근육에 관한 문제로서 노화에 수반하는 근육감소증, 결국 sarcopenia의 예방이 중요한 포인트가 된다. 또한 근육에 있어서의 IGF 수용체 감소, 운동신경의 감소 등이 고령자에 있어서 운동 기능의 저하를 가속시킨다.

5 신장의 변화

신장의 노화에 의한 변화는 형태면과 기능면으로 나눌 수 있다. 형태면에서는 30세 전후에 최고 수치인 신장 중량의 감소를 들 수 있다. 이것은 사구체 초자화(硝子化)에 의한 신장단위(nephron) 수의 감소에 의한다. 또한 세뇨관의 수도 감소한다. 노화에 의한 신장 기능의 변화를 표 2에 정리하였다. 1분간에 1L, 심박출량의 약 20%의 혈류를 받는 신장의 사구체 여과율(glomerular filtration rate, GFR)의 노화에 의한 감소는 Baltimore Longitudinal 연구에서 밝혀져 평균 저하 속도는 0.75mL/분(分)/연(年)이었다. 일본 신장병학회의 보고에서는 남녀 모두 60세를 넘으면 GFR이 60mL/분(分)/1.73m^2 미만의 증례가 급속하게 증가한다. 이 감소는 안지오텐신 II(angiotensin-II), TGF-β, AGE(advanced glycation endproducts), 산화 스트레스 등이 관계하고 있다.

수분 대사에서는 체내의 수분량, 특히 세포 내 수분량이 저하하여 ADH 분비가 증가하는 한편 ADH가 신장에서 감수성이 저하한다.

시스타틴 C(cystatin-C)는 분자량 13kDa의 염기성 저분자 단백이며, 전신의 유핵세포에 존재하여 근육량에 의존하지 않는다는 점이 크레아티닌(creatinine)과 다르다. 1mg/L 이상에서는 사망의 위험률(risk)이 54% 증가하고, 심혈관장애에 의한 사망 위험률은 96%, 뇌혈관장애에 의한 사망 위험률은 21% 증가하는 것이 Shlipak 등에 의해 나타났다.[2)] 기준 범위는 0.53~0.95mg/L이다(혈청 또는 혈장).

최근 만성 신장병(CKD)이 동맥경화 진전의 분명한 위험인자로서 정해졌는데, GFR 60mL/분(分)/1.73m^{2}가 3개월 이상 지속한다는 기준뿐만 아니라 시스타틴 C도 예후에 영향을 미치는 인자일 가능성이 있다. 그 밖에 요중 L-FABP(간장형 지방산 결합 단백)나 요중 NGAL(호중구 젤라틴분해효소 관련 리포칼린) 등, 신장질환의 진행을 추측하는 지표의 개발이 진행되고 있다.

미량 단백뇨(albuminuria)(요중 알부민이 30mg/gCr 이상, 300mg/gCr 미만)는 당뇨병성 신

표 2 신장 기능의 노화에 의한 변화

피질 기능	사구체 여과율(GFR)	↓
	신혈류량	↓
수질 기능	소변 농축능력	↓
	소변 희석능력	↓
근위세뇨관 기능	파라아미노마뇨산(paraaminohippuric acid)(diodrast) 배설 극량	↓
	글루코오스(glucose) 재흡수	↓
	원위세뇨관 기능	↓
	유리 수분 제거(free water clearance)	↓
	유리 수분 재흡수 (free water reabsorption) 극량	↓
	Na 유지 기능	↓
	산 배설능력	↓
호르몬 생성능력	레닌 분비능력	↓
	부갑상선호르몬-1,25$(OH)_2D$ 생성능력	↓
	에리스로포이에틴(erythropoietin) 생성능력	↓

(井上剛輔: 신(新)노인학, 제2판, 折茂 肇(집편), 東京대학출판회, 東京, p961, 2000에서 개변)

증의 초기 병변을 나타내는 임상적 지표인 것과 동시에 심혈관질환의 발증이나 그것에 의한 사망에 관한 예측인자이다. LIFE(Losartan Intervention For Endpoint reduction in hypertension)이나 HOPE(Heart Outcome Prevention and Evaluation) 등의 대규모 개입 연구에서도 고혈압, 당뇨병이나 심비대 등 심혈관질환의 위험성을 가진 군에서는 미량 단백뇨 증가가 심혈관질환의 위험성이 된다는 것이 확인되고 있다. 또한 대사증후군(metabolic syndrome)에서 일어나는 인슐린 저항성 증대에 의해 미량 단백뇨가 증가한다는 것도 알려져 있다〔메모(↓)〕.

메모

《Cockcroft-Gault 공식》

CFR(Ccr으로서)

$$Ccr = \frac{(140-\text{나이}) \times \text{체중}}{72 \times \text{혈청 클레아티닌 치}} \ (\text{여성인 경우} \times 0.85)$$

6 호흡기계의 변화

노화에 의한 변화는 콜라겐, 엘라스틴의 변화를 기반으로 한 폐포 표면적은 25세 정도에 최고가 되어 30세 이후에는 10년마다 4% 감소한다. 임상적으로 폐활량이 감소하고 잔기량은 증가한다. 또한 그림 3에서 나타낸 바와 같이 1초량의 감소에서 분명히 알 수 있다. 100세 정도에는 1초량이 1L을 밑돌아 호흡부전을 발생시키기 쉬워진다. 또한 폐쇄용적(closing volume)은 증가, 폐확산능(pulmonary diffusing capacity)은 저하한다.

또한 흡연을 하면 폐포세포의 변화, T림프구의 노화 등으로 만성 폐색성 폐질환(chronic obstructive pulmonary disease, COPD)의 빈도가 높아진다. 특히 담배에 감수성이 있는 상습흡연자는 50세를 넘을 무렵에는 1초량이 젊었을 때의 반 정도가 되는 경우도 있다. 이 감소는 금연으로 완화된다. SMP30이라는 노화와 동시에 감소하는 단백질을 녹아웃 마우스(knock-out mouse ; 특정 유전자를 제거한 실험쥐)에게 담배 연기를 뿜으면 산화 스트레스가 항진하여 COPD형 변화가 일어난다.[3)]

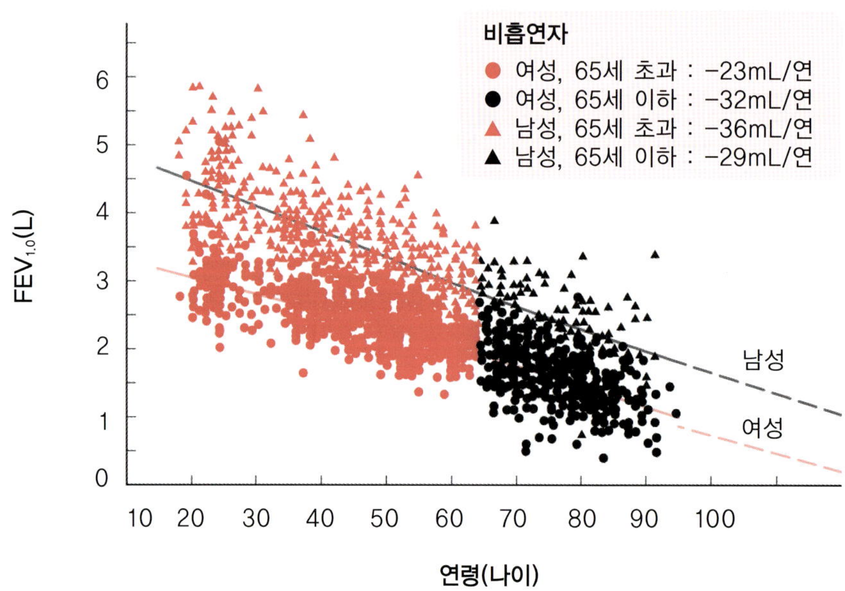

그림 3 노화에 수반하는 1초량의 감소

(Nakamura M et al : Geriatr Gerontol Int 2 : 127-130, 2002)

7 소화기계의 변화

위점막은 위축하여 위 내 pH는 저하, 소화기 운동능력은 전체적으로 저하하고 대장에서는 게실이 많아진다. 또한 미각 기능의 저하나 식욕 저하 등으로부터 악액질(cachexia)이 발생하기 쉬워 단백, 에너지 결핍도 일으키기 쉽다. 이 영양상태의 지표로서 혈중 알부민 치가 있다. 고령자나 ADL이 저하한 사람일수록 저알부민혈증(hypoalbuminemia)은 사망률을 높인다. 악액질에 관계된 사이토카인(cytokine)으로서는 TNF-α, IL-6은 모두 증가하여 당 · 지방 대사 변동이나 혈관장애 진전에 작용한다.

장 내 세균의 변화도 그림 4와 같이 노화와 함께 분명해진다. 이와 같은 장 내 세균의 변화에 대한 접근(approach)으로서 프로바이오틱스(probiotics)와 프리바이오틱스(prebiotics)가 있다. 프로바이오틱스란 장 내에서 유용한 미생물을 늘리는, 살아 있는 미생물로 음식물로서 입으로 섭취하는 것을 말한다. 요구르트 등에 포함된 「유산균」, 청국장의 「고초균(bacillus subtilis)」 등이 프로바이오틱스의 대표가 된다. 한편 장 내에 사는 유익균의 먹이가 되는 식물섬유나 올리고당 등을 프리바이오틱스라고 부른다. 장 내 환경을 정돈하기 위해서는 프리바이오틱스를 섭

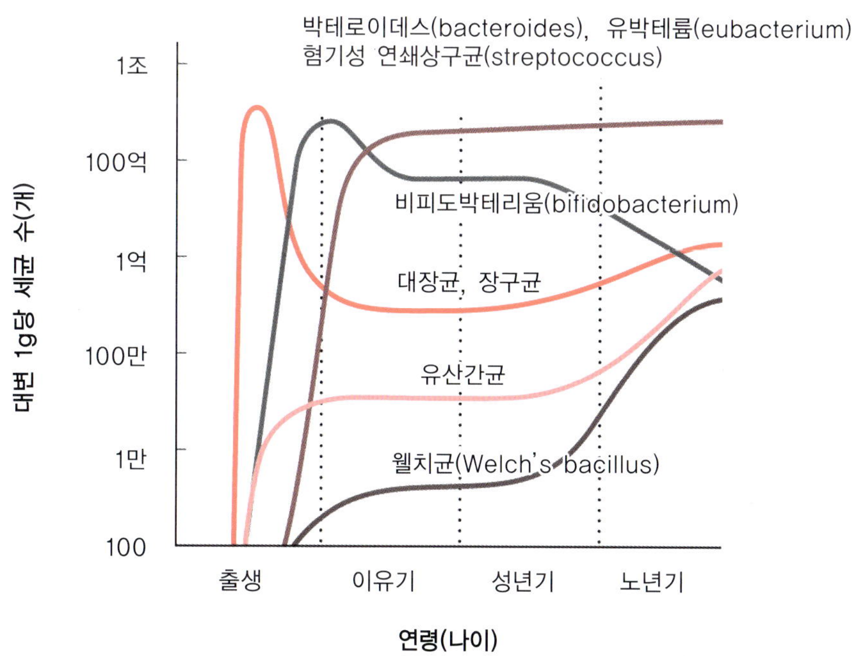

그림 4 노화에 수반하는 장 내 세균의 변화

(光岡知足: 장 내 세균의 이야기, 岩波新書, 岩波書店, 東京, 1978에서 개변)

취가 필요하다고 생각된다. 프로바이오틱스와 프리바이오틱스를 합쳐 신바이오틱스(synbiotics)라고도 부른다.

8 피부의 변화

체표를 덮고 있는 1.6m²의 기관인 피부의 노화를 이해하기에 앞서 그 구조를 파악하는 것이 중요하다. 그림 5에 표피 · 진피 · 피하조직의 단면을 나타냈다. 모발, 손 · 발톱, 지선, 한선 등은 피부부속기로서 일괄된다.[4)]

노화와 함께 결합조직의 3대 성분인 엘라스틴, 콜라겐, 프로테오글리칸(proteoglycan)이 분자간 교차결합(cross linking)이나 측쇄 수식에 의해 경화하여 세포-세포외기질(extracellular matrix) 상호작용에 변화를 초래한다.

• **외간상의 특징:** 기미(그림 6), 주름(그림 5), 늘어짐. 건조하여 탄력성은 저하한다. 탈모 · 백발

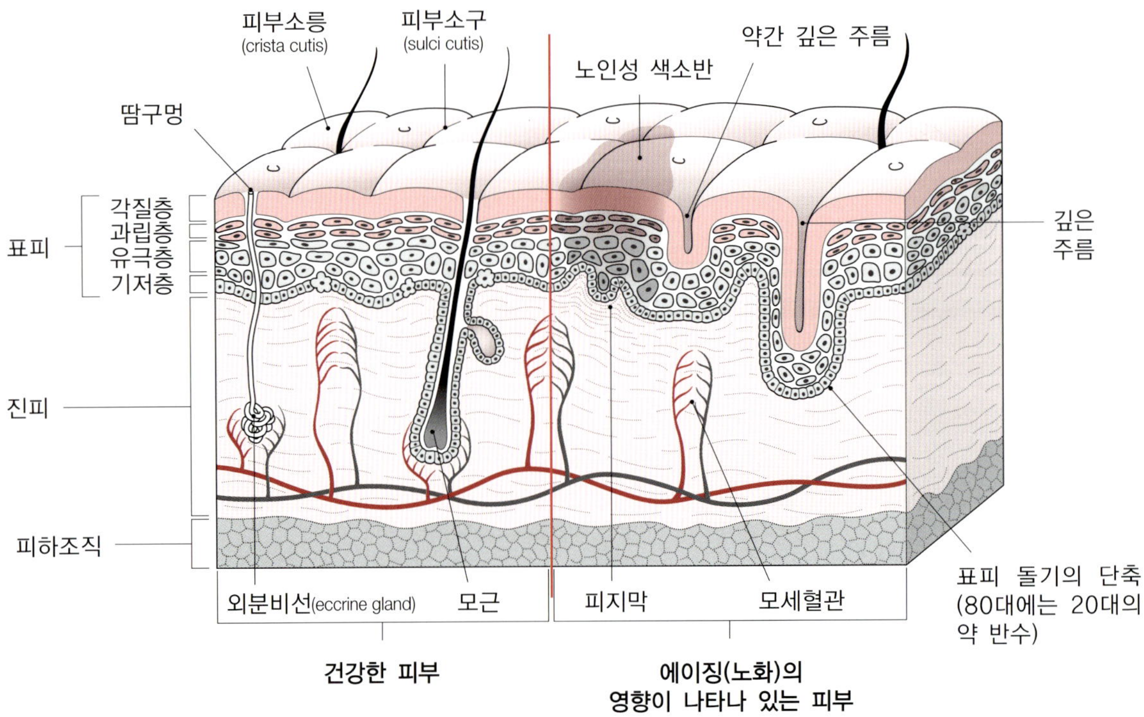

그림 5 피부의 구조 및 주름과 기미

(안티에이징 비주얼 텍스트, 久保 明(감수), 学習研究社, 東京, 2007)

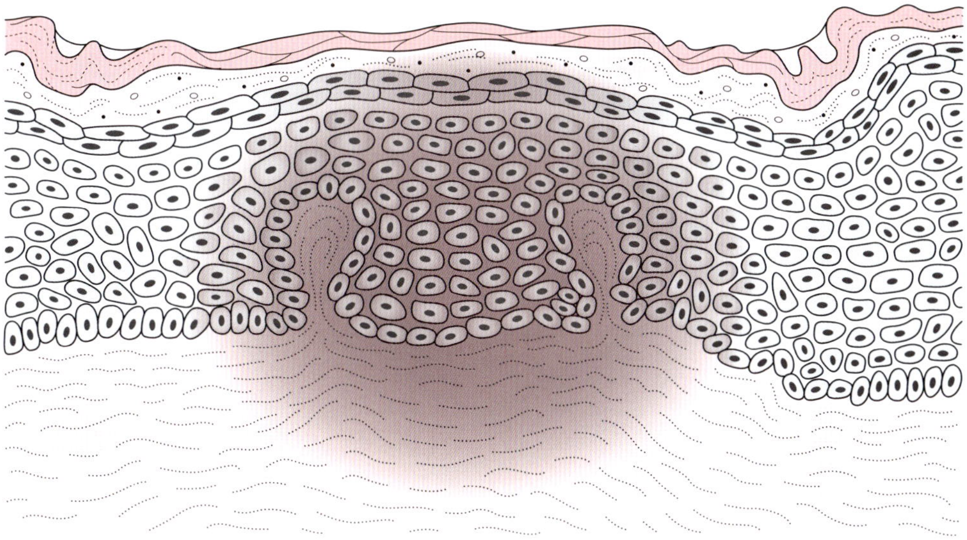

그림 6 기미의 단면도

기저층의 멜라닌세포(melanocyte)로부터의 멜라닌 색소의 과다한 생성이 기미의 원인이 된다.

• 조직상의 특징

표피: 평탄화 · 유극세포의 감소→표피세포의 회전율(turnover)(보통 28일)은 70대에서 30대의 약 40%가 된다. 이러한 지연이 잡티를 발생시킨다.

진피 · 피하: 교원섬유(콜라겐)의 변화, 세포 성분의 감소, 콜라겐 IV · VII의 감소, 세포간지질〔세라미드(ceramide)〕 감소→표피와 진피의 결합이 완화된다, 지선 분비량 · 한선에서의 발한량 감소, 각질 기능부전〔장벽(barrier) 기능 저하, 수분 유지 저하, 피지 분비 감소〕을 일으킨다.

이와 같이 노화에 의해 발생하는 피부의 변화는 다채로운데, 그 원인이 되는 것이 연령이 증가함으로써 발생하는(생리적 · 내인성) 노화와 주로 자외선에 의한 광노화(외인성 노화)의 2가지가 있다.

노화에 수반하는 피부의 변화 원인으로서 교원섬유는 특히 중요하다. 특히 진피 내의 망상층에서는 교원섬유와 탄력섬유가 상호적으로 배열되어 있다. 이 망상층의 건조 중량의 약 95%가 I형 콜라겐이다. 한편 III형 콜라겐은 피부뿐만 아니라 신체의 다양한 부위에 존재한다. 노화에 의해 I형 · III형 콜라겐은 모두 감소하는데, 폐경 이후 5년 동안 피부 콜라겐의 약 30%가 없어지고, 그 후 20년에 걸쳐 1년에 약 2%씩 없어진다.[5)] UV 조사부에서는 멜라닌세포(melanocyte)가 매년 1~2% 감소한다.

폐경 전후에 여성호르몬 보충을 개시하는 HRT(hormone replacement therapy)는 2002년의

WHI(Women's Health Initiative)의 보고에서 유방암 발증의 증가 등이 밝혀진 이후 시행 빈도가 감소했지만, 여성호르몬의 일종인 에스트로겐(estrogen)을 투여하면 피부의 콜라겐을 증가시킬 뿐만 아니라 히알루론산(hyaluronic acid)의 합성을 높여 보습성이 향상된다.

고령자에게 많이 보이는 피부 소양증은 건조, 탄력성의 저하에 지선 분비량의 감소가 더해짐에 따라 발생하는 건조증이 기본 병태가 된다.

주름 · 늘어짐은 교원섬유, 탄성섬유(엘라스틴 등)의 변화에 의해 발생하는 피부의 변형이다. 이러한 변화는 일정하지 않고 주행이 불규칙해져 진피 유두부에서는 감소하고 망상층에 있어서의 탄성섬유는 굵어져 주행도 불규칙해진다. 또한 표정근의 변화 등이 복잡하게 더해진다. 이러한 과정이 만성화되면 표층의 주름(잔주름)이나 진피의 주름에 형태 변화가 나타난다. 특히 40대부터 뚜렷해지는 눈가의 주름이 실제 연령과 상관한다고 일컬어지고 있다. 한편 안와 하부의 주름은 보다 높은 연령층에서 뚜렷해져 60세를 넘으면 특히 눈에 띄게 된다.

또한 노화에 수반하는 피부의 변화라고 보기 쉬운 잡티가 있는데, 잡티는 반드시 노화에 수반하는 변화가 아니라 멜라닌 색소의 침착량, 혈류의 저하에 의한 붉은 빛의 감소, 피부 각질층의 중층화 등이 중복됨에 따라 발생한다.

기미는 표피와 진피의 경계부위에 존재하는 멜라닌세포(색소세포)가 만들어내는 멜라닌에 의해 일어나는 색소침착이다(그림 6에서 색이 짙은 부분). 자외선을 쬐는 시간이 길어지면 길어질수록 색소침착이 일어나기 쉬워진다. 또한 항산화 비타민이나 성장호르몬의 관여 등도 추측된다.

✲ 연령의 증가에 따른 노화와 광노화

피부가 변성하는 원인에는 노화에 의한 것 외에 빛(자외선)에 의한 것도 있는데〔메모(17쪽)〕 이것을 「광노화」라고 부른다. 둘의 차이를 표 3에 나타내었다.

표 3 연령의 증가에 따른 노화와 광노화

	노화	광노화
표피의 두께	위축	비후
주름	주름	주름
콜라겐섬유		콜라겐 I, III 감소 배열이 흐트러진다.
탄성섬유	감소	증가
색소침착	불균일한 색소침착	고도로 불균일한 색소침착
지선	과형성 ≪ 과형성	
피부암	+/− ≪ ++	

(EL-Domyati M et al : Exp Dermatol 11, 2002에서 개변)

광노화는 자외선에 의해 각화세포, 섬유아세포의 증식인자나 사이토카인이 자극을 받아 matrix metalloproteinase(MMP)를 생성하여 세포외기질을 분해함으로써 진피의 구조를 파괴한다. 또한 TGF-β가 저해되어 콜라겐 생성도 억제된다.

급성 증상인 선번(sunburn)이라는 염증 반응이나 선탠(suntan)이라는 색소침착이 기미나 주름이라는 에이징(노화) 현상의 원인이 된다.

✲ 자외선과 질환이나 생체에 대한 작용[6)]

자외선은 그 파장의 길이에 따라 UVA(320~400nm), UVB(290~320nm), UVC(290nm 미만)로 나눌 수 있다. UVC는 오존층에서 거의 흡수되어 피부에 닿는 것은 약 3%이다. 그렇기 때문에 광노화는 UVA, UVB의 2종류의 자외선에 의해 초래되고 있다고 생각된다(그림 7, 8).

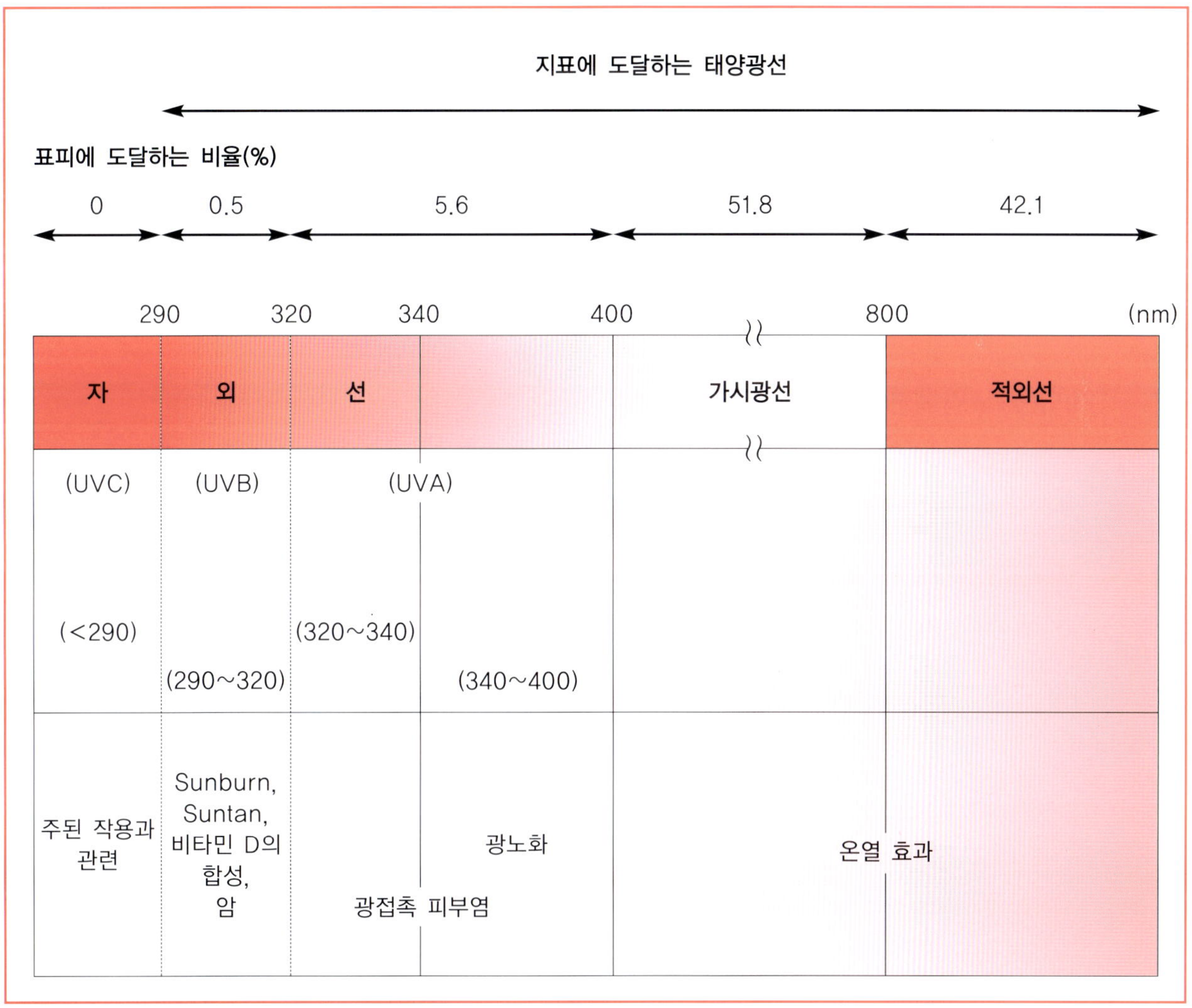

그림 7 자외선과 질환이나 생체에 대한 작용

(錦織千佳子: 태양광에 포함되는 자외선과 주된 생물 효과 및 관련된 질환. 미용피부과학, 일본미용피부과학회(감수), 宮地良樹 외(집필), 南山堂, 東京, p31, 2005에서 개변)

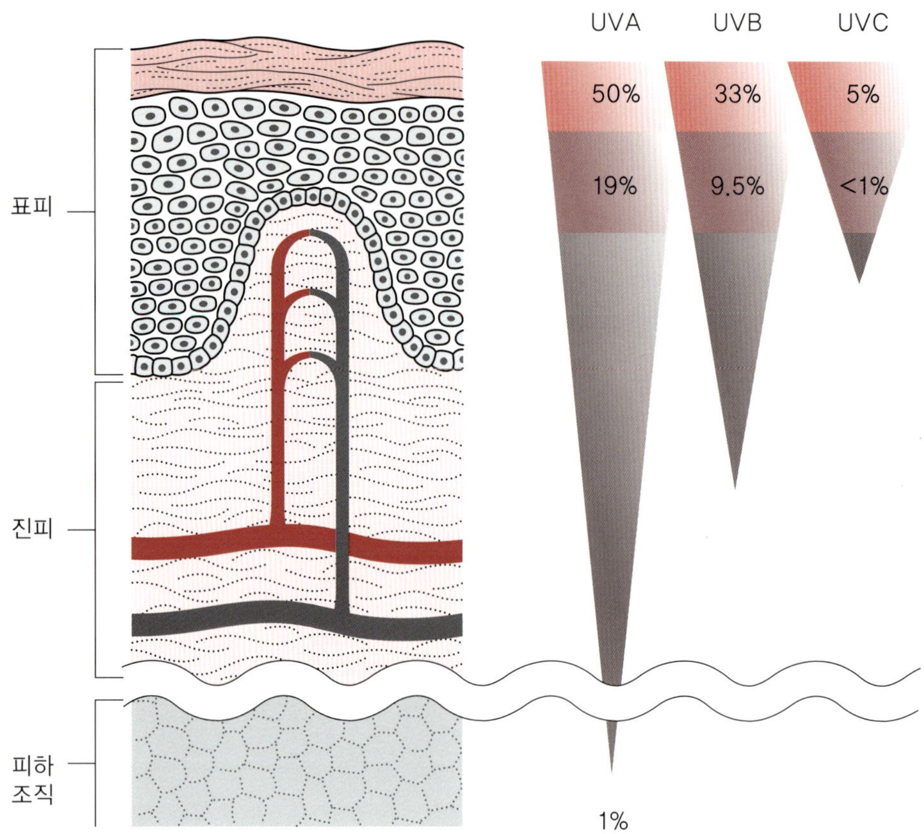

그림 8 자외선에 의한 피부에 대한 영향

(久保 明(감수): 안티에이징 비주얼 텍스트. 学習研究社, 東京, 2007)

UVB는 비타민 D의 합성을 촉진하는 작용이 있지만, 생체에 대한 악영향도 문제가 되고 있다. 우선 표피와 진피 사이에 있는 멜라닌 세포의 활성을 이끌어 멜라닌의 생성을 촉진하여 기미를 만들어낸다. 피부에 염증을 초래하여 이른바 햇볕 그을림을 일으키는 UVB이다. 피부의 랑게르한스 세포(Langerhans cell)에 작용함으로써 면역 억제가 일어나거나 표피의 세포에 돌연변이가 일어나 세포의 암화가 진행되어 피부암을 발증할 가능성도 있다. UVB는 지표나 계절에 있어서 하루 동안의 변동 폭이 UVA에 비해 크다.

UVB는 피부 깊숙이 진피나 피하조직에까지 도달하여 진피의 세포나 섬유조직, 피하조직에 장애를 초래하므로 피부 노화의 속도를 빠르게 하는 요인이 된다. 또한 UVA, UVB 모두 체내에서 활성산소를 발생시키므로 피부뿐만 아니라 생체 그 자체의 에이징(노화)을 가속시키는 큰 요인이 되고 있다.

9 이 · 치주조직의 변화

이는 표면을 덮고 있는 단단한 무기질의 에나멜 질(enamel, 사기질), 그 내측에 있는 유기질을 많이 포함하고 있는 뼈에 가까운 조성의 상아질, 또한 신경이나 혈액이 지나는 부드러운 치수(dental pulp)로 이루어져 있어 치육에 가려져 있는 치근은 시멘트 질(cement)로 덮여 있다. 치근은 치조골이라는 악골의 들어간 부분에 위치하여 시멘트 질과 치조골은 치주인대(치근막)라는 탄력성이 있는 섬유에 의해 단단하게 연결되어 있다.

이나 치주조직은 눈이나 귀와 함께 노화의 변화를 알기 쉬운 부위일 뿐만 아니라 이의 개수가 적어지면 저작(咀嚼, 씹음) 기능이 저하하여 음식물의 소화 · 흡수가 이루어지기 어렵기 때문에 영양장애나 체력 저하 등이 일어나 에이징(노화)이 가속한다. 후생노동성이 실시한 치과질환 실태조사(2005년)에서는 20개 이상의 이를 가진 사람은 60~64세에서 70.3%, 65~69세에서 57.1%, 70~74세에서 42.3%, 75~79세에서 27.1%, 80~84세에서 21.1%, 85세 이상에서 8.3%였다. 이와 같이 고령자의 대부분에게 상실치가 보여 그 대부분이 이 · 치주질환에 의한 것이다.

치주질환이란 치주조직이 파괴된 상태를 말한다. 초기에는 치육이 발갛게 붓는 정도이지만 진행되면 염증이 치조골까지 미쳐 치조골이 파괴되어 이를 빼게 되는 원인이 된다. 염증이 일어나는 원인에는 부적절한 구강내 케어에 의한 구강 환경의 악화 외에 당뇨병, 내분비장애, 간기능장애 등의 질환도 관계하고 있는 경우가 있다. 또한 치주질환이 심혈관장애 등의 동맥경화를 촉진하는 기전도 주목되고 있어 Tonetti 등은 치주질환의 치료법과 혈관내피 기능이 관여하고 있다는 것을 120예의 증례를 기초로 밝혀냈다.[7)]

메모

일광(日光)이 관여하는 피부 반응은 2가지로 나눌 수 있다.

- **급성 반응**: 색소침착(suntan), 피부 비후, 일광 피부염(sunburn), 비타민 D 합성, 면역 억제
- **만성 반응**: 광노화, 광발암

자외선에 의한 일광 피부염은 조사 12~24시간에서 홍반이 최고가 된다.

10 눈 · 시각계의 변화

✻ 눈의 구조와 노화에 의한 질환

눈은 안구와 시신경, 눈꺼풀이나 눈썹 등의 보조기로 되어 있다. 안구는 강막, 맥락막, 망막으로 덮여 있고 내측에는 젤리 모양의 초자체가 들어 있다. 안구의 안쪽에 해당하는 안저에는 시

신경이 지나고, 눈꺼풀 쪽에는 수정체나 모양체, 각막, 홍채 등이 있다. 시계의 초점은 수정체와 각막에서 조정되고 안저의 망막에서 맺히게 된다. 이렇게 해서 눈에 들어온 시각 정보는 시신경에서 뇌로 전달된다.

수정체의 두께를 조정하고 있는 것이 모양체이다. 노화에 수반하는 시력의 변화, 이른바 「노안(老眼)」은 이 모양체를 구성하는 근육의 탄력 저하가 원인으로 초점이 망막에서 맺히기 어려워지기 때문에 일어난다. 백내장, 녹내장, 안구건조증(dry eye), 노인성 황반변성증 등도 노화에 수반하여 일어나는 경우가 많은 눈 관련질환이다〔메모(↓)〕. 눈의 구조와 노화에 의한 질환을 그림 9에 나타내었다.

✼ 녹내장과 백내장

녹내장이란 안구의 내압이 상승함으로써 시신경이 손상되어 시야 협착을 초래하는 상태를 말한다(정상 안압에서 일어나는 녹내장도 있다). 젊은 층보다 고령자에게 많다.

백내장은 수정체가 탁해짐으로써 물체가 뿌옇게 보이거나 희미하게 보이는 상태를 말한다. 밖에서 들어온 빛은 보통 안저에 있는 망막에서 초점을 맺는데, 수정체가 혼탁하면 초점이 잘 맞혀지지 않는다. 수정체가 탁해지는 원인에는 수정체를 구성하는 단백에 노화에 수반하여 변성

메모

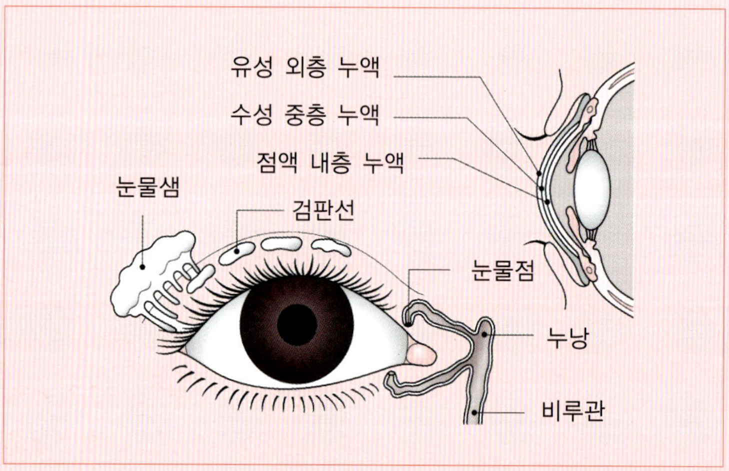

• **안구건조증(dry eye)**: 일반적으로 눈물이라고 일컬어지고 있는 누액(淚液)에는 증발을 방지하는 유성 누액, 각막을 세정하는 수성 누액, 각막을 코팅하는 점성 누액의 3종류가 있다(그림). 정상 각막은 이러한 누액에 의해 건조되거나 먼지로부터 보호되고 있다. 그런데 어떠한 이유로 누액의 분비 저하가 일어나 각막이 건조하는 경우가 있는데 이것을 안구건조증이라고 부른다. 원인에는 PC나 TV 게임에 의한 눈을 깜빡이는 횟수의 감소, 콘택트렌즈의 장시간 사용 등이 있는데, 그 밖에 누액을 분비하기 위한 누선이나 검판선의 조직에 노화 변성이 일어나 그 결과 누액의 생산량이 저하하여 안구건조증이 되는 경우도 적지 않다.

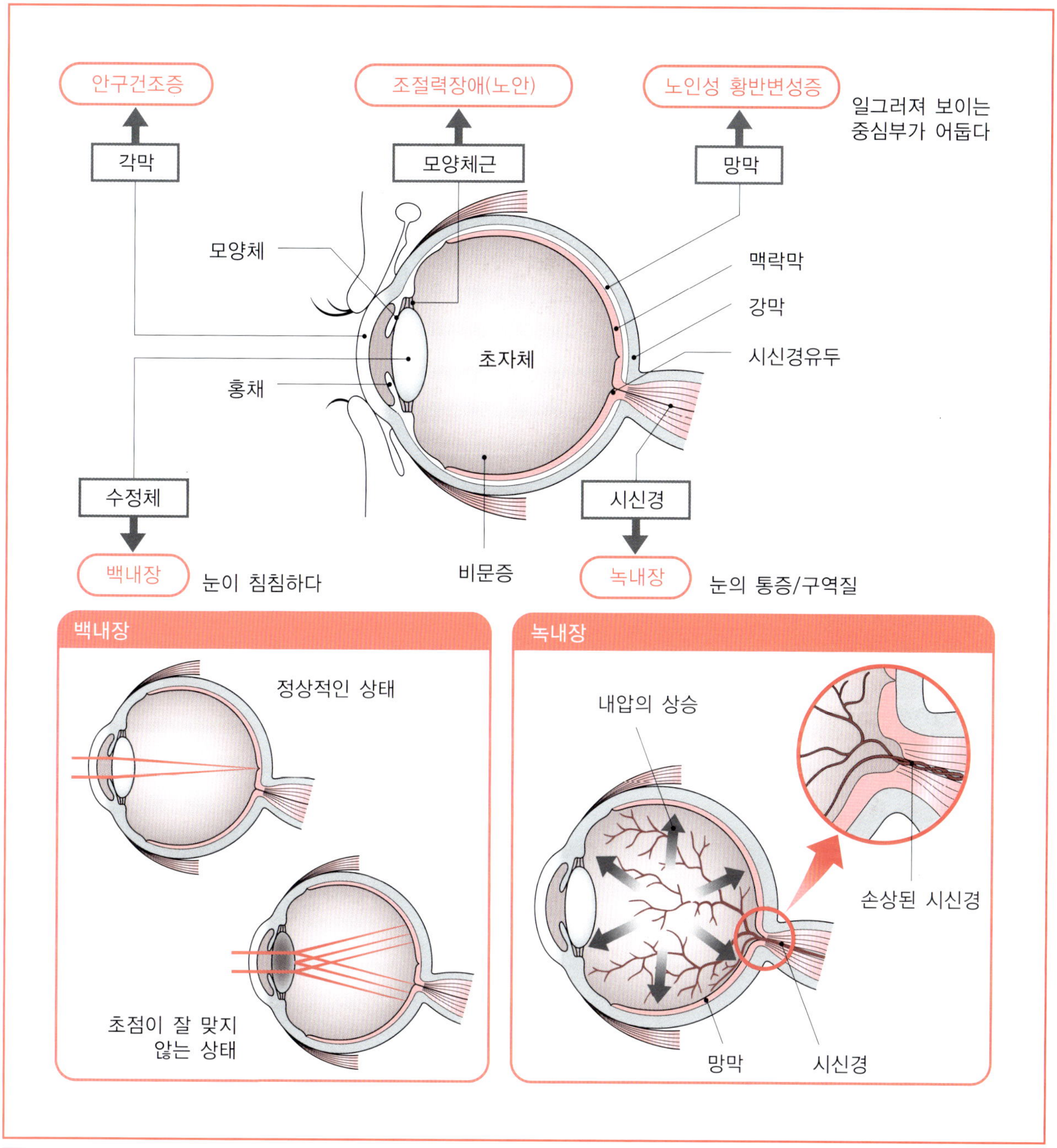

그림 9 눈의 구조와 노화에 의한 질환

(久保 明(감수): 안티에이징 비주얼 텍스트. 学習研究社, 東京, 2007)

이 일어난다는 설이 지적되고 있다.

노화의 결과인 이 2가지 질병 중 녹내장은 예방이 어렵기 때문에 조기 발견이 중요하다. 한편 백내장은 자외선이 위험인자이라는 것이 역학 연구로부터 알게 되어 선글라스나 선바이저 등으로 자외선을 차단하는 것이 하나의 예방법이다.

✲ 노인성 황반변성증(age-related macular degeneration, AMD)〔메모(↓ 1)〕

망막의 중심부에 있어서 물체를 보는 중심이 되는 것이 황반부이다. 이 황반부에 노화에 의한 변화가 일어난 상태를 노인성 황반변성증이라고 하며, 고령자 실명의 주요 원인의 하나가 되고 있다. 본증은 노화에 있어서 감소하는 망막색소상피(RPE)에 리포푸신(lipofuscin) 등이 축적하여 로돕신(rhodopsin)의 재생도 할 수 없게 된다. 또한 손상을 입은 RPE 세포는 항원 제시의 작용을 하여 드루젠(drusen)의 약 40%를 차지한다〔메모(↓ 2 3)〕.

맥락막 수상세포 유래의 수상 결정 생성에 관여하는 삼출형(진행이 빨라 출혈이 생기거나 맥락막 신생 혈관이 생기는 경우도 있다)과 위축형(서서히 조직이 손상된다) 2가지 타입이 있다. 노화 변화가 강하게 나타나는 것은 후자이다. 이 질환의 발증 전에는 드루젠을 볼 수 있다.

노인성 황반변성증에서 나타나는 대표적인 증상은 시야의 중심이 어둡고 잘 보이지 않는 중심암점(中心暗點)인데, 그 밖에 시력 저하, 시계의 변형 등도 볼 수 있다. 노화에 수반하는 망막색소 상피세포의 변성 외에 고혈압이나 심질환, 흡연, 영양상태의 변화〔비타민 C, 비타민 E, β-카로틴(β-carotin), 아연 등의 섭취 부족〕가 영향을 미친다.[8)]

최근에는 VBEGF(혈중 내피세포 증식인자)에 대한 단일클론항체(monoclonal antibody)의 초자체 내 주입 등이 시도되고 있다.

메모

1 **AMD가 발증하기 쉬운 사람**: AMD의 발증은 75세 이상에서 급격하게 높아진다. 노화 외에 고혈압이나 동맥경화, 심질환 등의 순환기장애, 흡연, 일광, 유전, 비만, 지질이 많은 식사 등이 발증에 관여하고 있다. 또한 일본 국내에서는 여성보다 남성이 발증률이 높고 스타틴(statin)을 복용하고 있는 경우에는 AMD 발증률이 낮다고 한다.

2 **망막색소 상피세포**: 망막은 약 10층으로 나뉘어져 있는데, 그 가장 바깥 층에 있는 세포

3 **드루젠**(drusen): 리포푸신(과산화지질과 리포단백질이 결합한 물질)형 형광물질

11 미각의 변화

맛을 인식하거나 생체에 유해한 것을 분별하는 것은 혀의 표면에 있는 혀유두에 둘러싸여 존재하는 미뢰(taste bud)가 있다. 감미(단맛), 산미(신맛), 염미(짠맛), 고미(쓴맛)라는 4종류의 맛은 혀의 영역마다 다른 강도로 수용되어 지각신경을 통해 뇌로 전달된다(그림 10 ; 영역에 관해서는 다른 의견이 있다).

「맛을 모르겠다」, 「맛이 싱겁게 느껴진다」라는 미각장애는 중・고년층에게 자주 보인다. 원인

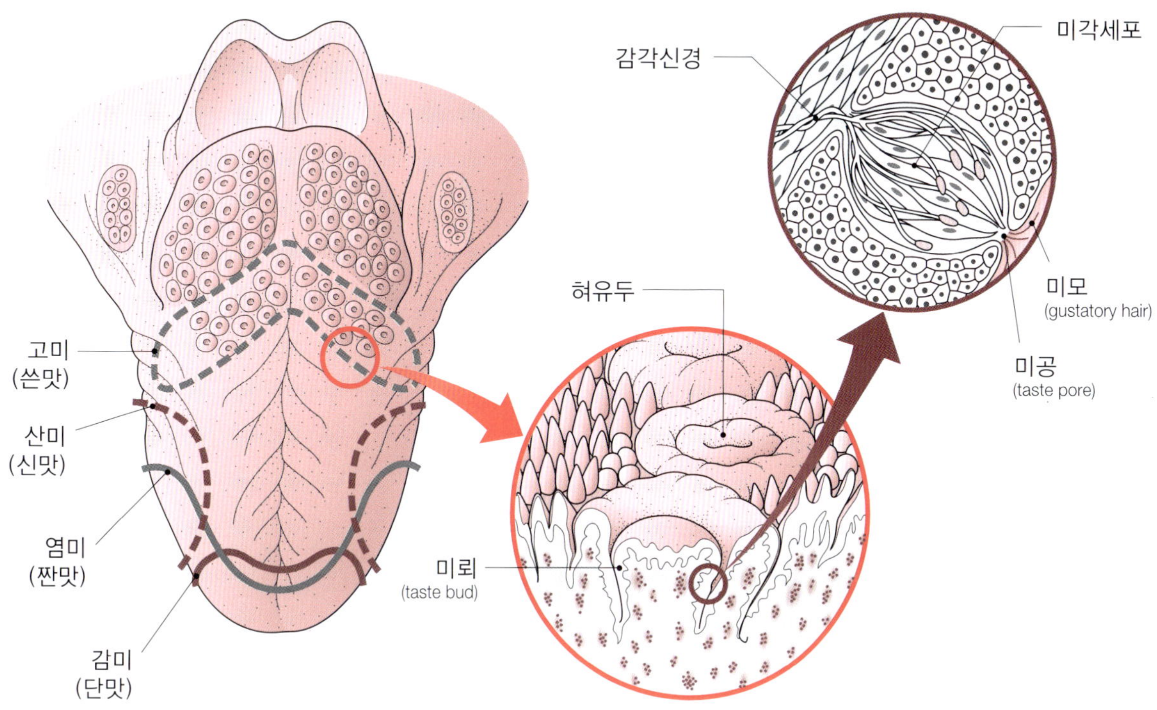

그림 10 미각기

(久保 明(감수): 안티에이징 비주얼 텍스트. 学習研究社, 東京, 2007)

으로서 노화에 수반하는 미뢰 수의 감소나 기능 저하, 아연 결핍 등을 생각할 수 있다. 그 중에서도 염미에 대한 감도의 저하가 현저해 청년기의 4분의 1 정도까지 떨어져 짠 것을 좋아하게 되는 경우도 많다. 염분이나 당분의 과잉 섭취에 의해 고혈압이나 당뇨병을 발증하거나 진행될 우려가 있다.

12 후각의 변화

물체의 냄새를 인식하는 후각은 비강 내의 후각 영역(상비갑개의 내측과 그곳에 대응하는 비강 500 mm^2의 영역)에 존재하고 있다. 후세포(olfactory cell)의 세포막 위에는 수용체가 있어 여기에 냄새의 근원(화학물질)이 결합하면 전기신호가 발생하여 이것이 후각 수용기, 후구(olfactory bulb), 후각피질로 전달되어 냄새로서 인식된다(그림 11).

후각장애를 일으키는 최대의 원인은 비강의 염증인데, 노화도 후각장애의 원인으로서 중요하

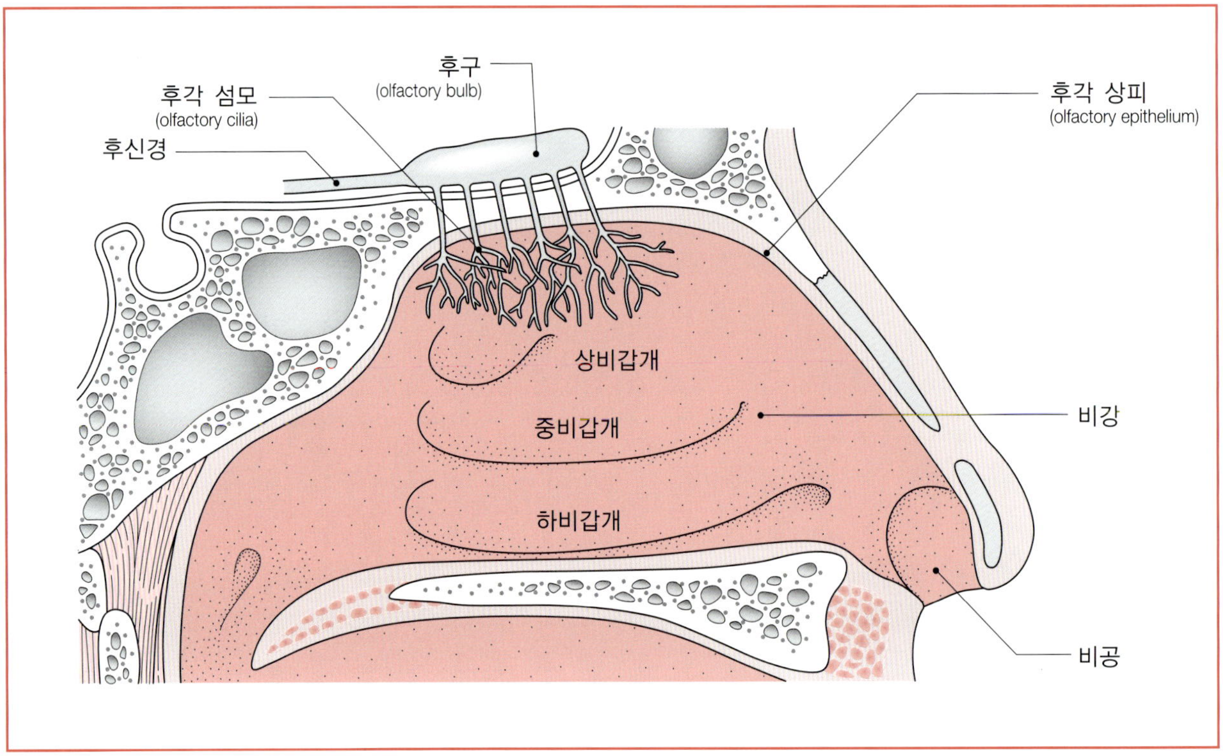

그림 11 후각기

다. 후세포나 후구에 노화에 수반하는 변성이 일어나 냄새에 대한 반응이 둔해지는 것에 기인한다. 또한 알츠하이머형 치매(dementia of Alzheimer type)와 같이 중추신경측에 문제가 있는 질환이 있는 경우에도 후각장애를 합병하는 경우가 있다.

후각은 미각과도 관련성이 깊어 후각장애를 일으켜 냄새를 느낄 수 없게 되면 음식의 맛도 느낄 수 없게 되는 경우가 있다. 후각장애가 원인으로 미각장애를 일으켜 그것이 식욕부진이나 염분, 당분의 과잉 섭취 등으로 연결되는 경우도 볼 수 있다.

13 청각 · 평형감각의 변화

외이로부터 들어온 소리의 진동은 외이도를 지나 고막을 거쳐 이소골(ossicles)로 전달된다. 또한 내이에 있는 와우가 자극을 받으면 청각을 담당하는 유모세포에 전기신호가 발생하여 청신경에서 대뇌로 옮겨져 거기서 처음으로 소리로서 인식된다(그림 12).

고령자가 되면 귀가 잘 들리지 않게 되는 현상이 일어난다. 이것은 노화에 수반하여 내이에서 청각중추까지의 청각로에 변성이 일어나 청각 기능이 저하하기 때문이다. 구체적으로는 내이의

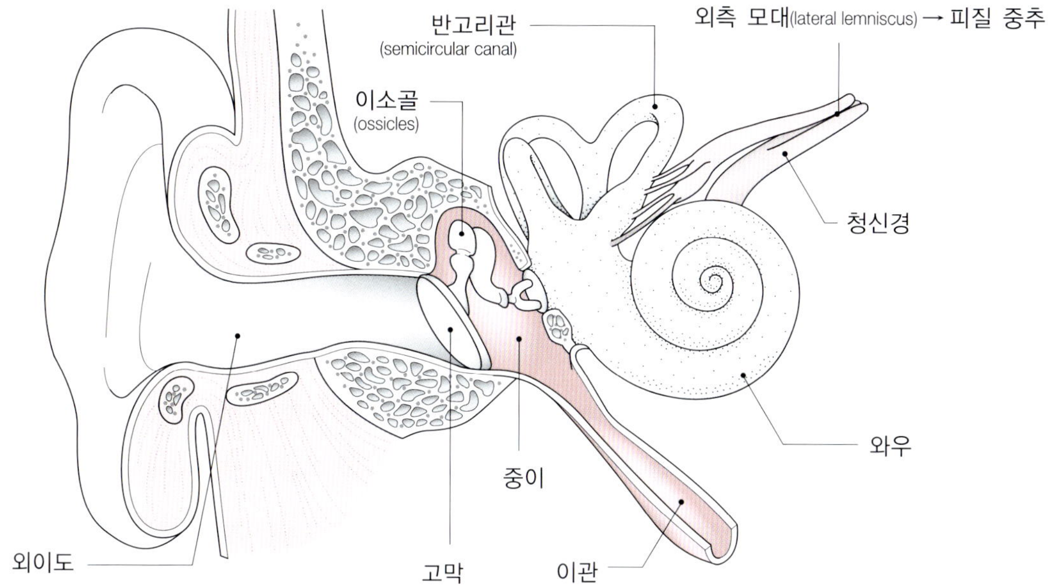

그림 12 청각 · 평형기

감각신경의 위축, 대뇌로 전달되는 신경섬유의 변성 등이 나타난다. 이 변성은 빠른 사람은 20대부터 일어나기 시작하여 70대에는 대부분의 사람이 잘 들리지 않는다는 것(특히 8,000Hz 이상의 고음역)을 자각하게 된다(그림 13). 일반적으로 남성이 빨리 저하한다.

평형감각에 관여하고 있는 것은 내이에 있는 3개의 반고리관(semicircular canal)과 2개의 이석기관으로, 3개의 반고리관에는 유모세포가 있고 그 위를 젤라틴 모양의 불질이 덮고 있는 두부의 움직임에 연동하여 그 물질이 움직이면 유모세포는 그 움직임을 중추에 전달하여 뇌는 신체의 위치나 움직임을 인식한다. 또한 이석기관에서는 이석이 집적하여 신체를 움직였을 때 이석이 움직인다. 이 움직임의 차이를 유모세포가 파악하여 중추에 전달함으로써 머리의 경사나 운동 상태(속력 등), 중력 등이 감지된다.

평형감각도 노화에 의해 저하하기 때문에 넘어지기 쉬워진다〔메모(24쪽)〕.

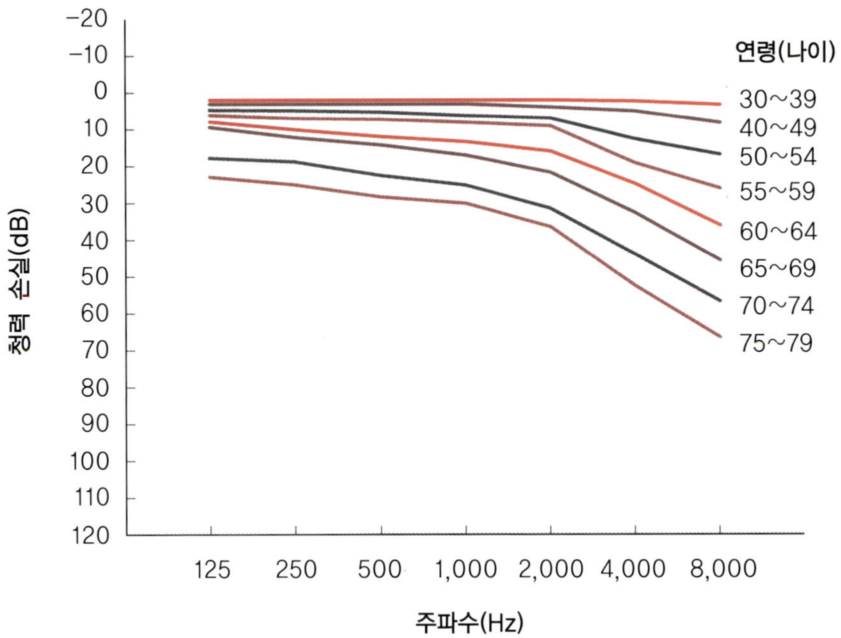

그림 13 청력의 노화에 의한 변화

(友田幸一: 종합 임상 52 : 2111-2116, 2003)

메모

- **유모세포**: 감각세포의 하나로, 한쪽에 가는 털을 가지고 있다.
- **노화에 수반하는 평형성의 변화**: 평형감각의 기능을 조사하는 가장 간편한 방법이 한쪽 발로 서기이다. 눈을 감은 채로 한쪽 발로 서 있을 수 있는 시간(초)을 잰다. 연령이 증가함에 따라 한쪽 발로 서 있을 수 있는 시간이 짧아진다. 특히 65세 이상에서는 남성보다도 여성이 평형감각은 저하한다.

PART 2

노화에 관여하는 인자와 안티에이징

항노화 작용을 나타내는 것은 칼로리 제한(caloric restriction)인데, 이 과정에 Sir2(silent information regulator 2)라고 불리는 NAD 의존성 탈아세틸화 효소가 관계하고 있다(칼로리 제한으로 NAD^+/NADH 비율이 상승). Sir2는 p53, NF-κB, FOXO(Forkhead 전사인자) 등을 제어하는 것으로도 알려져 있어 단세포, 다세포 생물의 수명을 연장하는 것뿐만 아니라 β-세포에 작용하고 인슐린 분비능력, 내당능력 개선에 작용하며, 칼로리 제한으로 활성화된다〔메모(↓)〕. 선충(線蟲)에서는 DAF-1-Age-1-Akt라는 세포 내의 신호전달(signal transduction)이 상정되고, 사람에서는 인슐린/IGF-1-P13 키나아제-Akt란 흐름이 분명해져 Akt활성을 억제하고, 활성형 FOXO가 핵 내에 축적되어 세포 수명이 연장된다. 이러한 점에서 칼로리 제한과 인슐린 신호가 밀접하게 관련되고 있다는 것을 이해할 수 있다. 또한 최근 DAF-2는 Hsf-1, Daf-16을 제어적으로 조절하여 아밀로이드-β 단백(amyloid-β protein) 축적에 관여하고 있다는 것이 밝혀졌다.

2006년에 발표된 CALERIE(Comprehensive Assessment of the Long Term Effect of

메모

- **Forkhead 전사인자**: 약 100개의 아미노산으로 구성된 전사인자의 하나로, 초파리의 변이체 forkhead가 이름의 유래이며, FOX(forkhead box) 패밀리로 통일하여 불린다. FOXO는 그 중의 O 그룹으로 수명, 노화, 대사 등에 관여하고 있다.

Reducing Intake of Energy) 연구에서 6개월간의 임상시험을 실시하여 칼로리 제한에 의해 공복 시 혈중 인슐린 농도와 체온이 저하하는 것을 확인하였다. 또한 DNA 손상의 정도도 적었다.[9)]

세포 레벨에서 개체의 레벨에 이르기까지 그림 1에 나타낸 바와 같이 노화에는 수많은 인자가 관여하고 있다.

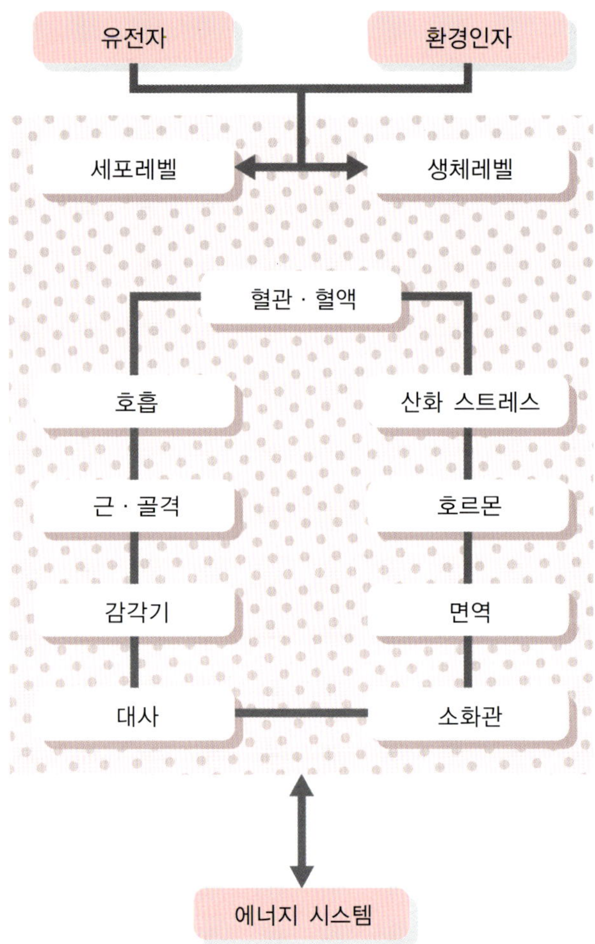

그림 1 노화에 관여하는 인자

CHAPTER II

안티에이징 · 미병의학 검사와 그 이해

PART 1

혈관 검사

1 혈관과 에이징(노화)

혈관 검사를 이해하기 위해서는 혈관의 구조와 노화에 수반하는 변화를 파악해야 한다. 혈관의 구조를 그림 1에, 동맥에서 정맥에 이르는 각종 혈관의 크기를 그림 2에 나타내었다. 모세혈관, 세정맥에는 혈관의 평활근(smooth muscle), 외막(adventitia)이 없고, 기저막의 외측에 혈관주위세포(pericyte)가 존재한다. 또한 상행 대동맥 등 완충 기능이 중심인 탄성동맥이나 대퇴동맥 등의 근형동맥에서는 엘라스틴, 콜라겐이 풍부한 한편 세동맥에서는 그러한 성분이 적어진다. 근형동맥은 내막 · 중막 사이에 엘라스틴으로 이루어진 내탄성판(internal elastic lamina)이 존재하여 자율신경의 지배를 받는 중막 평활근세포의 수축과 이완이 그대로 혈관의 변화로 연결되기 쉽다.

노화에 수반하는 혈관의 변화는 그림 3처럼 다양한데, 특히 혈관내막의 미만성(瀰漫性) 비후는 DIT(diffuse intimal thickening)라고 부르며 관동맥 이외에서는 복부 대동맥, 경동맥, 장골동맥 등에서 분명히 볼 수 있다. 완충 기능이 주체인 탄성형 동맥에서는 노화에 의해 엘라스틴 감소, 콜라겐 증가가 일어난다. 특히 흉부 대동맥에서는 탄성층이 비후하고 Ca 침착도 증가한다. 복부 대동맥에서는 평활근층이 비후한다. 심근의 수축능력은 노화에 의한 변화가 적고 안정 시의 심박출량, 좌심실 구출률도 변화하지 않는다. 한편 심박수는 노화에 의해 감소하기 때문에 1회 박출량은 약간 증가한다. 또한 운동 부하 시의 좌심실 구출률은 노화와 함께 저하한다. 또한 일반적으로 동맥의 β-수용체 기능은 노화와 함께 약해지지만, α-수용체 기능

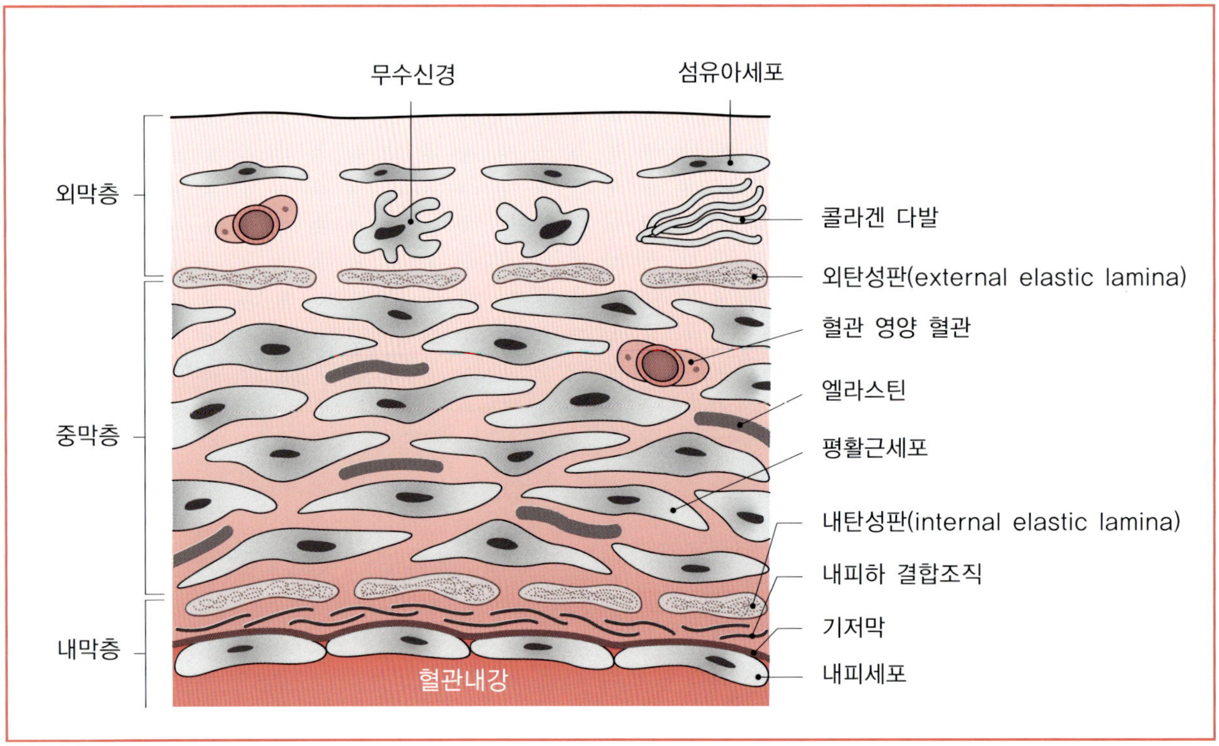

그림 1 혈관(대혈관)의 구조

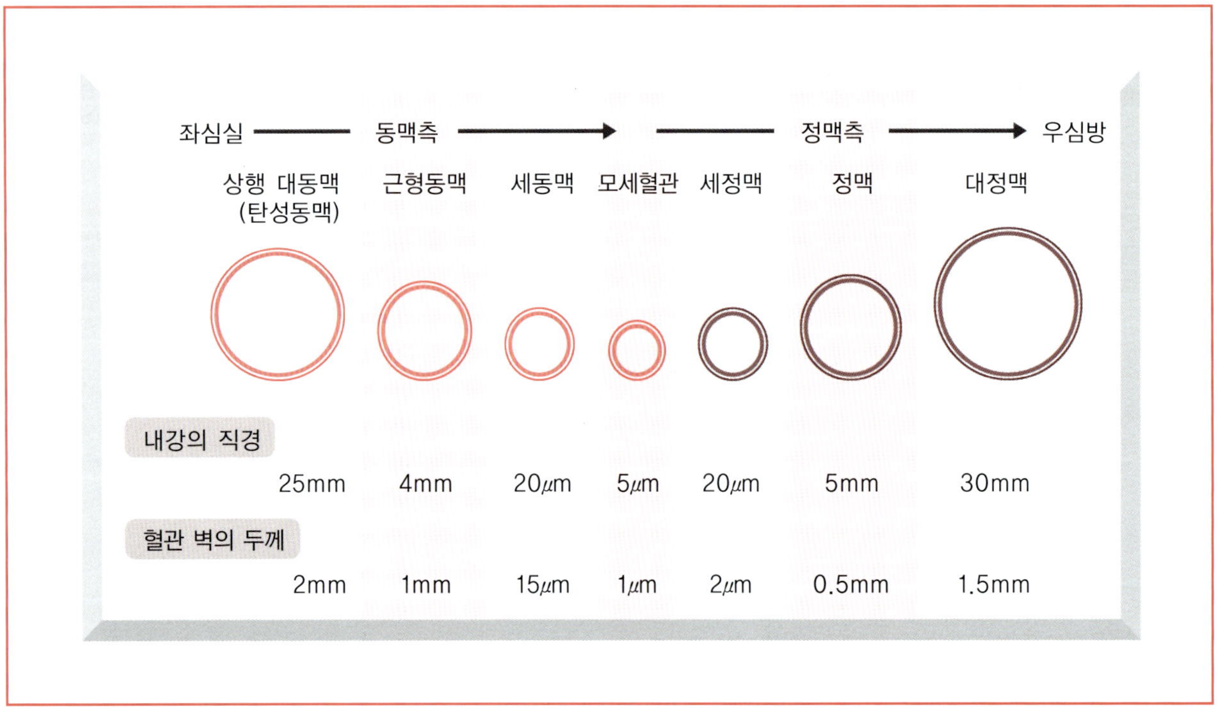

그림 2 각종 혈관의 크기

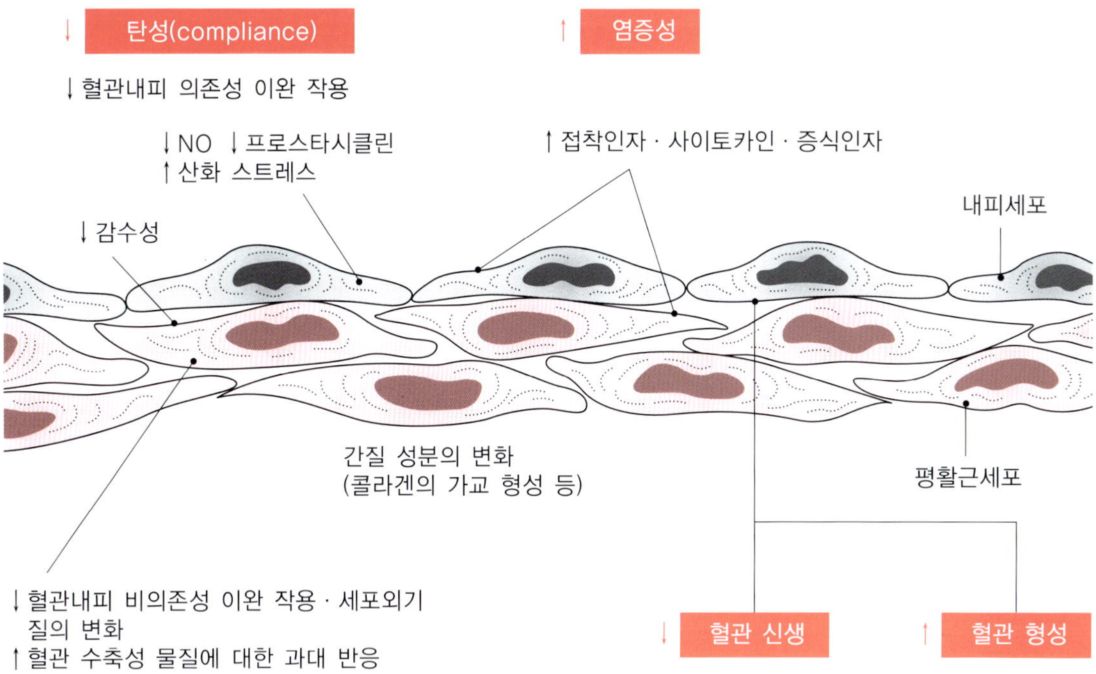

그림 3 노화에 수반하는 혈관의 변화

세포자멸사(apoptosis), 세포 증식, 세포외기질의 변화 등을 수반하는 혈관 조직 구축의 변화를 '혈관 리모델링'이라고 부른다. 혈관의 노화에 관여하고 있다.

(南野 徹 외: 분자 심혈관질환3(5), 2002에서 개변)

은 약간 항진한다.

혈관내피세포는 혈관의 가장 내층에 위치하는 한 층의 세포층으로 사람 최대의 내분비기관이다. 그 기능과 관련하는 인자를 정리하면 아래와 같다.

① **혈관 긴장도(vascular tone)의 조절:** NO, 엔도텔린(endothelin), 프로스타글란딘 I_2(prostaglandin-I_2, PGI_2), 트롬복산 A_2(thromboxane-A_2), 내피세포 유래 과분극인자(endothelium-derived hyperpolarizing factor, EDHF), 안지오텐신 II(angiotensin-II), C형 Na 이뇨 펩티드(NO, PGI_2, EDHF는 주로 혈관평활근을 이완시킨다)

② **혈전 조절:** 혈전억제인자〔트롬보모둘린(thrombomodulin) ; TFPI, tPA, PAR-1, NO〕, 혈전생성인자〔조직인자(TF), PAI-1, Xa · 1Xa 결합, vW인자〕

③ **염증 조절:** MCP-1, CD_{14}, 접착인자, 종양괴사인자(TNF), MMP, $TLR_{2,4}$, IL-1, IL-6, IL-18〔메모(33쪽)〕

2 동맥경화 · 플라크(plaque)

동맥경화는 혈관내피세포에 있어서의 만성적인 염증성 증식성 병변이라고 할 수 있다. 동맥경화에 관계된 위험인자를 Virchow의 3가지 인자로 나누어 정리한 것이 표 1이다. 혈관내피세포는 혈관 벽을 구성하는 ① 혈관내피세포 ② 혈관평활근세포 ③ 섬유아세포 ④ 세포외기질의 4

표 1 동맥경화의 위험인자

혈관	• 동맥경화 • 플라크 파열(침식, 궤양) • 혈관 벽의 염증 • 플라크 구성 요소(지질 코어) • 대식세포나 극미립자(tissue factor content) • 시술(intervention) 후의 혈관장애 • plaque disruption after percutaneous transluminal coronary, 혈관 성형술, 죽종(atheroma) 절제, 스텐트(stent) 등의 처치 후의 플라크 파탄 • injury of smooth–muscle cells(rich in thrombin)
혈류	• 높은 전단응력(shear stress) • 고도의 협착(change in geometry with plaque disruption, residual thrombus) • 혈관 수축〔세로토닌(serotonin), 트롬복산 A_2(thromboxane–A_2), 트롬빈(thrombin), 내피 기능 부전〕 • 진동성 전단응력 • 동맥 분기, plaque irregularities • 시술(intervention) 후의 혈류 변화(해리성 동맥류)
전신적 인자	• 대사성 · 내분비성인자 • 지질대사 이상〔트리글리세리드(triglyceride), LDL 또는 산화 LDL 콜레스테롤 증가, HDL 콜레스테롤 감소, 리포단백(a)〕 • 당뇨병(당쇄 형성) • 카테콜아민(흡연, 스트레스, 코카인 사용) • 레닌–안지오텐신계(고레닌성 고혈압) • 지혈에 관여하는 인자 • 조직인자, 제VII인자, 섬유소원(fibrinogen), 트롬빈 생성〔단편(fragment) 1 및 2〕, 트롬빈 활성〔섬유소펩티드 A(fibrinopeptide–A)〕, 플라스미노겐 활성인자 저해제 –1(plasminogen activator inhibitor –1), 조직형 플라스미노겐 활성인자 • 감염증〔*폐렴 클라미디아(Chlamydia pneumoniae)*, 거대세포 바이러스(Cytomegalovirus), *헬리코박터 파일로리(Helicobacter pylori)*〕, 혈액세포 성분(단구, 백혈구)

(Fuster et al : J Am Coll Cardiol 46(6) : 937-954, 2005)

종류의 세포군의 하나이다. 혈관내피 전구세포(endothelial progenitor cell, EPC)는 손상된 혈관내피의 회복에 작용하는 세포로, 노화, 고LDL혈증, 고혈당, 흡연 등으로 그 수, 기능이 저하된다.

혈중에 콜레스테롤이 증가하면 활성산소의 영향 등에 의해 혈관 벽에서 산화 LDL(low-density lipoprotein)이나 당화 LDL로 변화한다. 변성 LDL은 혈관내피세포 표면에 VCAM-1이나 MCP-1(monocyte chemotactic protein-1)을 발현시켜 전자는 T세포, 단구의 접착에, 후자는 단구의 유주(遊走)에 관여한다. 또한 염증 과정에서 발생한 IFN-γ는 케모카인(inducible protein of 10 kDa, IP-10 등)을 발현시켜 림프구를 유주시킨다. 한편에서는 전사인자 API, STAT, NF-κB 등을 활성화하여 염증을 일으킨다.

단구는 활성화된 대식세포(macrophage)가 되어 스캐빈저 수용체(scavenger receptor)를 발현하고 변성 지질을 흡수하여 포말세포가 된다. 단구로부터 대식세포로의 분화인자인 GM-CSF(monocyte macrophages colony-stimulating factor)는 단구인 MMP(matrix metallo proteinases)의 발현, RhoA, 접착인자, 또한 단구-대식세포에 있어서의 급성 염증성 인자인 히스타민의 생성 및 히스타민 수용체의 발현을 자극한다. GM-CSF에 의해 단구-대식세포로부터 생성 자극된 히스타민은 혈관내피세포의 ICAM-1, VCAM-1이나 산화 LDL의 수용체로 여겨지는 LOX-1의 발현에 관계되므로 히스타민은 동맥경화 진전에 깊게 관여한다. 한편 모아진 T림프구는 염증성 사이토카인이나 CD40L을 생성함으로써 대식세포, 혈관내피세포, 혈관평활근세포를 활성화하고, 활성화한 이러한 세포가 증식인자나 IL-1, IL-6, IL-18, TNF-α, 세포외기질 등을 분비함으로써 동맥경화성 병변이 진전한다.

메모

《 세포외기질~생체 내에 있어서의 세포 주위의 환경~ 》

세포외기질(extracellular matrix, ECM)을 구성하는 분자군은 콜라겐, 프로테오글리칸(proteoglycan), 엘라스틴, 당단백질〔라미닌(laminin), 섬유결합소(fibronectin) 등〕이나 히알루론산(hyaluronic acid) 등이 있다. 각각의 분자군은 패밀리 또는 슈퍼패밀리를 구성하고 있다.

ECM의 하나인 당단백질의 테네이신 C(tenascin-C)는 발작을 일으킨 심장 등에서 발현하여 치료 후의 예후나 좌심실 리모델링과 관여한다.

ECM의 안정화 인자로서의 엔도스타틴(endostatin)을 분해하는 것으로서 MMP가 있다. 엘라스틴은 혈관, 폐, 인대, 피부 등을 구성하는 탄성섬유의 주성분으로 탄력성, 신전성을 담당하는 섬유단백질이다. 중막 평활근세포에서 합성되는 전구체의 트로포엘라스틴(tropoelastin)이 데스모신(desmosine) 등과 고도로 가교화되어 발생하고 동맥의 건조 중량의 약 30~50%를 차지한다. 노화와 함께 중막 엘라스틴 섬유층(탄성층판)은 변성, 탈락하여 감소한다.

EIA에 의한 탈락 가능 엘라스틴 단편의 레벨은 혈관 연령의 지표가 될 수 있다. 50대 후반부터 상승하여 50ng/mL 이상이 된다.

이 분비인자 중에 PDGF 등이 있어 KLF-5(krüppel-like factor-5)를 통해 혈관평활근의 분비형에서 증식형으로 형질 변환을 진행시킨다. KLF-5는 전사인자의 하나로 혈관 신생, 염증 촉진, 세포 접착 등 다채로운 작용을 갖는다.

이상의 과정에 혈소판이나 응고인자가 관여하여 죽종(플라크) 형성에 이른다. 중막 병변에서는 플라크의 성장, 파괴와 동시에 혈관 벽의 리모델링(remodeling)을 초래한다. 플라크는 지질, 단구 유래의 염증성 세포, 혈전, 세포외기질, 혈관평활근, Ca 등으로 이루어져 파열되기 쉬운 플라크(vulnerable plaque)와 안정된 플라크로 나눌 수 있다.

최근에는 혈관내피를 중심으로 진행하는 동맥경화의 회복에 골수가 관여하고 있다는 것이 밝혀져 혈중에 존재하는 혈관내피 전구세포(endothelial progenitor cell, ECP)가 많으면 혈관의 기능이 유지되고, EPC가 없어지면 염증성 변화를 통한 동맥경화가 진전한다고 생각되고 있다.[10,11]

이상의 동맥경화 진전 과정을 그림 4에 나타내었다. 또한 2종류의 플라크(파열되기 쉬운 플라크, 안정된 플라크)의 특징을 표 2에, vulnerable plaque의 기준을 표 3에 나타내었다. 급성관동맥증후군으로 사망한 환자의 60~70%는 플라크의 파열에 의한 것이었다.

불안정한 플라크에서는 Th1세포가 대량의 IFN-γ를 생성하여 대식세포 활성화가 진행되고 MMP가 분비되어 세포간질의 취약화가 증가함과 동시에 콜라겐 생성은 억제되고 플라크는 더욱 불안정해진다. Th2세포에서 분비된 IL-10은 염증을 억제하는 사이토카인인데, 불안정한 플라크에서는 생성이 적다.

표 2 안정된 플라크, 불안정한 플라크

	안정된 플라크	불안정한 플라크
지질 코어	적다	많다
섬유성 피막	두껍다	얇다
세포외기질	많다	적다
세포자멸사	적다	많다

관동맥의 플라크 파열은 지질이 풍부한 것이 중심이 되지만, 경동맥에서는 그다지 지질이 풍부하지 않아도 파열할 수 있다.
플라크의 한쪽 부분에는 대식세포나 림프구가 모여 있고 취약하여 파열하기 쉽다고 여겨진다. 섬유성 피막은 두께 60 μm 전후가 파탄의 위험성이 높다.

(Fineta G et al : Coron Artery Dis 15 : 13, 2004)

표 3 vulnerable plaque의 기준

대기준

- 활동성 염증(단구, 대식세포, 가끔 T세포의 침윤)
- 큰 지질 코어를 가진 얇은 피막
- 혈소판 응집에 의한 혈관내피 삭박
- 플라크 균열
- 협착도 > 90%

소기준

- 표층성 석회 결절
- 황색 플라크
- 플라크 내출혈
- 내피 기능장애
- 양성 리모델링

해상도는 혈관 내시경 · 초음파에서 100~200 μm이며, 광간섭 단층법(OCT)에서는 10 μm까지 올라간다.

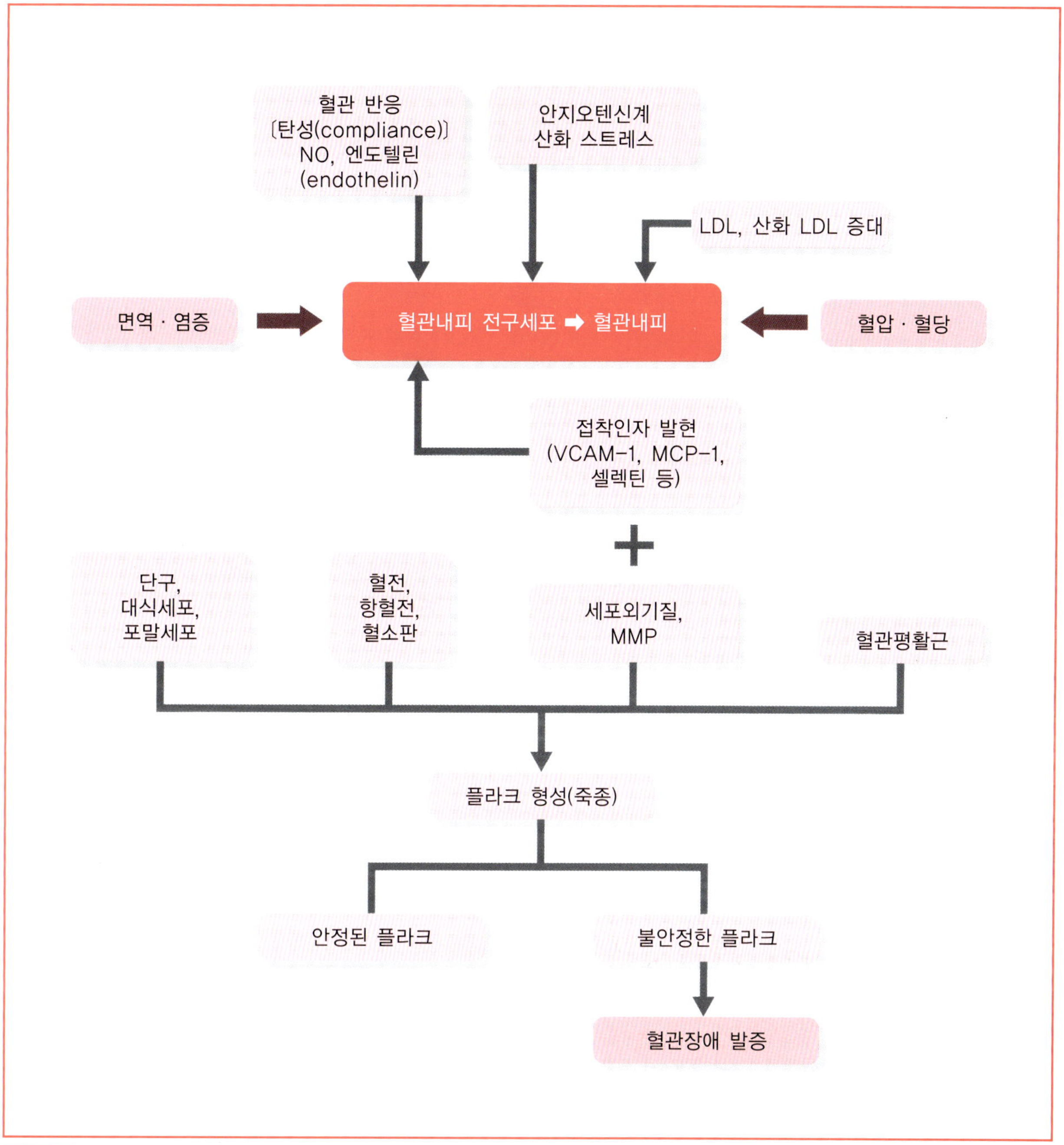

그림 4 동맥경화의 진전 과정

심근경색에서는 경도의 동맥경화 병변으로부터의 급격한 진행(jump-up 현상)이 연축(spasm)과 동시에 발생하여 불안정한 플라크, 미란(erosion) 등이 관여하고 있다.

3 NO(일산화질소)와 혈관

NO는 L 아르기닌(L-arginine)으로부터 NO합성효소(NOS)의 작용에 의해 혈관내피에서 발생한 혈관 확장 작용을 갖는다. NOS에는 내피형 NOS(eNOS), 유도형 NOS(iNOS), 뇌신경형 NOS(nNOS)의 3종류의 아이소형(isoform)이 있다. 혈관내피세포에 있어서의 NO 생성은 주로 세포내 Ca 농도로 조절되어 NADPH(nicotinamide adenine dinucleotide phosphate)를 환원제로서 만들어진다(그림 5).

주된 작용은 아래와 같다〔고리 GMP(cyclic GMP)를 통한 작용이 중심〕.

① 혈관내피 유래 혈관이완인자(EDRF)로서 혈관 긴장도(vascular tone)를 조정, 동맥경화 진전을 억제하는 방향으로 작용한다.

② 혈관내피세포-백혈구의 접착을 억제

③ 평활근세포의 증식, 유주의 억제

④ 혈소판 응집을 억제

⑤ LDL의 산화를 억제(반대로 산화 LDL은 NO 활성을 저하시킨다)

NO의 증가는 NOS 발현에 의존하고 있다. 이 NOS 발현에 관여하는 인자를 표 4에 나타내었다. 전단응력(shear stress)은 대혈관(동맥)에서는 10~30dynes/cm^2, 세동맥에서는

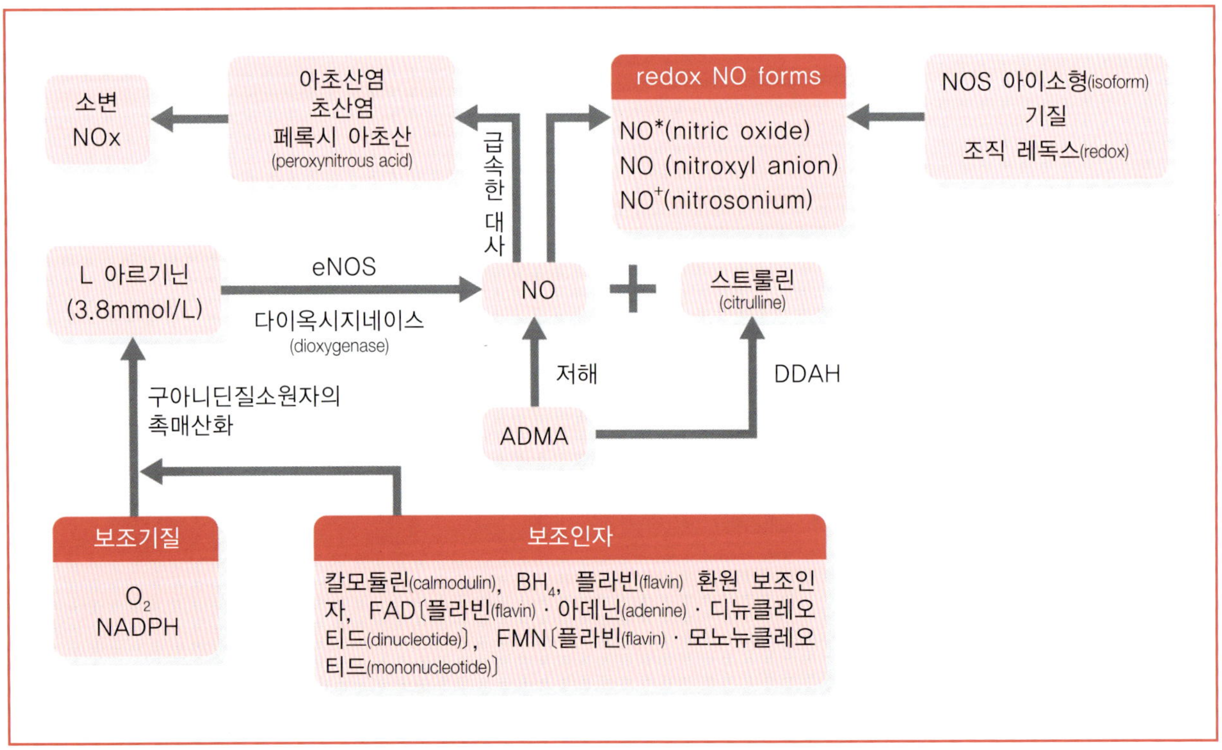

그림 5 NO의 생성

표 4 eNOS 유전자 발현에 관여하는 인자

촉진인자	• 기계적 자극(전단응력, 혈류) • 에스트로겐 • lyso PC, 산화 LDL(저농도)* • TGF-β • 저산소*, 고산소 • 안지오텐신II • VEGF • HMG-CoA 환원효소 저해제 • 시클로스포린 A(cyclosporine-A) • 헤파린(heparin) • C 키나아제 저해제
억제인자	• TNF-α • 리포다당체 • 산화 LDL* • 저산소*

*: 촉진 · 억제 모두 있음

20~60dynes/cm^2 정도이며, 높은 전단속도에서는 점도가 저하하고, 낮은 전단속도에서는 적혈구가 집합하여 점도가 증가한다.

안티에이징 검사로서 본래는 NO가 적당하지만, 반감기가 매우 짧아 NO의 합성효소, 저해물질인 ADMA(asymmetric dimethylarginine)를 측정한다.[12] ADMA는 생체 내에서 메틸화된 L 아르기닌이 관여하여 만들어진 것으로 산화 스트레스 증대에 의해 상승하고 말초혈관 저항을 증가시켜 혈압을 상승시킨다. Schulze 등은 CARDIAC 연구에서 관동맥질환 증례의 혈중 ADMA가 정상인(0.6μmol/L)에 비해 높은 수치(0.7μmol/L)를 나타내며, 독립한 심질환 발증 예측인자라고 밝혔다.[13] 또한 경동맥 IMT와 상관 가능성이 있어 흡연자에게 높고 호모시스테인(homocysteine) 대사나 인슐린 저항성과도 관계가 있다.

ADMA의 측정은 HPLC법 등이 있는데, 현재 ELISA법에 의한 국제표준화가 진행되고 있다. ADMA는 간, 신장, 뇌, 심혈관 등에서 대사된다. 또한 테트라하이드로바이오프테린(tetrahydrobiopterin, BH_4)은 eNOS를 통해 NO 생성에 작용한다. 이 BH_4가 산화되어 BH_2가 많아지면 NO 생성은 감소한다.

지각신경에서 방출되는 칼시토닌 유전자관련 펩티드(calcitonin gene-related peptide, CGRP)는 NO를 통해 IGF-1 농도를 일정하게 유지하려고 하는 기전이 생각되고 신경-혈관-호르몬이라는 이질 영역이 조합됨으로써 생체 내 균형이 유지되는 것을 이해할 수 있다. 또한

HO(heme oxygenase)에서 유도되는 일산화탄소(CO)도 가스 매개체(mediator)로서 항염증 작용, NO의 혈관확장에 대한 억제 작용을 갖는다.

엔도텔린(endothelin-1, ET-1)은 혈관 수축 활성을 가진 펩티드이다. ET-1은 다른 2가지의 아이소형(ET-2, ET-3)과 함께 유전자 패밀리를 형성하고 있다. ET-1의 주요 생성세포는 혈관 내피세포이며, 다양한 체액성 인자나 혈류 자극 등으로 그 생성이 조절되어 NO나 프로스타시클린(prostacyclin) · 아드레노메둘린(adrenomedullin) 등의 혈관확장인자에 길항하여 혈관 긴장도의 조절을 실시하고 PGE_2, PGI_2 등에 의해 억제된다. 혈중 ET-1 농도는 심부전, 신부전, 중증 고혈압, 폐고혈압 등 다양한 병태에서 상승한다. ET 수용체로서는 ET-1에 선택성인 ET-A 수용체와 비선택성인 ET-B 수용체 2종류가 있다. 모두 7회 막 관통 영역(domain)을 가진 G단백공역형 수용체이다. 혈관평활근에서는 주로 ET-A 수용체가 발현하여 수축 작용을 담당하고 있다. 혈관의 수축 작용은 안지오텐신/AT_1 수용체에 비해 그 작용이 장시간 지속하는 것이 특징이다. 신호전달(signal transduction) 기구는 포스포리파아제 C(phospholipase-C)의 활성화를 통해 세포 내 Ca^{2+}의 동원의 C 키나아제(C-kinase)의 활성화, PI3 키나아제-Akt계의 활성화 등을 일으킨다고 생각되고 있다. 또한 ET-1 증가는 NADPH 산화효소(oxidase)의 활성화를 통해 활성산소 증대에 작용한다. 동맥경화성 혈관장애를 가진 예에서는 ET-1 수치가 높아진다〔메모(⬇)〕.

EDHF의 본체는 EET(epoxy-eicosatrienoic acids), K^+, H_2O_2 등이 추측되고 혈관 확장에 작용한다.

임상적으로 혈관내피 기능 평가를 실시할 경우에는 혈관 반응성을 평가하는 방법과 혈관내피 유래의 다양한 인자(확장성 물질, 장애인자를 포함)의 혈중농도 측정으로 나눌 수 있다〔「2. 혈관장애와 바이오 리스크 마커」(49쪽), 「산화 스트레스 · 항산화인자」(91쪽)〕.

메모

- **Rho**: 저분자 GTP 결합 단백의 하나. GDP 결합형이 불활성이고 GTP 결합형이 활성형. Rho의 표적 단백질의 하나인 Rho-키나아제는 혈관 수축 반응을 담당하고 동맥경화, 신장질환, 기관지천식 등 수많은 병태에 관여하고 있다.

검/사/해/설

1 FMD(flow mediated dilatation)[14)]

기준치—% FMD: 약 8~10%, % NTG: 약 15%

FMD(내피 의존증 혈관 확장 반응)는 전완 동맥의 전단 반응에 대한 반응성(NO의 생성 · 방출)을 검사하는 혈관내피세포 기능의 임상적 검사법이다.

측정 방법: 8시간 금식 후 주관절에서 2~3cm 중추의 주관절와(cubital fossa)에 변환기(transducer, 15MHz의 초음파 프로브)를 놓고 상완 동맥을 확인한다. 250mmHg에서 동맥 혈류를 5분간 차단, 구혈(驅血) 해제 후에 동맥 직경의 변화를 측정하고 해제 후 60초 동안의 변화를 본다(% FMD). 또한 4분 후 니트로글리세린(nitroglycerin) 0.3mg 설하(혀 아래) 투여 후의 동맥 직경의 변화를 측정한다(%NTG).

임상 응용: 500예의 무증후 성인을 대상으로 한 Celermajer 등의 보고에서는 혈중 콜레스테롤 수치, 혈압, 흡연 등 위험인자의 중복으로 FMD(% 표시)는 저하하였다.

2 PWV(pulse wave velocity)

기준치—대동맥: 7~8m/초, 상완과 하지: 14m/초(혈류는 대동맥판 통과 때 1.6m/초)

PWV(맥파 전파 속도 ; 대동맥 맥파 속도)는 맥파가 혈관 벽을 전파하는 속도에 의해 동맥의 경화도를 추정하는 검사법으로, 상지와 발목에서 측정하는 경우를 특히 baPWV라고 부르고, 하지근성 혈관의 경화의 지표가 된다. 탄성형 혈관인 대동맥, 근형 혈관인 하지 혈관이라는 조직적으로 다른 혈관이 혼재하고 있다는 것에 주의가 필요하다.

혈관 신전성(distensibility)은 단위압(mmHg)당 혈관 내용물의 증가율이 되어 혈관 컴플라이언스(vascular compliance)의 경우는 압력이 1mmHg 상승했을 때의 순환이 있는 부분에 존재하는 혈액의 총량이다. 신전성에 용량을 곱하면 컴플라이언스(compliance)가 된다. PWV는 컴플라이언스에 가까운 심장에서 송출된 혈액을 받음으로써 맥파가 발생한다. 노화에 의해 혈관 벽의 경화가 진행되면 PWV는 빨라진다.

병태

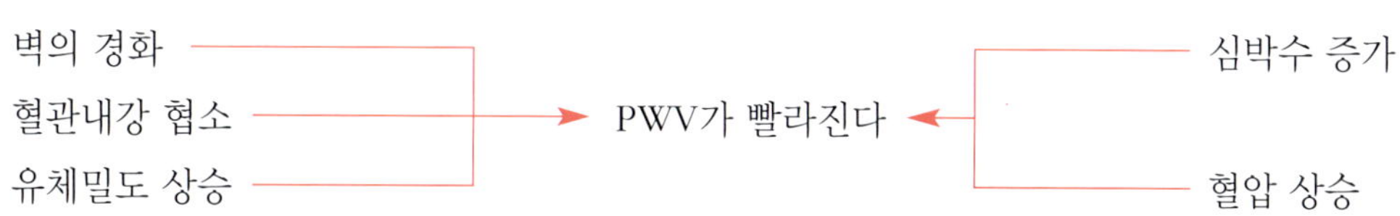

노화에 의한 중막의 비후, 교원섬유 증가, 엘라스틴 감소, 석회화는 8m/초 이상에서 나타나는 경우가 많다.

임상 응용: PWV를 이용하여 심혈관장애 발증을 예측하는 것은 Rotterdam 연구에서 실시되었다. PWV를 3군으로 나누었을 경우 가장 높은 수치(동맥경화가 진행되고 있다)를 나타내는

군에서는 대조군에 비해 4년간의 관찰 기간 중 심혈관장애 발증이 2.45배였다.[15)]

Hansen 등은 40~70세의 네덜란드인을 대상으로 하여 PWV를 측정하여 9.4년간 관찰하였다. 그 결과 PWV가 1SD(3.4m/초) 증가로 심혈관장애, 관동맥질환의 발증이 16~20% 증가한다는 것을 나타내었다. 반대로 관동맥 병변의 수는 PWV가 높다는 등 여러 병변이라는 것도 지적되고 있다.

3 ABI(ankle brachial pressure index)

기준치—1~1.2 정도: 정상
0.9 미만: 협착 또는 폐색 가능성 있음
0.5 미만: 폐색이 여러 곳에 있을 가능성 있음

하지 수축기압은 보통 상지에 비해 높다. 〔발목 최고혈압÷상완 최고혈압〕으로 산출하여 동맥경화에 의해 하지 혈압이 저하한다. 폐색성 동맥경화증(ASO)의 진단에 적합하다.

4 CAVI(cardio–ankle vascular index)[16)]

기준치—20~30대: 6~7
50대: 8
70대: 9

CAVI(심장 발목 혈관지수)는 대동맥과 하지동맥까지의 넓은 범위의 동맥경화의 지표이며, stiffness parameter–β의 식으로 용적탄성률과 맥파 속도의 관계식을 대입하여 구한다. 혈압에 의한 영향을 받지 않는다는 것이 baPWV와 달라 동일 환자에 있어서의 경과 관찰 등도 가능하다. 대동맥에 대퇴, 하퇴 동맥을 더해 검사하기 때문에 근성 혈관의 연축(spasm)도 측정 결과에 영향을 준다.

5 AI(augmentation index)

AI는 심장에서의 구동 압력파(수축기 전방 성분)와 말초혈관로부터 돌아오는 반사 압력파(수축기 후방 성분)의 비율이다. 중심 혈압이나 좌심 후부하 등의 지표가 된다.[17)] 대동맥 AI가 중요하지만, 요골동맥의 AI와 유사하기 때문에 이것을 대용한다.

동맥경화성 질환에서는 AI는 상승하여 좌심실 비대나 미량 단백뇨와도 관련한다. 하지만 위험성(risk)이 낮은 일반 집단에 있어서의 심혈관장애 발증을 예측한다는 보고는 적다. 또한 감염(減塩), 유산소운동 등으로 저하하고 커피, 담배 등으로 증가한다. 내장 지방의 축적에 의한 비만은 AI 감소가 가속한다.

이 밖에 지첨(指尖) 세동맥의 박동을 기록하는 지첨 용적 맥파, 그리고 그 2차 미분파인 가속도 맥파, 또한 그것을 지수화한 지표도 이용되고 있다(second derivative of photoplethysmogram aging index, SDPTGAI).

6 경동맥 초음파: IMT에 의한 평가

기준치—IMT≦1.0mm

총경동맥 IMT 중에서 최대 IMT를 IMT−max(또는 IMT−Cmax)라고 부른다.

플라크: IMT가 1.1mm 이상으로 혈관내강에 융기성 병변을 나타내는 것으로, 융기성까지 이르지 않는 경우를 '비후'라고 판단하는 경우도 있다.

휘도: 저휘도: 불안정, 지방이 많다(표면: 평활).

등휘도: 섬유성 성분이 많다(표면: 불규칙).

고휘도: 하얗게 빛난다. 콜라겐이 많다(표면: 궤양 형성).

확장기의 혈류가 저하한 경우는 그 앞의 협착이 의심되어 스탬프 사인이라고 부른다.

B 모드 초음파 영상에서 혈관 외막과 내막이 하얗고, 중막은 검게 보이는데, 이 내막과 중막을 합친 부분의 두께를 내막 중막 복합체 비후(intima−media thickness, IMT)라고 부르고, 정량적인 조기 동맥경화 병변의 지표가 된다. 생리적인 경년 비후는 0.01mm/연(年) 정도이다. 또한 70대에서는 약 30%가 플라크를 갖는다는 보고도 있다.[18]

병태: 뇌를 관류하는 혈관계를 우선 이해한다(그림 6). 계속해서 경동맥 협착도의 측정법을 파악한다. 총경동맥에서의 측정을 원칙으로 하지만, 구부(球部), 내경동맥에서 변화가 있다면 기술한다〔메모(43쪽)〕.

임상 응용: 원위측에서 측정하는 것을 원칙으로 한다.

① IMT−max≧1.1mm(≧0.9mm로 하는 경우도 있다)

② 동맥경화 위험인자의 중복을 체크한다.

③ 플라크 스코어(score): 1.1~5.0을 경도, 5.1~10.0을 중등도, 10.1 이상을 고도로 판정한다.

내경동맥과 외경동맥의 분기부를 기준으로 하여 중추측(총경동맥측) 45mm와 말초측 15mm 구간의 1.1mm 이상의 IMT 총화를 좌우 양측에서 산출한 합계의 수를 플라크 스코어라고 부른다.

1차 예방을 중심으로 한 연구에서는 IMT가 0.16mm 증가할 때마다 심근경색의 위험성이 1.4배 증가한다고 보고되고 있다. 비후에서 약 2배, 플라크에서는 4배, 협착에서는 7배, 관동맥질환의 발증 위험성이 높다.

Simon 등은 무증상 고혈압 증례를 대상으로 한 적극적 연구에서 IMT가 1mm 이상에서 심근경색, 뇌졸중의 위험성이 2~6배로 증가한다고 밝혀졌다.[19] 또한 O'leary는 약 4,000예를 대상으로 한 7년간의 추적 조사(follow up) 연구에서 개시 때의 IMT를 분류하여 그 후의 심근경색이나 뇌경색의 발증률을 검토하였다(그림 7). 2007년에 Lorenz 등은 총경동맥의 IMT가 0.1mm 증가할 때마다 앞으로의 심혈관장애 발증이 15% 증가한다는 것을 메타 분석으로 밝혀냈다.[20]

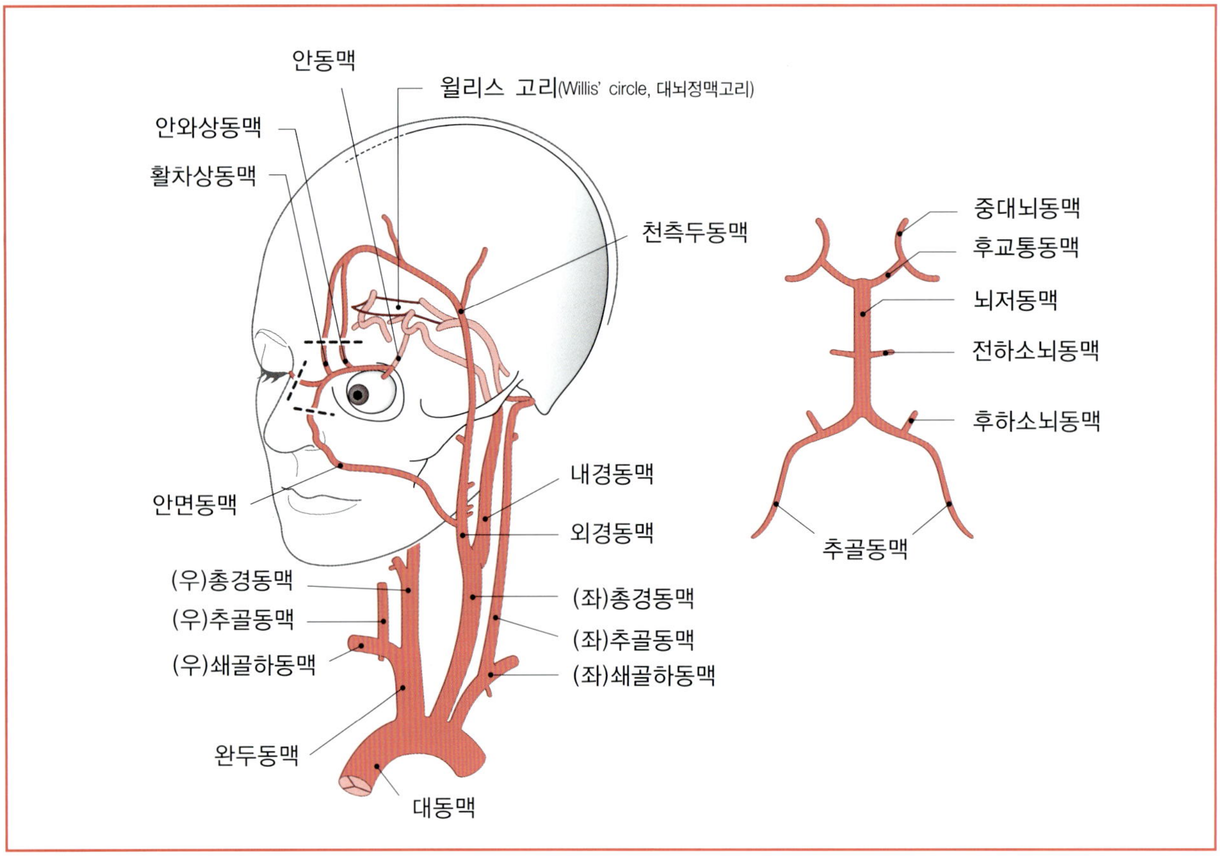

그림 6 뇌를 관류하는 혈관계

총경동맥, 추골동맥은 관동맥과 동일한 탄성동맥이고, 내경동맥, 뇌저동맥, 뇌주간동맥은 근형동맥으로 중막근층은 얇고 외막의 발달도 좋지 않다. 아테롬 혈전성 뇌경색은 두개외 · 내의 주간동맥인 아테롬 경화를 기반으로 발증하는 것으로 전체 뇌경색의 20~30%를 차지한다. 최근 일본인에서는 두개외경동맥 병증이 증가하고 있다. 발증 메카니즘은 혈전성, 색전성, 혈행역학성 등 3가지의 기전이 있다.

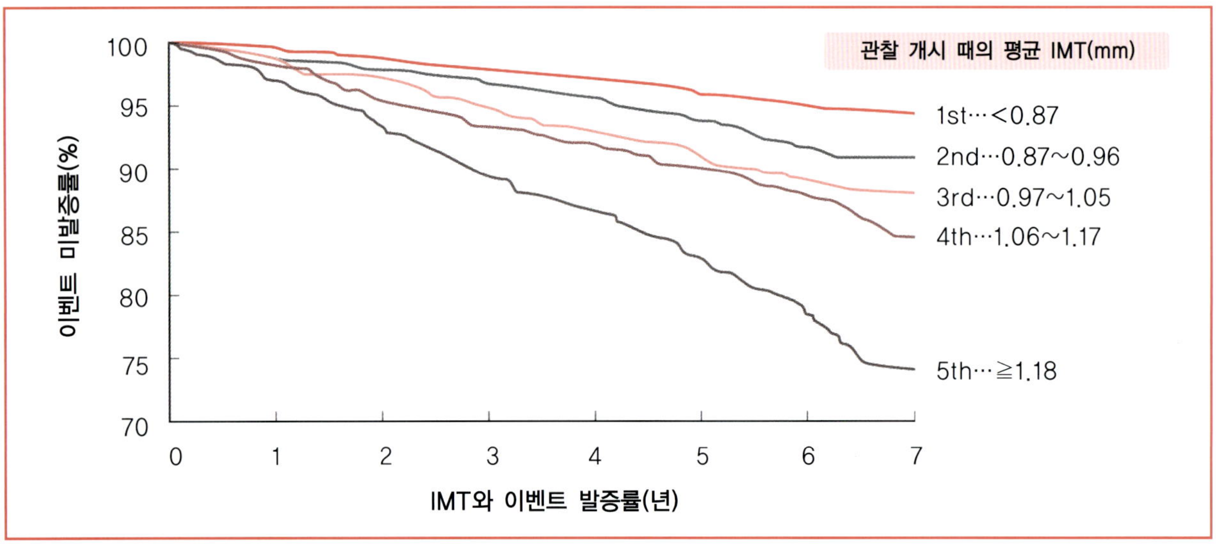

그림 7 IMT와 심근경색 · 뇌혈관장애

(O'leary DH et al : N Engl J Med 340 : 14-22, 1999)

하지만 진료자 개인별로 본 경우 반드시 전신이나 다른 부위의 동맥경화와 상관하지 않는 경우도 있어 주의가 필요하다.

경동맥에 있어서도 관동맥과 마찬가지로 혈전을 발생시키기 쉬운 취약한(vulnerable) 상태가 있어 염증이 그 병태의 중심이라고 생각되고 있다. 플라크 표면의 증상과 앞으로의 뇌경색 발증과의 관련성을 검토한 Northern Manhattan 연구도 있다.[21] 경동맥의 vulnerable carotid artery plaque의 약물치료법으로서는 실로스타졸〔cilostazol, 포스포디에스테라제 III 저해제(phosphodiesterase-III) inhibitor〕, PPAR 작동제, MMP 저해제를 들 수 있다.[22]

경동맥 내막 중막 제거술(CEA)은 경동맥 협착에 대한 외과적 치료이며, 협착도가 60% 이상일 때 권장된다. Mas 등은 2006년에 「N Engl J Med」지에서 협착률 60% 이상의 증후성 경동맥 협착 증례에서는 스텐트(stent) 유치보다도 내막 제거술이 안전하다는 프랑스의 많은 시설 연구를 통해 밝혀냈다. 한편 일본에서는 무증후성으로 협착도 60~79%의 증례는 항혈소판제를 중심

메모

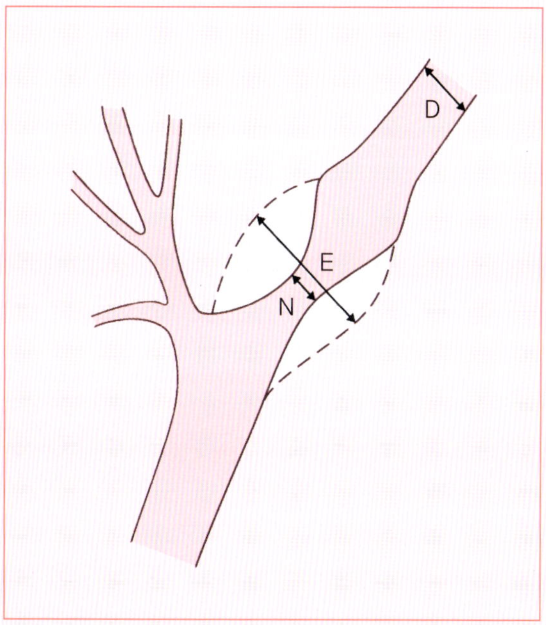

《 경동맥 협착도 측정법(NASCET법과 ECST법) 》

협착도가 70% 이상을 보통 고도 협착이라고 부른다.

- **NASCET(북미 증후성 경동맥 내막 제거술 시험)법**: (1−N/D)×100=협착도(%) ; 뇌혈관 조영의 협착률에 상당
- **ECST(유럽 경동맥 수술 시험)법**: (1−N/E)×100=협착도(%)

이 두 방법에는 그림에 나타내는 계측 상의 차이가 있어 NASCET의 50%는 ECST의 75%에 상응하는 경우가 있다.

으로 하는 내과적 치료법으로 대처되고 있다. 하지만 초음파 상에서 50% 정도의 협착이나 저휘도 플라크가 있으면 뇌경색 발증이 2배 정도로 악화한다는 점에서도 향후 안티에이징 · 미병의학의 시각이 새롭게 정해질지도 모른다.

주술기의 위험인자로서는 반구성 TIA, 반대쪽의 경동맥 폐색, 같은 쪽의 CT에 있어서의 허혈성 병변 등을 들 수 있다.

7 MDCT(multidetector−row computed tomography)

진단율(관동맥 병변 검출)

16열 MDCT: 감도 80~99%, 특이도 95% 이상

64열 MDCT: 감도 70~92%, 특이도 95% 이상

우관동맥: 감도 83~92%, 특이도 100%

좌관동맥(주간부): 감도 100%, 특이도 100%

좌관동맥(전하행지): 감도 87%, 특이도 93%

말초의 병변에서는 근위부 관동맥에 비해 검출률이 경도로 저하한다. 또한 50% 이하의 협착을 가진 병변의 검출률은 95% 이하이다.

평가 곤란: 직경이 작은 혈관, 고도의 석회화, 현저한 빈맥, 심방세동

1998년에 MDCT(다중 검출기)가 개발되어 검출기 열을 체축 방향으로 복수 배치함으로써 1회 회전으로 복수의 화상을 얻을 수 있게 되었다. 2006년에는 64열 MDCT도 보급되기 시작하여 0.5mm 슬라이스 스캔을 심전도 동기하 5~10초간 숨을 멈추고 실시할 수 있게 되었다(16열에서는 20~25초간 숨을 멈출 필요가 있음).

MRI에 비해 공간해석능력이 뛰어나지만, 피폭량이 64열 MDCT에서는 약 15mSV 정도로 되어 있다(1mSV=100mrem. 이 피폭량으로 인해 악성 종양이 발생할 위험성은 0.06~0.1%라고 생각된다. 흉부 단순 X선에서는 0.02mSV, 복부 단순 X선에서는 1mSV, 장검사에서는 약 7mSV).

임상 응용: 관동맥 석회화의 평가에는 Agatston법이 주로 이용된다. Hecht 등에 따르면 관동맥 석회화(coronary artery calcium; hard plaque, CAC) 스코어가 11~100의 증례에서는 그 후 10년간에 있어서의 심혈관장애의 발증률은 10~20%가 되고, 100% 이하에서는 약물에 의한 예방이 필요하게 된다. 그 가이드라인의 일부를 표 5에 나타내었다.[23] 이것은 CAC 스코어가 안티에이징 · 미병의학의 검사로서 중요하다는 것을 나타내고 있어 혈액이 지표뿐만 아니라 화상 진단의 정보도 미병의학의 구체적 접근(approach)에 활용할 수 있다. 일반적으로 CAC 스코어가 100 이상에서는 유의한 관동맥 협착을 의심한다.

CAC 스코어를 어떻게 임상적으로 이용할지에 관해서는 ACCF/AHA가 2007년에 전문가 합의 보고서(expert consensus document)를 발표하였다.[24] 이것에 따르면 그림 8과 같이 Framingham 연구의 심혈관장애 발증 위험성이 중등도인 경우 CAC 스코어의 정도에 따라 1년간에 발생할 심혈관장애에 의한 사망 또는 심근경색 발증이 비례한다고 되어 있다. 하지만

표 5 CAC 스코어에 의한 무증상 증례의 분류와 대응

CAC 스코어	Framingham 위험인자로 바꾼 경우의 정도	LDL 콜레스테롤 목표치(mg/dL)
0	lower	<160
1~10	moderate	<130
11~100	moderately high	<130
101~400	high	<100
>401	highest	<100

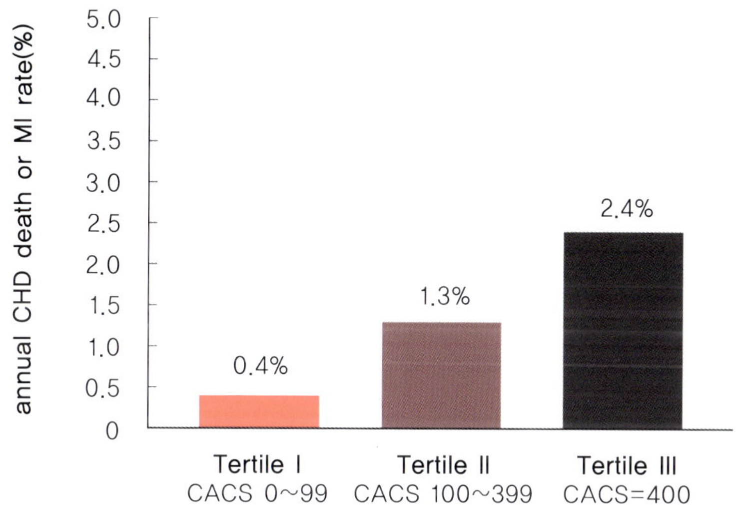

그림 8 CAC 스코어 분류와 심혈관장애에 의한 사망률 및 심근경색 발증률

Framingham 연구의 위험성이 10년간에 10% 미만과 같은 저위험성인 사람을 대상으로 하여 CAC 스코어를 이용하는 것은 적당하지 않다고 설명하고 있다. 최근에는 호르몬 요법의 유무와 CAC 스코어를 비교한 연구도 실시되어 단독적 접근이 아니라 기왕력, 바이오 리스크 마커, 치료법 등도 합쳐 CAC 스코어를 이용하는 것이 바람직하다.

조영제 사용에 의한 관동맥의 협착 병변의 평가: MDCT에 의한 관동맥 병변의 평가와 관동맥 조영 소견과의 대비, IVUS 소견과의 대비 등은 Leber 등이 보고하고 있는데, 임상적으로는 충분히 가치가 있는 것이라고 결론짓고 있어, 특히 MDCT의 조영제 사용에 의한 관동맥 평가에 있어서 'negative'로 진단되었을 경우에는 신뢰성이 높다(negative predictive value는 95% 이상).[25]

Gertz 등은 64열 MDCT에 의한 플라크의 성상 판단에는 한계가 있다고 설명하면서 아래와 같은 상황에서의 MDCT 사용을 정리하였다.[26) ① 스텐트 삽입 후의 관동맥 평가 ② 심장 카테터법에 의한 관동맥 조영의 기본 정도로서 ③ 비정형적인 흉통 증례의 관동맥 평가 ④ 임상 증상(흉통 등)을 수반하는 증례의 관동맥 평가 ⑤ 플라크의 성상 평가(hard, soft, vulnerable)

심장 MRI에서는 공간분해능력이 CT에 비해 약간 뒤떨어지지만, 좌심실의 수축 · 확장 기능 평가는 CT보다도 우수하여 스텐트를 사용하지 않은 증례의 관동맥 평가는 CT에 가깝다는 보고가 있다. 석회화는 무신호가 되기 때문에 평가할 수 없지만, 연부조직의 분해능력에 의해 지질 코어(lipid core), 섬유조직의 평가가 가능해져 플라크내 혈종의 검출을 목적으로 한 MRDTI(magnetic resonance direct thrombus imaging)도 개발되고 있다. 어쨌든 조영제가 필요하지 않고 피폭이 없는 점도 이점이다. MDCT와 MRI를 비교한 Dewey 등이 정리한 것을 표 6에 나타내었다.[27)]

또한 스텐트 삽입 후의 평가를 관동맥 조영, IVUS와 비교한 Mieghem 등의 보고에서도 MDCT는 2가지 평가와 거의 동등한 신뢰성이 있다고 여겨졌다.

뇌 검사에서는 MRI가 중심이 되어 무증후성 뇌경색의 90% 이상을 열공성 경색증(lacunar infarction)이 차지하여 T1 강조 화상에서 저신호(흑색), T2 강조 화상에서 고신호(백색), FLAIR(fluid attenuated inversion recovery) 화상에서 고신호가 특징이다. MRA에서 발견된 미파열 동맥류는 5mm 전후를 기준으로 하여 연령, 부위 등을 고려하여 외과 적응을 결정한다.

안티에이징 · 미병의학으로서의 MDCT는 관동맥 영역뿐만 아니라 뇌, 말초 등도 포함하여 활용되는데, 여기에서는 필자가 실시하고 있는 '건강 수명 검사'의 관동맥 CT를 중심으로 정리하였다. 향후 가장 문제가 되는 것은 흉통 등의 증상을 수반하지 않는 asymptomatic-preclinical의 atherosclerosis를 진단하는 방법은 무엇인가이다.

Clouse와 Chen 등에 의한 EBCT(전자빔 CT)의 관동맥 병태 평가에 관한 「Circulation」지에

표 6 MDCT와 MRI

	감도	임상적인 협착의 진단	negative predictive value
MDCT	92%	82%	87%
MRI	74%	54%	90%

MRI의 평가			
	섬유 성분	지질	석회화
T1 강조 화상 〔양성자(proton)밀도 강조〕	고신호	고신호	무신호
T2 강조 화상	고신호	저신호	무신호

서의 논쟁이 얼마 되지 않았음에도 불구하고 MDCT의 순환기 영역에서의 의의에 관한 연구는 비약적으로 진행되고 있다.[28] 향후에는 임상적 의의를 바탕으로 안티에이징 · 미병의학으로서의 활용법이 요구될 것이다.

이러한 논의를 바탕으로 아래와 같은 문제점을 들었다.

- 안티에이징 · 미병의학의 실천에서는 증상이 매우 약한 사람을 대상으로 하는 경우가 많기 때문에 중도탈락(dropout)에 어떻게 대응해 나갈지가 문제가 된다. 그 점에서 화상은 본인의 피드백 효과가 강하다. 최근에는 '가상내시경'으로서 MDCT를 이용한 위 · 대장 검사도 개발 · 실천되고 있다.
- 화상 진단에서 무증상, 잠재성 동맥경화를 체크하는 것은 에이징(노화)을 파악할 때 중요한데, 피폭량, 비용(대비효과) 등을 고려해야 한다.
- 산화 스트레스나 호르몬 등 주로 혈액 중의 바이오 리스크 마커와의 관련성을 조사하면서 통합적으로 접근할 필요가 있다[메모(48쪽)].

참고로 그림 9에 AHA에 의한 관동맥지의 명칭을 나타내었다.

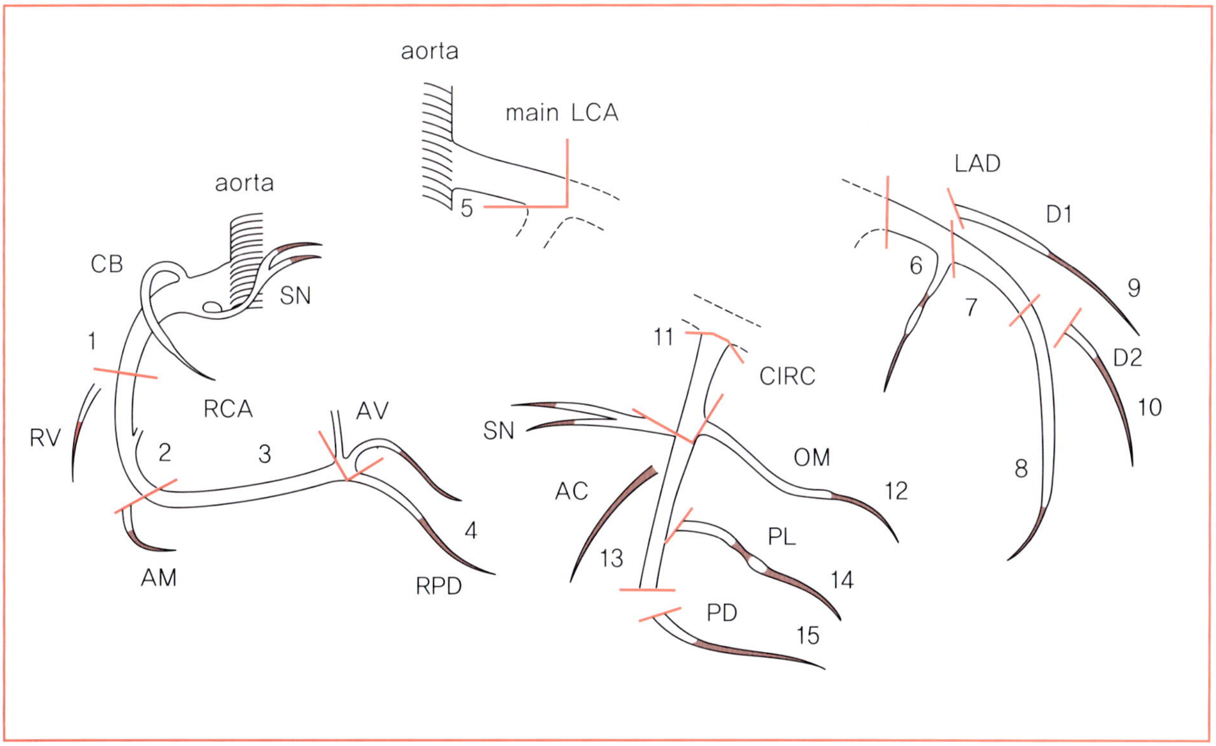

그림 9 AHA에 의한 관동맥지의 명칭

RCA: 우관동맥, main LCA: 좌관동맥 주간부, LAD: 좌전하행지, CIRC: 회선지

(Circulation 51[Suppl] : 30-34, 1975)

메모

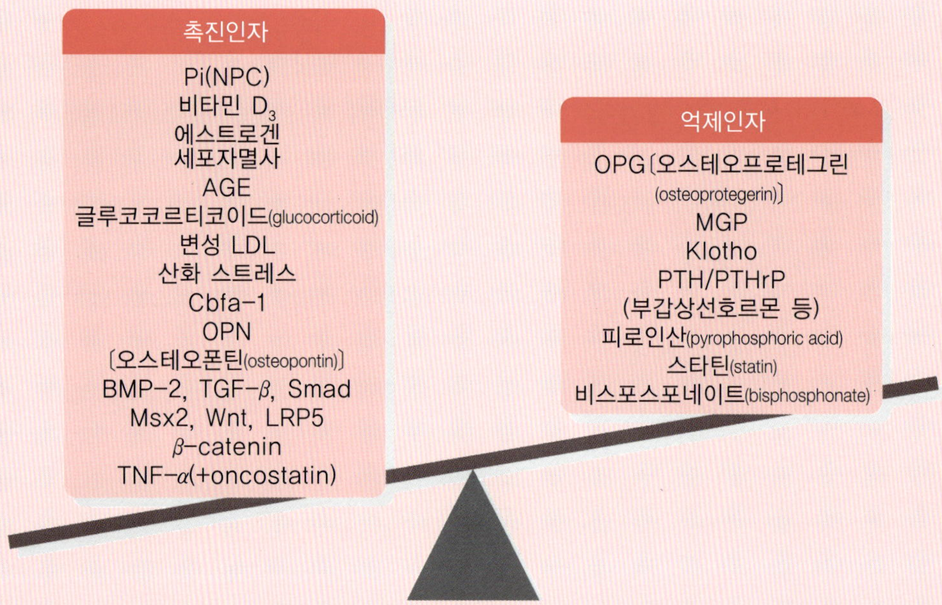

촉진인자
Pi(NPC)
비타민 D3
에스트로겐
세포자멸사
AGE
글루코코르티코이드(glucocorticoid)
변성 LDL
산화 스트레스
Cbfa-1
OPN
〔오스테오폰틴(osteopontin)〕
BMP-2, TGF-β, Smad
Msx2, Wnt, LRP5
β-catenin
TNF-α(+oncostatin)
억제인자
OPG〔오스테오프로테그린
(osteoprotegerin)〕
MGP
Klotho
PTH/PTHrP
(부갑상선호르몬 등)
피로인산(pyrophosphoric acid)
스타틴(statin)
비스포스포네이트(bisphosphonate)

BMP-2: bone morphogenic protein-2, MGP: matrix GLA protein

《혈관 석회화》

혈관의 석회화는 수산화인회석(hydroxyapatite)과 유기적인 기질의 2종류의 성분에 대해서 발생한다. 후자에는 I형 콜라겐과 NCPs(non-collagenous bone-associated proteins)가 포함된다. 세포 외의 인(P)은 Na-P 공수송체를 통해 세포 내로 들어가 골관련 단백〔오스테오폰틴(osteopontin) 등〕의 발현을 조절하여 석회화가 진행된다. 염증성 사이토카인은 혈관내피세포를 자극하고 혈관평활근세포에서 RANKL(receptor activator of NF- κB ligand)이 생성되어 석회화가 촉진된다(그림).

심장판막에 있어서의 석회화는 섬유아세포(fibroblast)나 근섬유아세포(myofibroblast)가 골아세포(osteoblast)로 변화하여 발생한다.

임상적으로는 혈관 석회화는 아래의 2가지로 나눌 수 있다.

- **묀케베르그(Monckeberg)형**: 중, 소 근형동맥의 중막 평활근에 Ca, P를 포함하는 수산화인회석이 침착
- **죽상(atheroma) 경화형**: 내막에 발생하는 석회화. 대식세포와 지질에 풍부한 플라크로 구성된다. 연골형 조직이 만들어져 석회화 연골 등도 보인다.

PART 2

혈관장애와 바이오 리스크 마커

혈중의 단구는 염증성 사이토카인이나 접착인자의 작용에 의해 내피 접착 · 내피 아래로 진입하여 대식세포가 된다. 대식세포는 산화 LDL을 흡수하여 포말세포가 되고 포말세포나 그 괴사세포가 집적하여 지질 코어(lipid core)를 형성한다. 염증 자극에 의해 대식세포에서 MMP(matrix metalloproteinase)가 방출되고 콜라겐을 분해하여 섬유성 피막을 비박화(菲薄化)시킨다. 대식세포는 이 밖에 CRP, 안지오텐신 II, PAI−1, IL−12, IL−18 등을 생성하여 플라크의 불안정화에 작용한다. 분화한 Th1세포는 IFN−γ를 분비하여 대식세포를 더욱 활성화시킴과 동시에 IFN−γ는 Th2가 분비하는 항염증성 사이토카인인 IL−10을 억제하여 플라크의 불안정성을 더욱 강하게 한다. NADPH나 염증세포에 의해 생성되는 활성산소는 LDL의 산화를 촉진하여 혈관 벽 세포의 괴사를 일으킨다. 이와 같이 산화 스트레스를 중심으로 한 혈관내피세포장애와 혈관평활근의 활성화가 관동맥, 뇌혈관에서 발생하고 있는 것을 Dzau 등은 그림 1과 같이 정리하고 있다.[29)]

동맥경화소(죽종 또는 플라크)는 이상의 과정에서 발생하고, 또한 파열함으로써 혈전증을 일으키는 'vulnerable plaque'(thrombosis−prone, high−risk라고도 부른다)와 비교적 안정된 플라크로 나눌 수 있다(전항의 표 2, 3 참조). 최근에는 위험성이 높은 증례를 'vulnerable patient'라고 부르는 경우도 있다. 혈관내시경에서는 황색의 것이 섬유성 피막이 얇게 파열할 위험성이 높다. 이 vulnerable plaque의 파열에 의한 혈관장애는 남성의 관동맥질환에서는 70~80%를 차지하고, 그 60~70%는 전통적 위험인자(혈압, 콜레스테롤 등)의 집적에 의한다고 생각되고 있다.[30,31)]

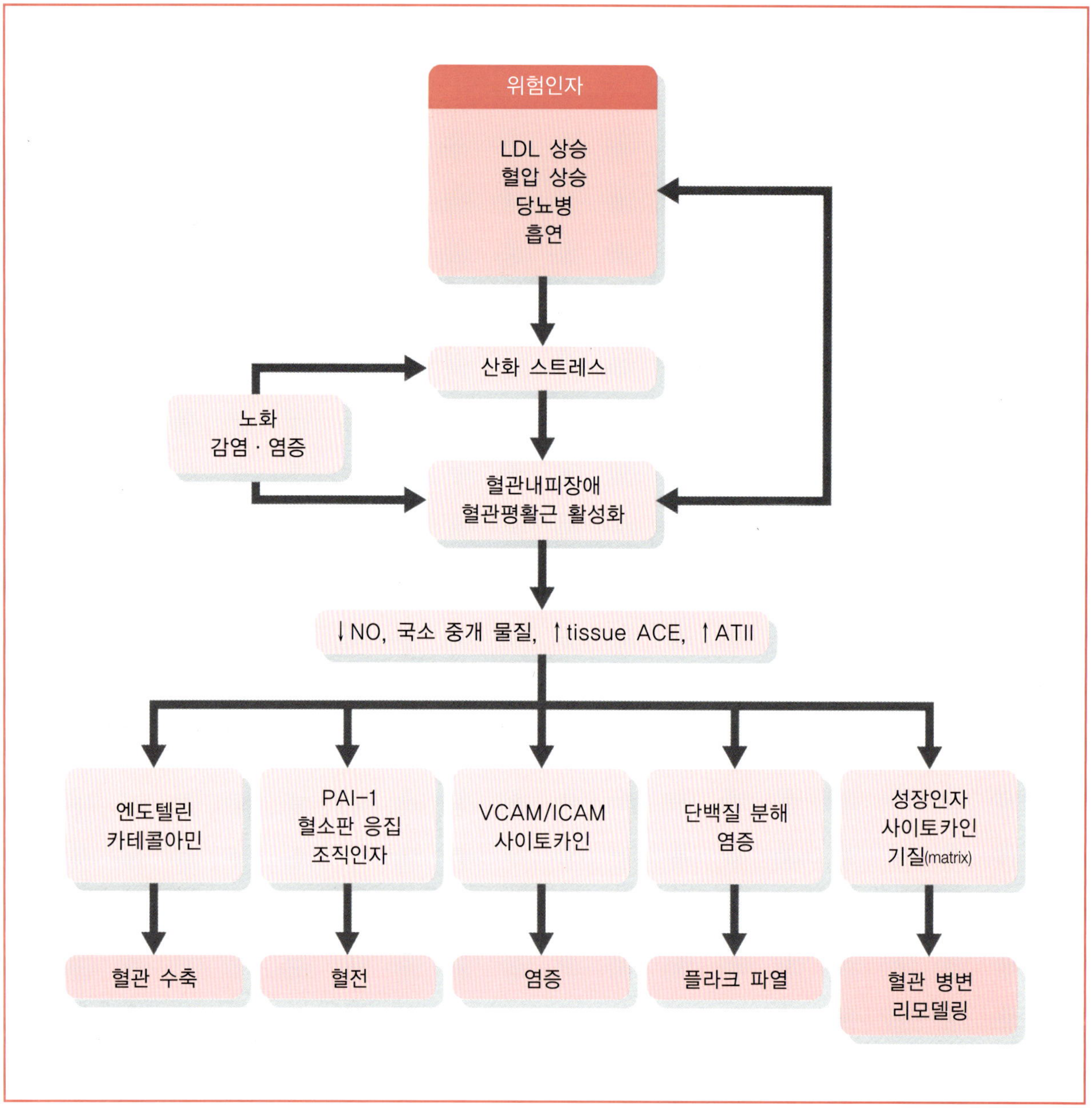

그림 1 혈관내피 · 혈관평활근과 혈관장애(산화 스트레스와 RAS를 중심으로)

(Dzau VJ et al : Circulation 114 : 2850-2870, 2006)

2-A 혈관장애의 바이오 리스크 마커

바이오 리스크 마커는 안티에이징 · 미병의학에 있어서 중요한 검사 항목이다. 특히 안티에이징 시점에서는 아래의 포인트가 있다.

- 장기 상관성과 바이오 리스크 마커(그림 2)
- 혈관장애의 진전〔시기(stage)〕과 바이오 리스크 마커(그림 3)
- 바이오 리스크 마커의 조합에 의한 의의

✲ 장기 상관성과 바이오 리스크 마커(그림 2)

결과적으로는 혈관의 병변을 진행시키는 다양한 인자를 골수(EPC), 간장(IL-6 등), 또한 신장의 RAA계 등과의 관련 중에 파악할 필요가 있다.

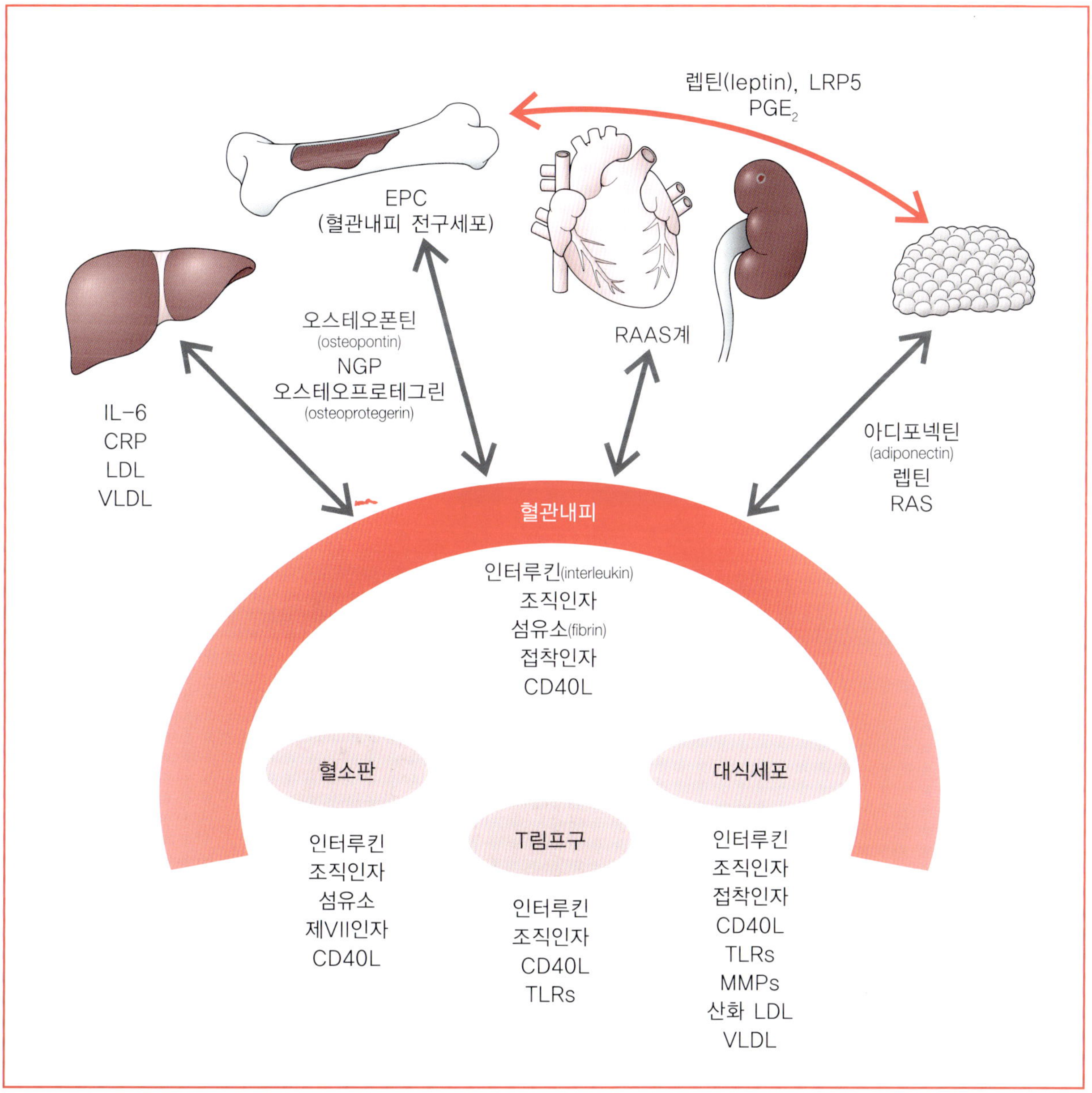

그림 2 장기 상관성과 바이오 리스크 마커

✲ 혈관장애 진행과 바이오 리스크 마커(그림 3)

- **혈관장애 조기 마커**: IL−1, IL−6(TNF−α와 함께 발증의 최상류에 해당), CRP(고감도 CRP), MCP−1(monocyte chemoattractant protein−1), IL−10(장애를 억제)
- **혈관장애 중기 마커(일부 후기)**: 접착인자(ICAM−1 등), MPO, 포스포리파아제 A_2(Lp−PLA$_2$)
- **혈관장애 후기 마커(일부 중기)**: MMPs, CD40L, PAPP−A

이상과 같이 나눌 수 있다. 이러한 바이오 리스크 마커의 안티에이징 · 미병의학으로서의 활용은 ① 신규의 마커 검색 ② 멀티플(multiple) 마커 검증 ③ 이질적 패러다임(paradigm) 도입의 3가지로 정리할 수 있다. 이 중에서 ② 즉 바이오 리스크 마커의 조합에 관해서는 Blankenberg 등이 실시한 HOPE 연구에 있어서의 해석(9가지의 바이오 리스크 마커), Wang 등에 의한 해석(10가지의 바이오 리스크 마커)이 있다. HOPE 연구에서는 4~5년간의 관찰 기간 중에 있어서의 심근경색, 심혈관장애에 의한 사망률, 뇌졸중 발증에 대한 예측이 실시되었다.[32] 마커 중에서 예

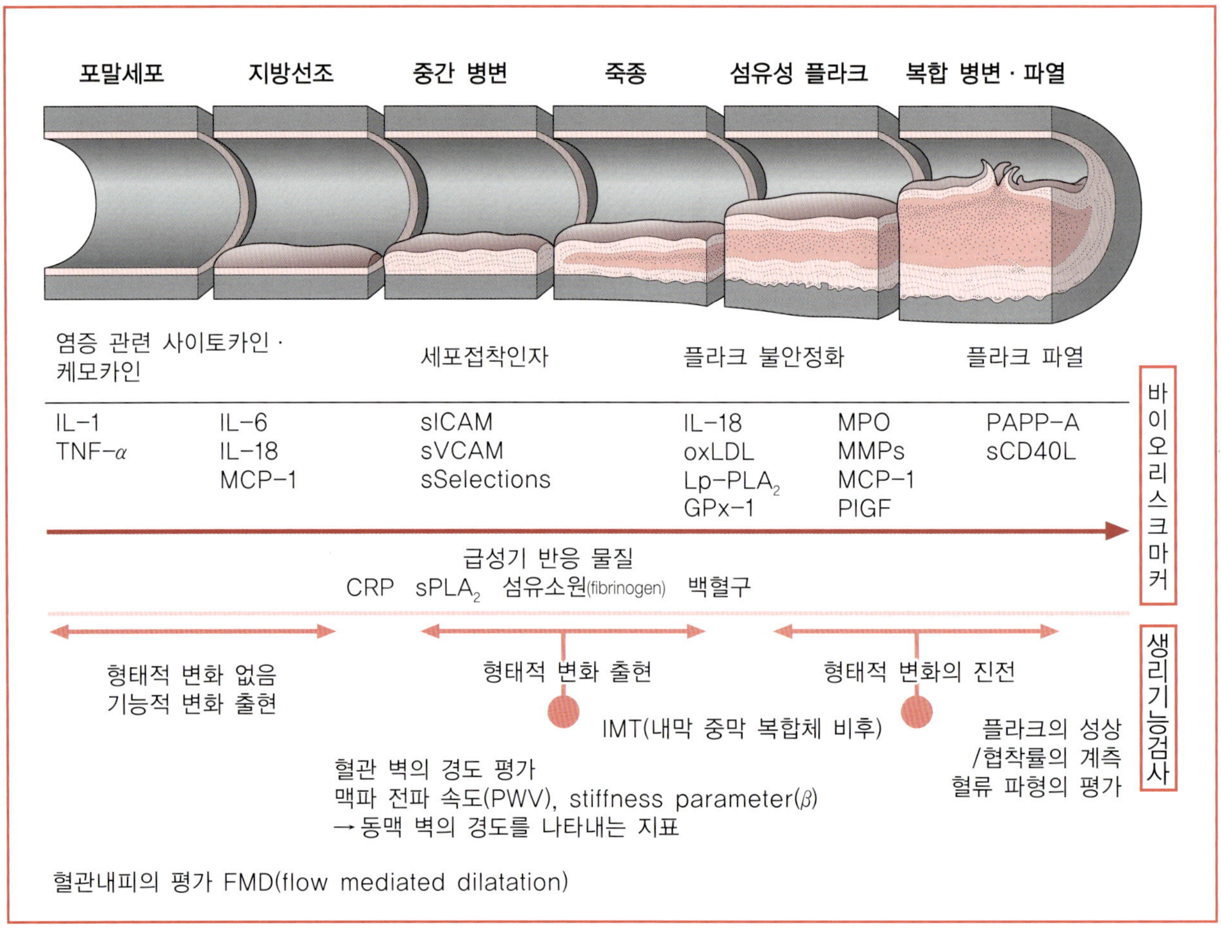

그림 3 혈관장애의 진전과 대응하는 바이오 리스크 마커 및 생리 기능 검사

(Koenig W : Arterioscler Thromb Vasc Biol 27 : 15-26, 2007에서 개변)

측인자로서 유의한 것은 N단 proBNP, ICAM-1, 미량 단백뇨, 가용성 IL-1 수용체 항체, 그리고 섬유소원(fibrinogen)이었는데, N단 proBNP가 가장 예측 확률이 높았다. 한편 Wang 등은 3,209예를 대상으로 평균 7.4년간 경과 관찰 기간 중에 발생한 사망, 주요 심혈관질환 발증과의 관련을 검토하였다. 그 결과 주요 심혈관질환과 관련된 마커는 B형 Na 이뇨 펩티드와 요중 알부민/크레아티닌비(比)라는 것을 밝혀냈다. 하지만 전체적으로는 전통적인 심혈관 병변의 위험인자에 새로운 마커를 더하는 의미는 크지 않았다.[33]

✻ 바이오 리스크 마커의 조합에 의한 의의

종래의 보고 및 새로운 바이오 리스크 마커를 이용한 혈관장애 발증의 상대 위험성(risk)을 그림 4, 5에 나타내었다. 이러한 바이오 리스크 마커의 의의는 현시점에서 확정되어 있지 않지만 2차 예방뿐만 아니라 안티에이징 의학 1차 예방, 미병의학의 점에서도 주목을 받고 있다.[34,35]

✻ 급성관동맥증후군 발증 시의 바이오 마커

상세한 것은 성서를 참고로 하고 여기에서는 요점만을 설명한다. 급성관동맥증후군(acute coronary syndrome, ACS)의 진단은 임상 증상, 심전도 소견, 혈중 마커로 여겨지고 있다. 혈중 마커는 아래와 같이 경시적 변화를 나타낸다.

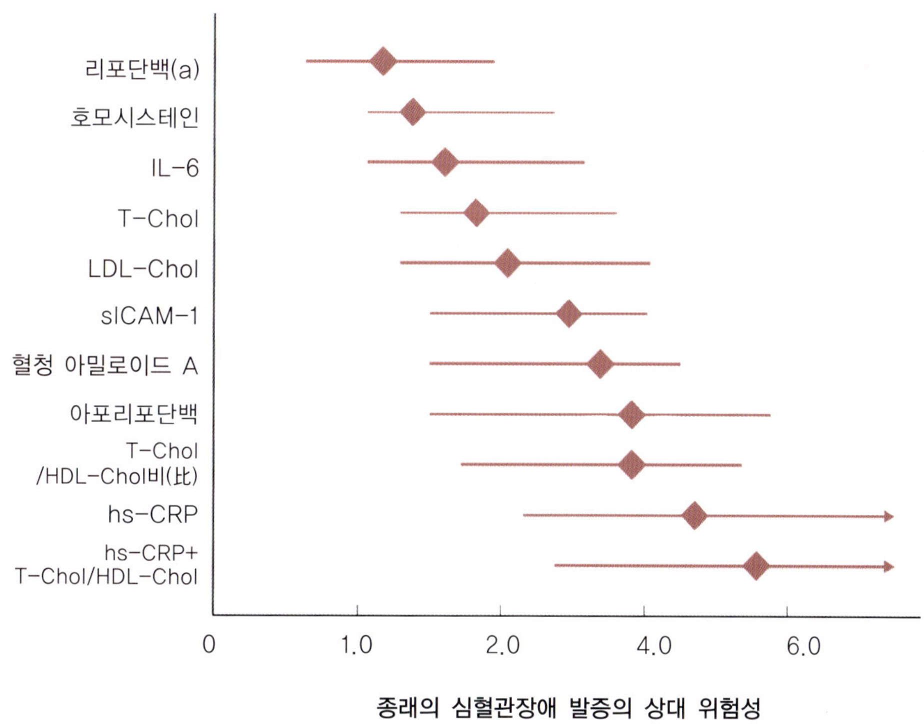

그림 4 종래의 바이오 리스크 마커와 혈관장애 발증 위험성

(Ridker PM et al : N Engl J Med 342 : 836-843, 2000)

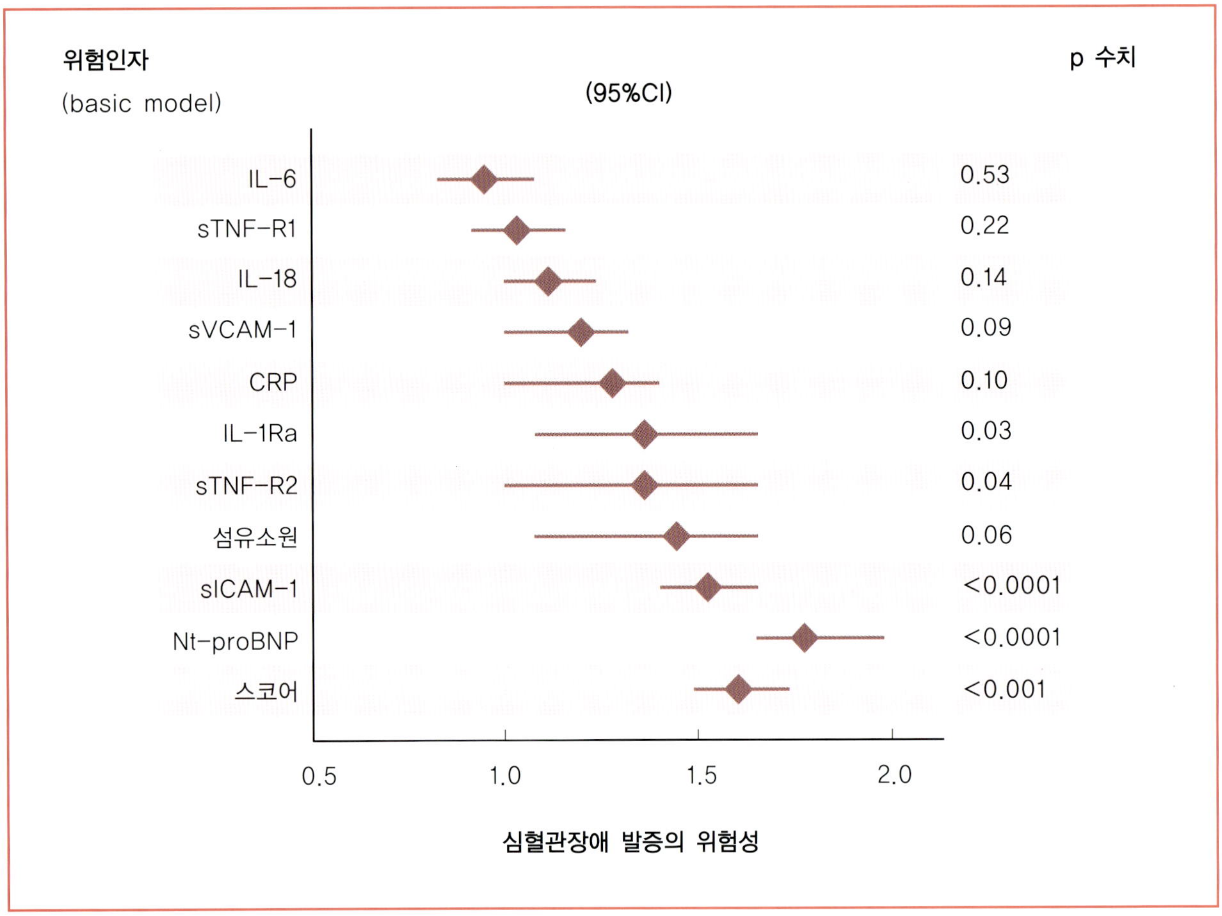

그림 5 새로운 바이오 리스크 마커와 혈관장애 발증 위험성

(Patel MJ et al : Nat Clin Pract Cardiovasc Med 4 : 14-15, 2007)

- 발증 4시간 이내: H-FABP〔메모(56쪽)〕
- 발증 4~6시간: H-FABP + 트로포닌 T(troponin-T)
- 발증 6시간 이상: 트로포닌 T

이상의 사용이 바람직하다고 여겨지고 있다. 그 밖에 CK, CK-MB 등이 이용되는데, 모두 발증 4~6시간 경과하고 나서 상승한다.

✲ 심근의 근원섬유 마커

입원 시와 4시간 후의 2회의 트로포닌 T 측정이 음성이라면 심근장애는 부정적이다. 그 밖에 종래의 CK-MB, 미오글로빈(myoglobin) 등이 이용된다. 뇌혈관장애에 있어서의 바이오 리스크 마커는 관동맥질환과 중복되는 것이 많은데 Hankey 등이 상세하게 정리하였으므로 표 1에 나타내었다.[36]

IL-6 등의 작용에 의해 주로 간장, 그 외 평활근세포, 대식세포 등으로 생성되는 급성기 단백이다.

표 1 뇌혈관장애의 바이오 리스크 마커

유전관련		
• 안지오텐신 변환효소 유전자형 • 제V인자 라이덴(factor V leiden) • 프로트롬빈 G20210A	• MTHFR • 사람 혈소판 항원 1형 • 제XIII인자 • 아포 E	• 플라스미노겐 활성인자 저해제-14G/5G 유전자형 • 포스포디에스테라제 4D • 5-리폭시게나제 활성화 단백(5-lipoxygenase activating protein: FLAP)
염증 마커		
• 백혈구 수 • 단핵구 수 • 고감도 C 반응 단백	• 가용성 CD40 리간드 • 혈청 아밀로이드 A • IL-6, IL-18	• 혈관 · 세포접착인자 • 골수세포형 과산화효소 • MMP-9
감염인자		
• 거대세포 바이러스(cytomegalovirus) • 단순 포진 바이러스(herpes simplex virus)	• *Chlamydia pneumoniae* • *Helicobacter pylori*	• *Legionella* sp • 치주병
지질 관련인자		
• 저밀도 LDL • 리포단백(a)	• 렘넌트 리포단백(remnant lipoprotein) • HDL 아형(subtype)	• 리포단백 관련 포스포리파아제 A_2 • 아디포넥틴(adiponectin)
산화 스트레스		
• 산화 LDL		
지혈 · 혈전 · 용해 관련인자		
• 섬유소원(fibrinogen) • 단백질(protein) Z • von Willebrand인자 항원 • 제 V, 제 VII, 제 XIII인자	• 플라스미노겐 활성인자 저해제-1 • 조직형 플라스미노겐 활성인자	• D 이합체(D-dimer) • 섬유소펩티드 A(fibrinopeptide-A) • 프로트롬빈 단편(prothrombin fragment) 1, 2 • 항인지질 항체
혈소판 관련인자		
• 혈소판 응집	• 혈소판 활성	• 혈소판의 크기와 양
기타		
• 호모시스테인 • 대사증후군	• 인슐린 저항성	• 난원공개존(patent foramen ovale: PFO, 기이성 뇌색전증의 일원)

(계속)

표 1 (계속) 뇌혈관장애의 바이오 리스크 마커

기능적 지표		
• 내피 기능부전 • 동맥의 컴플라이언스(compliance), 탄성, 강성(맥압)	• ankle-brachial systolic pressure index • B형 나트륨 이뇨 펩티드	• 미량 단백뇨 • 시스테인 C

메모

• **H-FABP**: heart type fatty acid-binding protein(심장 유래 지방산 결합 단백). 심장형, 간형, 소장형의 3종류가 존재하는 FABP의 심장형. 골격근에도 소량 포함되어 신장 기능에도 영향을 받는다.

검/사/해/설

1 고감도 C반응 단백(hs-CRP)

기준치—1.0mg/L(ng/mL) 이하

반감기는 약 18시간이기 때문에 검사를 위한 채혈은 공복 시가 아니더라도 상관없다. 또한 하루 동안에 변동을 보여 15시경에 최고 수치를 나타낸다는 보고도 있다.[37)]

병태: 혈관의 에이징(노화)인 동맥경화의 진전에 관하여 CRP는 아래와 같은 작용을 갖는다.

- 혈관내피세포 기능장애
- 혈관내피세포 활성화
- 동맥경화 병변에 있어서의 플라크 형성
- 동맥경화 병변에 있어서의 플라크 파열
- 혈관내피 전구세포(EPC)의 동원(hs-CRP 15ng/mL 이상의 농도에서는 EPC의 동원, 분화를 억제한다)
- 그 밖에 산화 LDL 수용체(LOX-1) 발현을 증강, AGE(advanced glycation end-products)의 수용체 단백인 RAGE 단백의 발현이나 MMP-1, MMP-10의 발현을 증가시킨다. 혈관에 대한 작용을 정리한 것을 그림 6에 나타내었다.

hs-CRP가 증가하는 경우에는 염증성 질환(치주병 등을 포함), 대사증후군(metabolic syndrome), 당뇨병, 심부전, 신부전, 수면시무호흡증후군, 우울증 등을 생각할 수 있다.

또한 최근에는 CRP의 유전자 다형이 혈중 CRP 농도를 규정하는 일원이 된다.[38)]

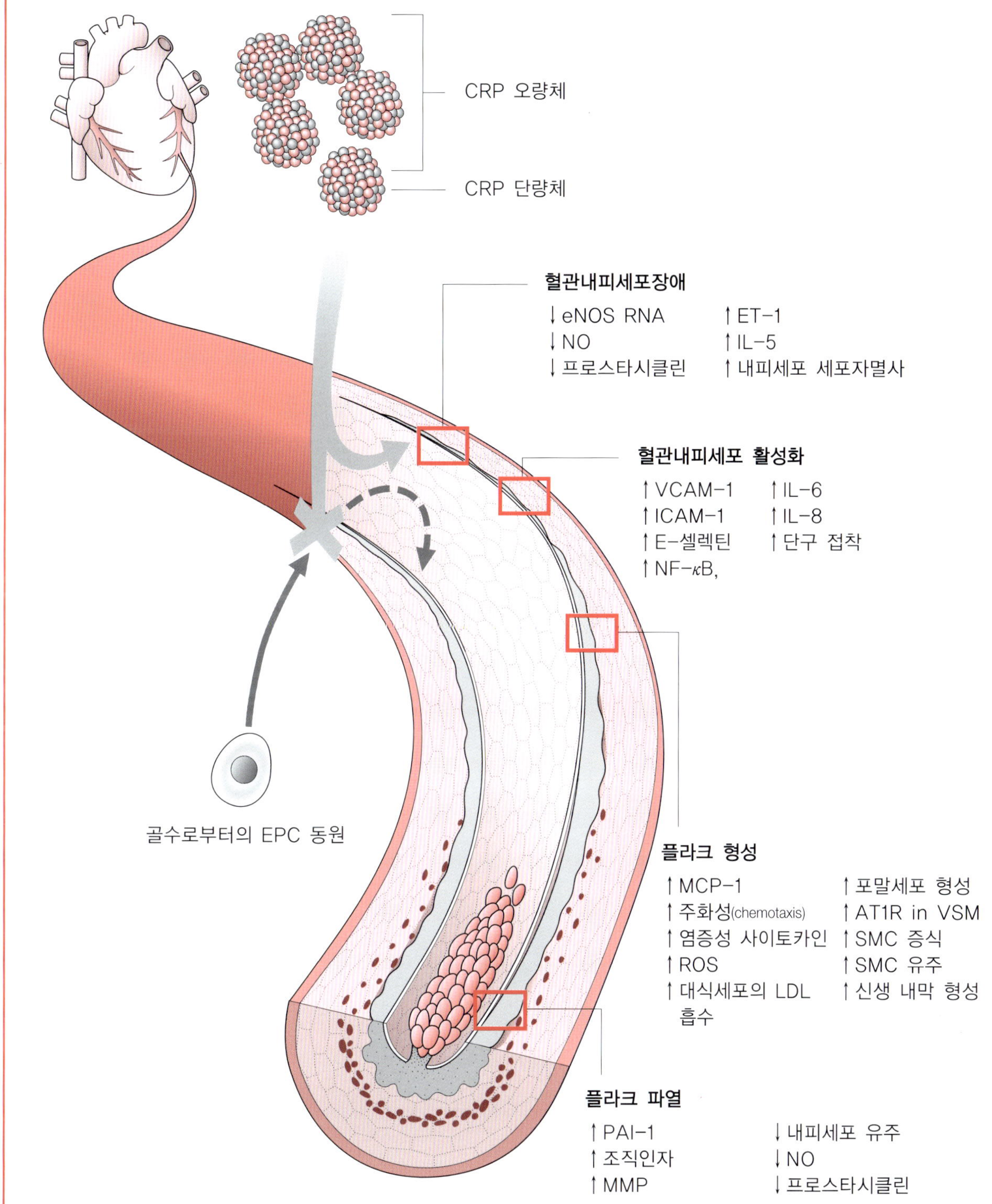

그림 6 CRP의 혈관에 대한 작용

임상 응용: 심혈관장애 발증의 예측인자로서의 의의는 Ridker 등에 의한 수많은 보고가 있다. 그림 7은 hs-CRP의 혈중농도를 >3.0, 1.0~3.0, <1.0mg/L의 3단계로 나눈 군과 Framingham 연구에 있어서의 위험인자를 합침으로써 앞으로의 심혈관장애 재발의 예측인자가 된다는 것을 나타낸 것이다. 또한 LDL 콜레스테롤 농도와 합친 예측 그래프를 그림 8에 나타내었다.[39]

심근경색 발증에 관해서는 정상인으로부터의 초발, 이미 심근경색을 발증한 예에 있어서의 재발 등과 함께 스텐트나 이식(graft)에 의한 치료 예의 예후에 관한 지표로서도 이용되어 Harst 등은 관동맥 우회로 이식술(coronary artery bypass graft) 7.6년의 경과 관찰에서 hs-CRP가 ICAM-1보다도 재협착의 기준이 된다는 것을 나타내었다.[40] 즉 심혈관장애 재발이나 합병증 예측에 있어서의 위험성(risk)의 층별화에 이용된다.

또한 심혈관장애뿐만 아니라 뇌혈관장애 발증 예측에 hs-CRP가 이용되는지의 여부를 검토한 Napoli 등의 보고에서는 PHS(Physicians' Health Study) 외에 많은 역학 연구를 해석하여 첫 발증 예 예측에 관한 일상 측정(routine monitoring)은 권장되지 않고 재발을 예측할 때는 일정한 의미가 있다고 되어 있다.[41]

hs-CRP를 내리는 수단으로서는 체중감량, 운동 실천, 스타틴(statin) 제제의 사용, 멀티비타민 섭취 등이 있다. 이것을 이용하여 스타틴 제제 외에 피브레이트(fibrate)계 약제나 안지오텐

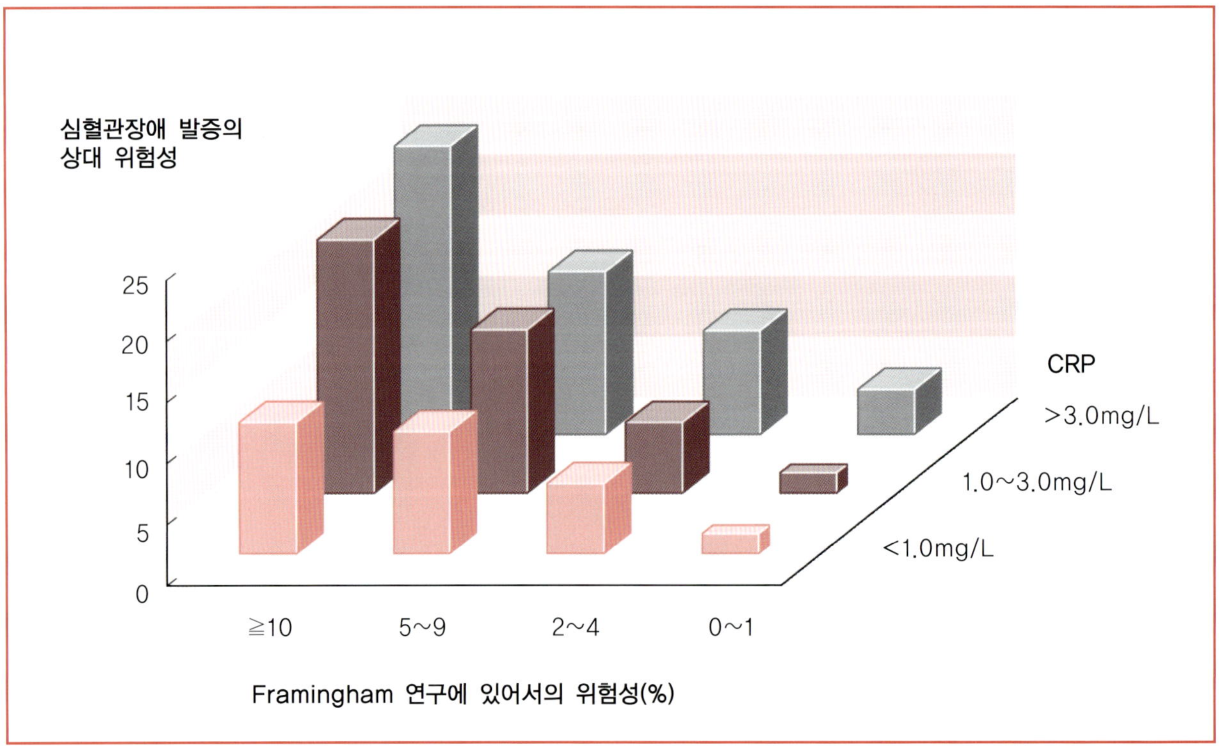

그림 7 CRP 혈중농도와 미래의 심혈관 병변 발증

(Ridker PM et al : N Engl J Med 347 : 1557-1567, 2002)

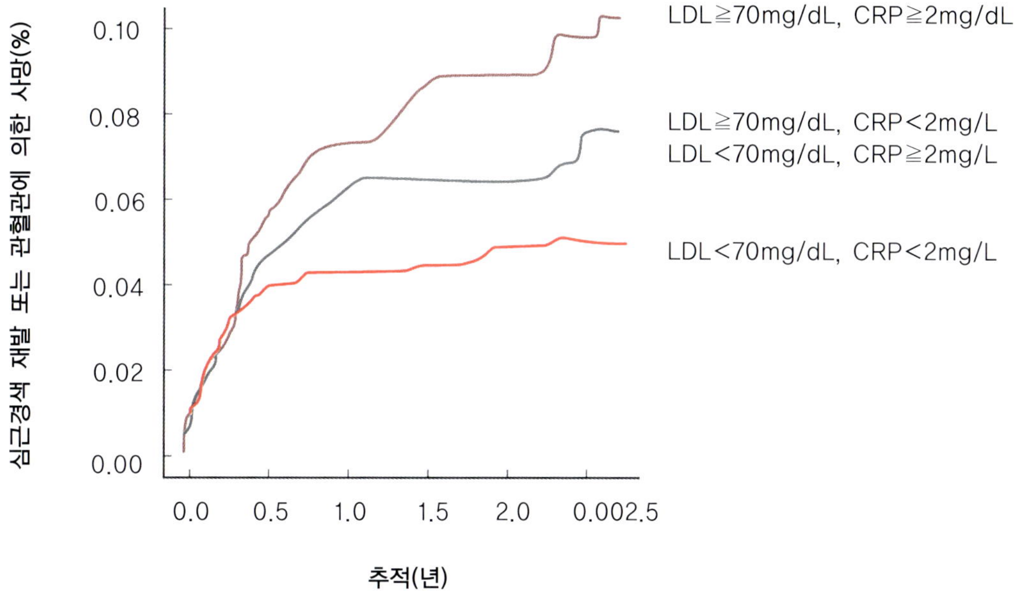

그림 8 CRP, LDL 혈중농도와 미래의 심혈관 병변 발증 위험성

(Ridker PM et al : N Engl J Med 347 : 1557-1565, 2002)

신 변환효소 저해제 등의 치료 효과 판정에 사용 가능하다.

이와 같이 hs-CRP의 의의는 확립된 것은 아니지만, 안티에이징 · 미병의학 검사로서의 의의는 크다. Jones 등에 의한 narrative review에서는 CRP의 의의는 종래의 위험인자의 중복이 중등도 증례에 있어서의 고위험성(high risk) 증례의 선별에 있다고 되어 있다.[42] 최근에는 CRP의 유전자 해석에 의해 SNPs의 변화도 해석 결과에 관여할 가능성이 시사되고 있다. 또한 CRP의 특이적인 저해제〔1,6-비스(포스포콜린)-헥산(1,6-bis(phosphocholine)-hexane)〕도 개발되었다.

- (α)ANP: 28개의 아미노산. 심방≫심실에서 생성

2 나트륨 이뇨 펩티드 · NT-proBNP

기준치—ANP 20~60pg/mL(RIA ; HANP kit 勞研) 또는 43pg/mL 이하
BNP 18.4pg/mL 이하(IRMA ; Shionoria BNP)
NT-proBNP: BNP의 대사는 완서. 심근에서 분비될 때 proBNP로부터 절단되어 혈중으로 이행한다. 이 proBNP의 N단을 측정함으로써 심혈관장애의 발증 예측에 이용된다.

• BNP: 32개의 아미노산. 심실>심방에서 생성

• CNP: 22개의 아미노산. 혈관 벽 · 연골에서 생성

ANP, BNP는 세포 내에서 CGMP〔고리형 구아노신 일인산염(cyclic guanosine monophosphate)〕를 통해 단백질 키나아제(protein kinase)를 활성화함으로써 이뇨 강압 작용 등을 일으킨다.

병태: 종래는 ANP의 혈관 확장→강압 · 체액 저류(貯留) 억제 작용, BNP의 심근 섬유화 억제 작용이 주된 작용으로서 파악되고 있었지만, 최근에는 BNP에 의한 심부전의 진단, NT-proBNP에 의한 심근경색 증례의 예후 판정 등이 안티에이징 · 미병의학 영역에서도 주목을 받고 있다. 특히 NT-proBNP는 2006년에 「Arch Intern Med」지에서 'the latest and greatest new biomarkers'로서도 소개되어 관동맥질환을 가진 1,206예의 재발 예측에 있어서 NT-proBNP가 위험비율이 3.34배로 가장 의의가 있다는 Rothenbacher 등의 보고를 게재하고 있다.[43]

NT-proBNT는 관동맥질환, 뇌경색의 발증 예측인자인 것과 동시에 5년 후의 사망률도 높다는 것을 Kistorp 등이 나타내었다. 또한 심근허혈을 볼 때 부하 심전도와의 병용도 효과적이라고 여겨지고 있다〔메모(⬇ 1)〕.

Kragelund 등은 1,034예의 관동맥 조영을 시행한 증례를 9년간 경과 관찰하여 4군으로 나눈 가장 최고 수치군에서는 제일 낮은 군에 비해 사망률이 2.4배라는 것을 나타내었다.[44] 평균 연령 61세의 2,113예를 대상으로 하여 혈관내피 기능을 FMD(flow-mediated dilation)로 측정하여 7가지의 바이오 마커와의 상관성을 검토한 Kathiresan 등은 NT-proBNP가 가장 중요한 인자라는 것을 나타내었다〔메모(⬇ 2)〕.

또한 Heart Protection Study Group에서는 혈중 레벨이 5,759pg/mL 이상에서는 주요 혈관 장애 발증의 위험성이 2.26배가 된다는 것을 나타내었다.[45]

메모

1 **부하 심전도의 병용**—정상: <181.7pg/mL
경계역: 181.7~411pg/mL
최고 수치: >411.1pg/mL

2 **7가지의 바이오 마커**: PAI-1, hs-CRP, 요중 알부민/크레아티닌비(比), NT-proBNP, BNP, 레닌(renin), 알도스테론(aldosterone)

3 MMPs(matrix metalloproteinases)

기준치(MMP-9)—남성: 129~160ng/mL, 여성: 125~158ng/mL(평균치)

세포외기질(ECM)의 분해, 플라크의 불안정화에 작용하는 효소로 활성 중심에 Zn^{2+}를 갖고 활

성화에는 Ca^{2+}를 필요로 하여 산화 스트레스와 MMP-14가 다른 MMP를 활성화하여 콜라겐, 엘라스틴 등의 분해에 작용하는 기전을 생각할 수 있다. NF-κB의 활성화에 의해 유전자 발현 레벨이 증가한다. 콜라겐 분해효소(collagenase), 젤라틴 분해효소(gelatinase), 스트로멜리신(stromelysin), 막형 MMP 등 20종류 이상이 동정(同定)되어 있다. 아래에 주된 분류를 나타낸다.

- 콜라겐 분해효소: MMP-1, MMP-8, MMP-13
- 젤라틴 분해효소: MMP-2, MMP-9
- 스트로멜리신: MMP-3, MMP-10, MMP-11
- 메탈로엘라스타제(metalloelastase): MMP-12
- 메트릴라이신(matrilysin): MMP-7
- 막형 MMP

MMP-9는 제20 염색체에 의존하여 기저막 중의 IV형 콜라겐을 분해한다. 또한 TIMP(tissue inhibitor for metalloproteinase)가 MMP의 활성을 억제한다.

병태: MMP-9는 급성 심근경색, 불안정 협심증 증례에 있어서 안정 협심증에 비해 분명하게 최고 수치라는 것을 Fukuda 등이 나타내었다.[46] 이것은 플라크의 shoulder 영역에서 섬유성 피막이 얇아진 부위에 MMP를 생성하는 활성화 대식세포가 밀집하고 있는 것을 시사한다. 이와 같이 동맥경화소에서는 MMP-1, MMP-3, MMP-13 등이 증가함과 동시에 최근에는 MMP-9의 유전자형이 동맥경화에 관계한다는 것이 밝혀져 뇌혈관장애 발증 후의 혈관 리모델링에 대한 관여도 시사되고 있다.

또한 TGF-β는 Smad 의존성 신호(signal)를 통해 세포 증식이나 염증 반응을 억제하여 내피 상해 후의 신생 내막 비후를 촉진한다. 또한 엘라핀(elafin), 조직형 트랜스글루타미나아제(transglutaminase) 등이 ECM의 안정화에 작용한다.

4 CAMs(cellular adhesion molecules)

접착인자(분자)는 세포 표면에 의존하여 세포간 또는 세포와 세포외기질과의 접착에 관여하는 당단백질, 당지질을 총칭한다. 접착인자는 여러 종류가 있어 표 2에 그 분류를 나타내었다. 일반적으로 그 결합 상태는 복수이며 리간드(ligand, 결합 상대)에 대한 친화성은 낮다. 세포 내로의 신호전달(signal transduction)은 FAK(focal adhesion kinase), MAPK(mitogen-activated protein kinase) 등이 있다.

특히 혈관내피세포 표면의 접착인자는 혈액 중의 단구, 림프구 등의 혈관 벽 내 집적에 관여한다. 이것은 롤링(rolling) 현상이라고 불리는 것으로(그림 9), 초기에는 단구 등의 표면에 존재하는 시알로뮤신(sialomucin)과 혈관내피세포 상의 셀렉틴(selectin)이 관여하는 저친화성 접촉으로 시작한다. 그 후에 혈구의 LFA-1, ICAM-1 등으로 이루어진 고친화성 접착이 된다. 이 단계를 고착(firm adhesion, sticking)이라고 부른다. 그 후 단구 등은 혈관 벽 안으로 들어가〔이입(transmigration)〕, 내피세포 상의 접착인자는 혈중으로 유리한다. 따라서 CAM의 혈중농도

표 2 CAM의 분류

1) 면역 글로불린 슈퍼패밀리
• ICAM−1, 2, 3(리간드: LFA−1 등)
• VCAM−1(리간드: VLA−4)
• CD80(B7−1)(리간드: CD28 등)
2) 셀렉틴 패밀리
• L 셀렉틴(백혈구)
• E 셀렉틴(내피세포)
• P 셀렉틴(혈소판)
3) 인테그린(integrin) 패밀리
• β_1~β_8 인테그린($\alpha_1\beta_1$, $\alpha L\beta_2$ 등)
• RGD: (Arg−Gly−Asp)라는 3가지의 아미노산 잔기로 이루어진 배열. RGP를 포함한 것으로서 섬유결합소(fibronectin), 섬유소원(fibrinogen) 등이 있다.
4) 카드헤린(cadherin) 패밀리
5) 연결 단백질(link protein) 패밀리
6) 시알로뮤신(sialomucin) 패밀리

ICAM : intercellular adhesion molecule, VCAM : vascular cellular adhesion molecule

측정은 혈관에서 발생하고 있는 동맥경화 과정을 간접적으로 파악하는 것과 같다. 실제 급성 심근경색 발증 후의 예후에 관한 PROVE IT−TIMI22 등에서도 ICAM−1이 예후 관련인자로서 보고되고 있어 Luc 등은 CRP와 ICAM−1을 표 3과 같이 구분하여 관동맥질환 발증의 위험성을 나타내고 있다.

5 기타 마커

대식세포를 지방조직으로 침윤시키고 발증을 진전시켜 IL−6, TNF−α 등을 대식세포에서 분비시키는 MCP−1(monocyte chemoattractant protein−1), 혈관내피에 ICAM−1을 표출시키고 혈관평활근 증식에도 작용하는 IL−6, IGF−1을 상승시켜 심혈관장애를 가진 사람의 합병증의 지표도 되는 임신 관련 혈장 단백(pregnancy−associated plasma protein A, PAPP−A) 등이 혈관장애의 대용 마커(surrogate marker)로서 이용된다.[47,48] PAPP−A는 MMP의 일종으로 플라크의 미란, 파탄의 지표가 된다. 또한 태반 증식인자(placental growth factor, PLGF)는 혈소판 유래의 단백으로 혈관내피 성장에 관여하여 플라크 불안정화의 기준이 된다. 또한 열충격 단백질(heat shock protein, HSP) 60에 대한 항체가(抗體價)도 심혈관장애 발증의 위험성을 높인다.

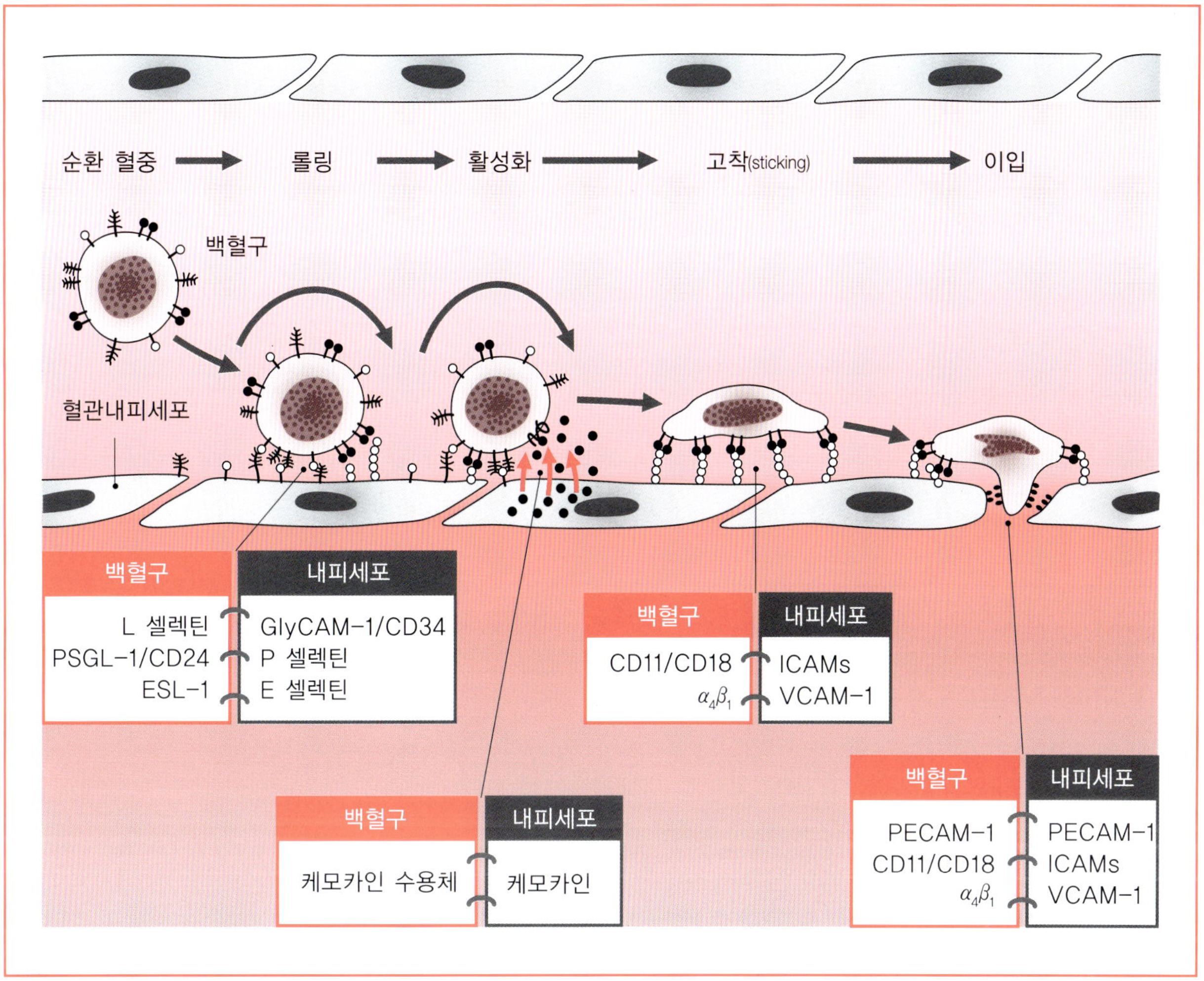

그림 9 CAM과 롤링 현상

표 3 ICAM-1과 CRP에 의한 위험인자에서 보정 후의 관동맥 이벤트의 상대 위험성

CRP(mg/L)	ICAM-1(mg/L)		
	<502	502~625	>625
<0.75	1	1.21 NS	1.45 NS
0.75~1.96	0.74 NS	0.73 NS	1.16 NS
>1.96	0.88 NS	2.17 p=0.01	2.78 p<0.01

(Luc G et al : Atherosclerosis 170 : 169-176, 2003)

2-B 혈액 노화도

검/사/해/설

1 백혈구

기준치—3,500/μL~10,000/μL

호중구: 40~60%

림프구: 25~40%

호산구: 2~5%

호염기구: 2% 이상이 증다

단구: 3~7%

개인차도 있기 때문에 과거 데이터와의 비교가 중요하다.

백혈구는 감염증, 백혈병 등의 지표로서 이용되는 경우가 대부분인데, 노화와 함께 진전하는 혈관의 동맥경화 본태가 '만성 염증'이라고 해명되는 것과 동시에 동맥경화의 지표로서도 이용되고 있다.[49)]

병태: 관동맥질환을 중심으로 하는 심혈관장애 진전에 미치는 백혈구의 작용으로서는 혈관내피의 장애, 백혈구 응집 등에 의한 혈류 정체, 혈전 형성의 촉진 등을 들 수 있다.

임상 응용: Margolis 등은 백혈구 수가 6.7×10^9/L 이상에서는 심혈관장애 발증이나 전 사망을 예측하는 인자가 되는 것을 50~70세까지의 72,242예의 폐경 후 여성을 대상으로 한 연구에서 밝혀냈다.[50)] 또한 Bezafibrate Infarction 연구에서도 백혈구 수는 만성 심혈관장애의 증례에 있어서의 6년간 경과 관찰 중의 전 사망률 등과 관련하고 있었다. 그리고 1,000개/L의 백혈구의 증가는 전 사망률의 위험성을 6% 증가시킨다고 결론지었다.

대식세포에 발현하고 있는 IgG 수용체III(FcγRIII: CD 16)의 혈장 중의 가용형 농도는 노화 지표의 하나가 된다.

2 골수세포형 과산화효소(myeloperoxidase, MPO)

MPO는 염증부위의 탐식세포(대식세포 등)에 존재, 분비되는 과산화효소(peroxidase)이다.

병태: 산화 스트레스를 전달함과 동시에 플라크 형성에 관여하여 CD40 등을 통한 플라크의 취약화, NO 감소에 작용한다. 또한 HDL을 수식하여 산화 HDL로 바꾸어 조직인자(TF)의 발현을 증대시킨다. 스타틴 제제의 하나인 아토르바스타틴(atorvastatin)은 본 효소 활성을 내린다.

임상 응용: Brennan 등은 트로포닌 T(troponin-T)가 음성인 경우에도 MPO가 높은 수치를

나타낼 경우(394pM 이상과 119.4pM을 비교)에는 흉통으로 진단을 받은 증례의 미래의 관동맥질환 발증을 예측하는 것을 밝혀냈다.[51] 최근에는 20.34ng/mL을 컷오프(cutoff)로서 급성관동맥증후군의 2년간의 예후를 검토한 것도 있다.

3 GP-1(glutathione peroxidase-1)[52]

GP-1은 세포내 항산화효소의 하나이다.

병태: 기질 특이성, 한정적인 동시에 모두 넓은 항산화효소에서 세포질형, 소화관형, 혈장형, 인지질형 등으로 분류되어 활성 중심으로 셀레늄(selenium)을 결합시킨 시스테인(cysteine) 잔기를 가지고 있다. 과산화수소, 과산화지질 제거에 작용하여 미량의 NO에 의해 활성이 사라진다.

임상 응용: Blankenberg 등은 관동맥질환이 의심되는 635예를 약 5년간 경과 관찰하여 적혈구의 GP-1 활성이 낮은 수치를 나타낼 경우 앞으로의 관동맥질환 발증과 관련한다는 것을 밝혀냈다. 또한 Athero Gene 연구에서는 GP-1과 호모시스테인을 이용하여 관동맥질환 재발에 두 항목이 관계한다는 것을 밝혀냈다. 관동맥질환 재발군 vs 비재발군에서 45.3±13.1U/gHb vs. 50.2±11.0U/gHb로 재발군에서는 낮았다.

4 혈소판

기준치－10×10^4~$40\times10^4/\mu L$

직경 2~5미크론의 혈소판은 혈관 벽의 상해 시에 내피하조직에 점착(粘着)하여 혈전을 만들어 지혈하는 작용과 동시에 동맥경화 진전에 대한 관계도 깊다.[53]

병태: 혈소판은 그림 10에서처럼 응집 과정에서 활성화한다. 이 혈소판 활성화를 검사하는 것을 동맥경화의 지표도 될 수 있다. 표 4에 주된 활성화 혈소판 마커를 나타내었다.

높은 전단응력으로 변화한 vW인자가 콜라겐에 결합하여 혈소판은 Ib에 의해 트랩(trap)된다. 콜라겐 수용체의 GPIa-IIa($\alpha_2\beta_1$), GPVI에 의해 혈소판이 활성화한다. vW인자는 혈관내피세포, 거핵구에서 생성되어 혈중농도는 약 10μg/mL이다.

혈소판 활성화에 수반하는 ADP나 세로토닌(serotonin) 등이 방출되어 GPIIb-IIIa가 구조 변화함과 동시에 섬유소원(fibrinogen)과 결합하여 응집한다. 활성화한 혈소판 표면의 P 셀렉틴은 백혈구 유주의 표적이 된다.

혈소판에는 농염 과립(dense granule), α-과립, 리소좀(lysosome), 페록시좀(peroxisome)이라는 4가지의 과립이 존재한다. 농염 과립에는 ADP, 세로토닌, Ca 등, α-과립에는 섬유소원, vW인자, β-트롬보글로불린(β-thromboglobulin), 혈소판 제4인자 등이 포함된다.

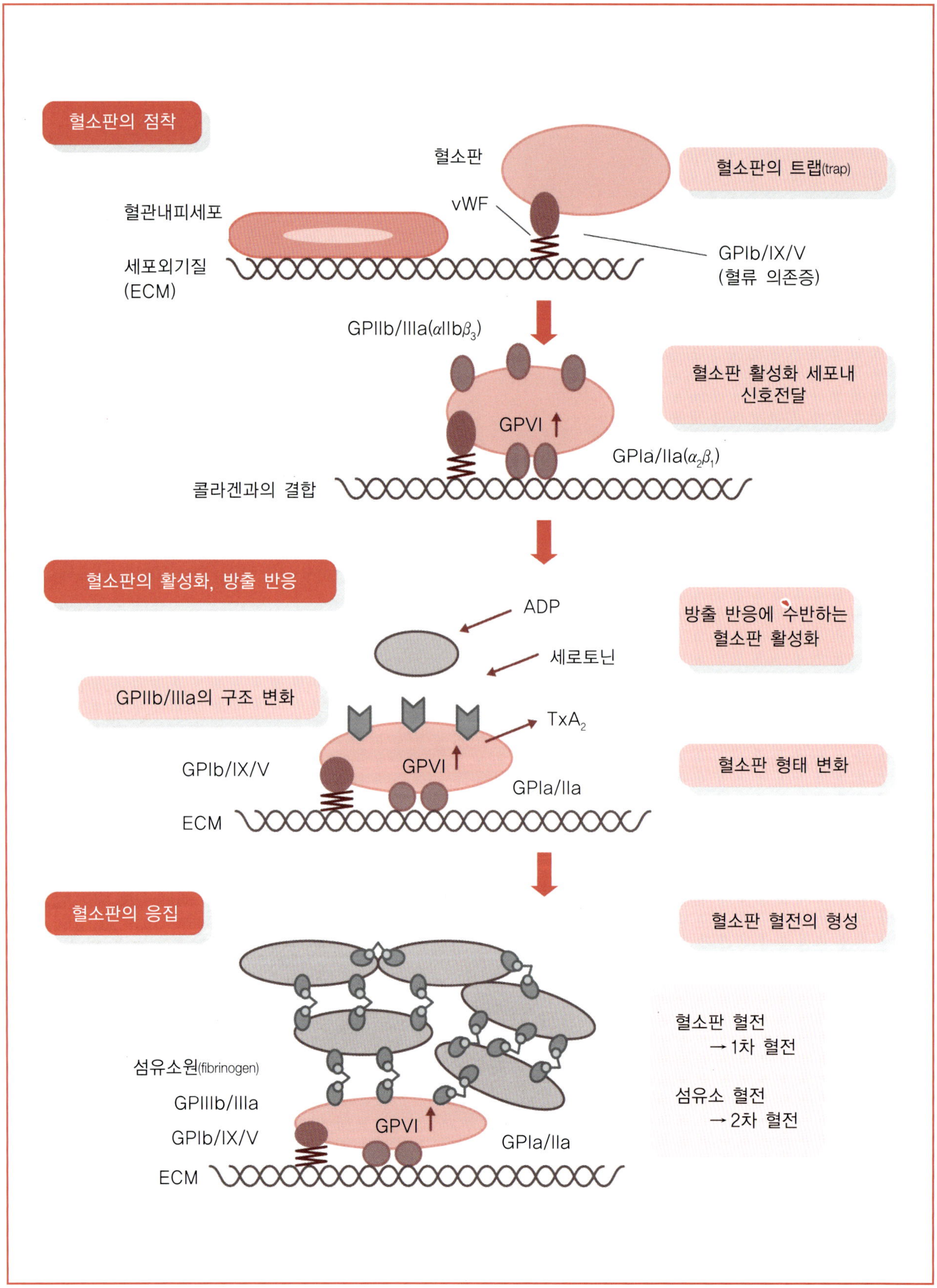

그림 10 혈소판 활성화의 메커니즘

표 4 주된 활성화 혈소판 마커

<table>
<tr><th colspan="2">활성화 혈소판 인식 단일클론항체를 이용한 검출〔유세포측정법(flow cytometry)〕</th></tr>
<tr><td>《활성화에 따른 표면항원: 항체명》
① GPIIb/IIIa의 입체 구조 변화
• PAC−1
② 세포내 과립의 막당단백의 표출
• CD62P(P 셀렉틴): S12, AC1.2, 1E3
P 셀렉틴은 혈소판 α과립 내에 존재. 자극과 함께 세포 표면으로 이동한다.
• CD63(리소좀에서): CLB−gran/12
CD63은 리소좀 과립의 막성분
• LAMP−1, LAMP−2(리소좀에서): H5G11, H4B4</td><td>• CD40L, CD154: TRAP1
③ 혈소판 유래 단백의 혈소판 표면에의 결합
• 트롬보스폰딘(thrombospondin): P8, TSP−1
④ 혈소판 전구응고(procoagulant) 활성에 의한 표면의 변화
• factor V/Va 결합: V237
• factor X/Xa 결합: 5224
• factor VIII 결합 : 1B3</td></tr>
<tr><th colspan="2">혈소판 전구응고(procoagulant) 활성에 의한 표면 변화의 검출(유세포측정법)</th></tr>
<tr><td>• 인지질(결합 분자)</td><td>• 포스파티딜세린(phosphatidylserine, PS): 아넥신 V(annexin−V)</td></tr>
<tr><th colspan="2">혈소판 분비 단백의 검출(RIA법, EIA법)</th></tr>
<tr><td>• 혈장 β−트롬보글로불린(β−TG), 혈소판 제4인자(PF4)</td><td>• 가용성 P 셀렉틴
• 요중 및 혈장 트롬복산 A₂의 대사산물</td></tr>
<tr><th colspan="2">혈소판 유래 극미립자(PDMP)의 검출: 혈소판막의 일부(유세포측정법, ELISA법)</th></tr>
<tr><td colspan="2">• 활성화에 의한 혈소판 단편</td></tr>
</table>

RIA법: 방사면역측정법, EIA법: 효소면역측정법
CD40L: 가용형 CD40 리간드(soluble CD40 ligand, sCD40L). 림프구계 세포와 함께 혈소판, 혈관내피세포에도 발현하여 염증, 혈전 형성을 진행시켜 심근경색 증례 등에서는 혈중 sCD40L 농도가 높다고 보고되고 있다.

(清水美衣, 篠原幸人: Heart View 10 : 26-31, 2006에서 개변)

5 응고 · 용해계

응고 · 용해계의 개략을 그림 11에 나타내었다. 응고계는 혈관의 손상에 의해 조직인자(tissue factor, TF)와 응고 제VII인자가 복합체를 만드는 것을 계기로 하여 활성화한 혈소판과 장애 내피의 표면에서 혈액 응고 반응이 진행되어 트롬빈(thrombin)에서 최종적으로는 단단한(solid) 섬유소(fibrin)가 발생한다. 한편 용해계에서는 순환 혈액 중의 플라스미노겐 활성인자(plasminogen activator)에 의한 분해는 효율이 나빠 섬유소 혈전 상에서는 신속하게 플라스미노겐 활성인자가 작용하여 플라스민을 발생시킨다. 섬유소원, 제VII, VIII, XII인자, vW인자, PAI−1

등은 연령의 증가에 의해 증가하고, ATIII, PS, PC, 조직 PA 등은 연령의 증가에 의해 감소한다.

5.1) 조직인자(tissue factor, TF)

분자량 47,000의 막단백질이며 단구, 호중구, 혈관내피 등에서 생성되어, (활성화) 응고 제VII 인자와 복합체를 형성하여 제IX, X인자를 활성화하는 외인계 응고 반응의 개시인자이다. 급성

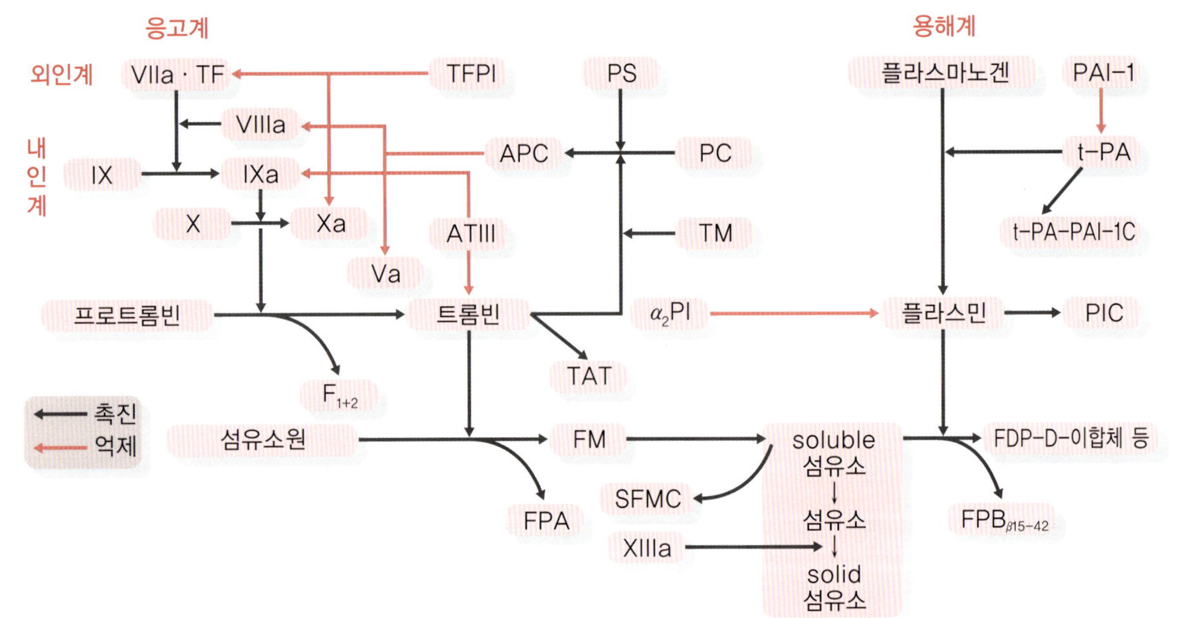

응고계 마커	
TAT	<4.0ng/mL
SFMC	SF<7.0μg/mL FMC<6.1μg/mL
FPA	<3.0ng/mL

용해계 마커	
PIC	<0.8μg/mL
FPBβ 15~42	0.7~4.8ng/mL
D 이합체	<1.0μg/mL
PAI-1	<50ng/mL
플라스미노겐	10~15mg/dL
FDP	<10μg/mL

그림 11 응고 · 용해계와 검사치

PAI-1은 혈관평활근 외에 지방세포에서도 생성된다. 세린 프로테아제(serine protease)에서 반감기는 약 8분이며, 용해계를 억제하는 작용과 함께 급성기 반응 단백으로서의 성질을 갖는다. 안지오텐신 변환효소 저해제가 PAI를 억제하는 작용을 갖는다. FDP는 섬유소(fibrin)/섬유소원(fibrinogen) 분해산물을 말하는데, 최근에는 D 이합체(D-dimer) 등 분획의 측정이 주로 되고 있다.

관동맥증후군에 있어서의 플라크 파탄, 그것에 계속되는 혈전 형성에 대식세포에 있어서의 TF가 관계되어 있다. 최근에는 응고뿐만 아니라 세포 접착에 대한 관여가 밝혀지게 되었다. TF(+)의 호중구는 6~8시간에 세포자멸사(apoptosis)를 발생시켜 입자(particle)가 된다.

TF가 관여하는 세포 반응은 TF-VIIa 복합체나 그 하류의 트롬빈 등이 PAR(protease activated receptor)을 통해 발생한다.

5.2) 외인계 응고 억제제(tissue factor pathway inhibitor, TFPI)

분자량 41,000의 당단백질이며 주로 혈관내피세포, 그 밖에 평활근세포 등에서 생성되어 외인계 응고 반응의 개시 반응을 억제한다. 내피세포나 평활근세포 등과 결합하여 세포의 증식을 저해하는 작용도 갖고 있다. 심근경색 등으로 유리형 TFPI 농도가 상승한다〔메모(↓)〕.

그 밖에 TAFI(thrombin activatable fibrinolysis inhibitor)는 플라스민에 의한 효율적인 섬유소 분해를 억제하는 단백질로서 존재한다.

메모

- **MP(microparticle, 극미립자)**: 혈관내피 기능장애에 근거하여 혈전 생성에 관여하는 물질로, 심근경색, 당뇨병 증례의 혈중 MP는 높은 수치를 나타낸다. 혈관내피세포, 혈소판, 백혈구 등 다양한 세포의 세포막 일부가 유리한 것으로 생각되고, 음성 하전된 인지질이 표출하고 있다.
- **PARs(protease-activated receptors)**: 조직장애, 염증 등에 관여하는 7회 막관통형 수용체로 혈관내피, 평활근세포 등에 발현한다. PAR-1, PAR-3, PAR-4는 트롬빈에 의해 활성화하고, PAR-1은 NFK13(nuclear factor-K13)의 활성화나 ICAM-1의 발현을 유도한다.
- **MC-FAN(micro channel array flow analyzer)**: 최근 개발된 세포 마이크로 유동성(microrheology) 측정 장치 MC-FAN은 혈액이 모세혈관과 거의 같은 직경인 미소 경로를 흐르는 상태를 시각적으로 파악할 수 있는 장치로서 주목을 받고 있다. 모세혈관에 있어서의 혈액의 유동성에 영향을 주는 인자로서 적혈구 수, 적혈구 변형능력, 혈소판 응집능력이나 백혈구 점착능력 등이 현재까지 알려져 있지만, 다른 인자의 영향에 관해서는 불분명한 점이 많다.

지질대사를 이해할 때 중요한 것은 생성에서 세포에서의 대사에 이르는 흐름을 파악하는 것이다(그림 12). 외인성 대사는 킬로미크론(chylomicron), 내인성 대사는 VLDL, 역전송계 대사는 HDL이 담당한다. 킬로미크론이나 VLDL은 LPL에 의해 그 입자 중의 TG가 유리지방산(FFA)과 글리세롤(glycerol)로 수해되어 각각 킬로미크론 렘넌트(chylomicron remnant)나 VLDL 렘넌트(IDL)로 변환된다. 킬로미크론 렘넌트는 간장의 렘넌트 수용체이며, 또한 IDL은 주로 간성 중성지방 리파아제(hepatic triglyceride lipase, HTGL)에 의해 LDL로 변환되어 LDL의 대부분은 간장의, 나머지는 말초조직의 LDL 수용체를 통해 흡수된다. 혈관내피세포 하에서 포말세포 형성에 작용하는 것은 약 10분의 1로 여겨진다. 말초조직에 흡수된 리포단백의 콜레스테롤 에스

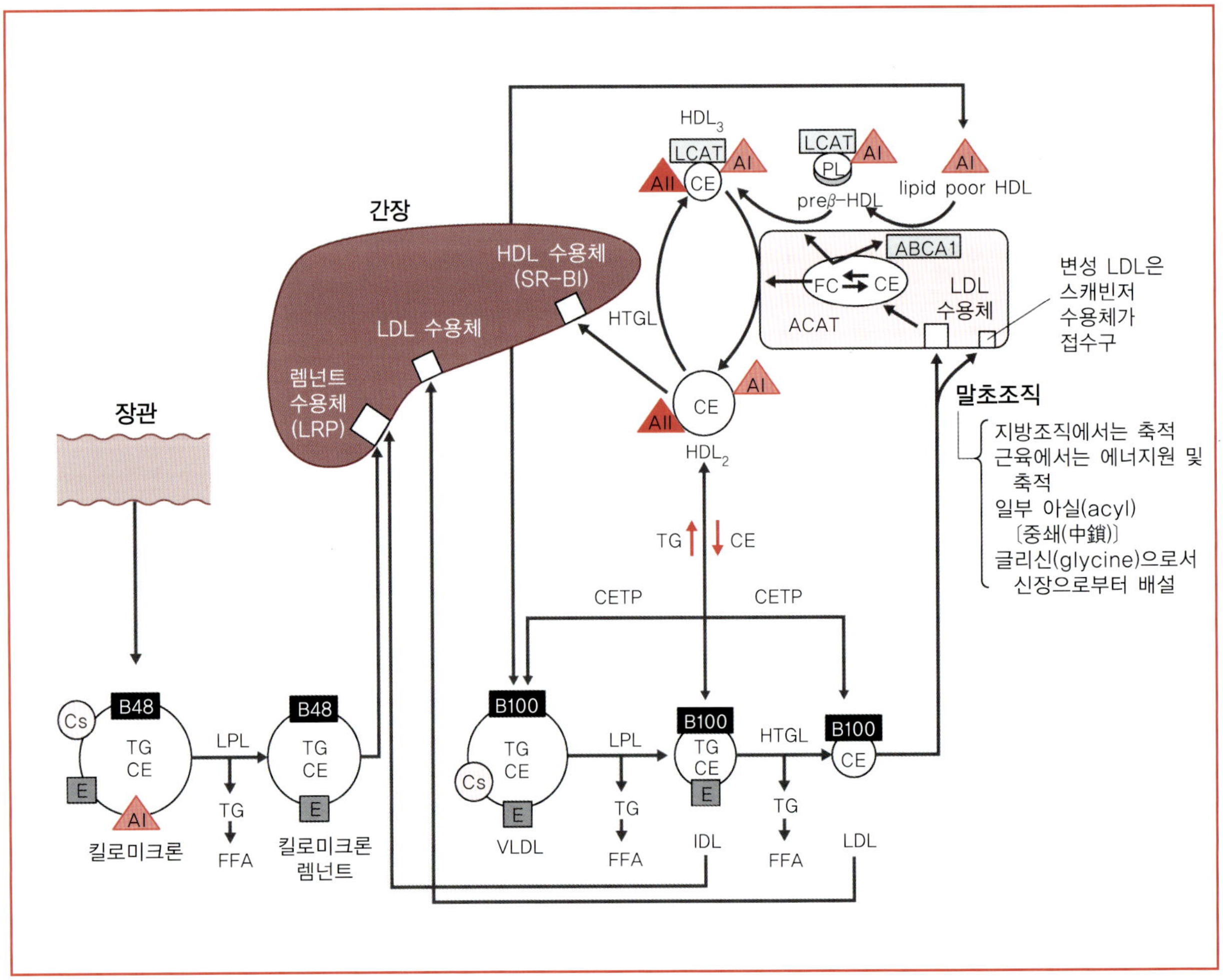

그림 12 리포단백 대사

테르(cholesterol ester, CE)는 리소좀(lysosome)에서 유리 콜레스테롤(free cholesterol, FC)이 되어 세포막 성분 등에 이용된다. 이용되지 않고 남은 FC는 ACAT의 작용을 받아 CE가 되어 필요에 따라 FC로 변화하여 ABCA1(ATP binding cassette transporter A1) 등을 통해 HDL에 전송된다. ABCA1이나 ABCG1은 핵의 LXR-α(liverX)에 의해 억제된다. 세포내 CE가 과잉되면 SREBP(sterol regulatory element binding protein)가 억제되어 LDL 수용체의 발현이 억제되지만, 변성 LDL 수용체인 스캐빈저 수용체(scavenger receptor)는 그 네거티브 피드백(negative feedback)을 알 수 없기 때문에 세포 내에 CE가 지나치게 쌓이고 만다.

스캐빈저 수용체는 클래스 A〔스캐빈저 수용체 $A_I A_{II}$(SR-AZ, AE)〕, 클래스 B(SR-BI, CD36), 클래스 C(SR-CI), 기타(LOX-1, SREC 등) 등으로 분류된다. 이들은 대식세포를 비롯하여 분포가 각각 정해져 있어 리간드(ligand)는 산화 LDL이 중심이 된다. 이와 같은 지질대사를 세포 레벨에서 억제하는 것이 PPARs(peroxisome proliferator activated receptors, 리간드 반응성 핵내 수용체형 전사인자)이며 대사증후군(metabolic syndrome)의 병태와도 밀접한 관련이 있다〔메모(73쪽 ①)〕. 이 병태를 이해한 후 총 콜레스테롤(TC)과 TG 수치로부터 고지혈증의 유형 분류를 실시하여 가족성 고콜레스테롤치(familial hypercholesterolemia, FH) 등의 가능성을 찾는다(그림 13). 본 증상의 이질 접합형(heterojunction)에 있어서의 혈중 콜레스테롤 수치는

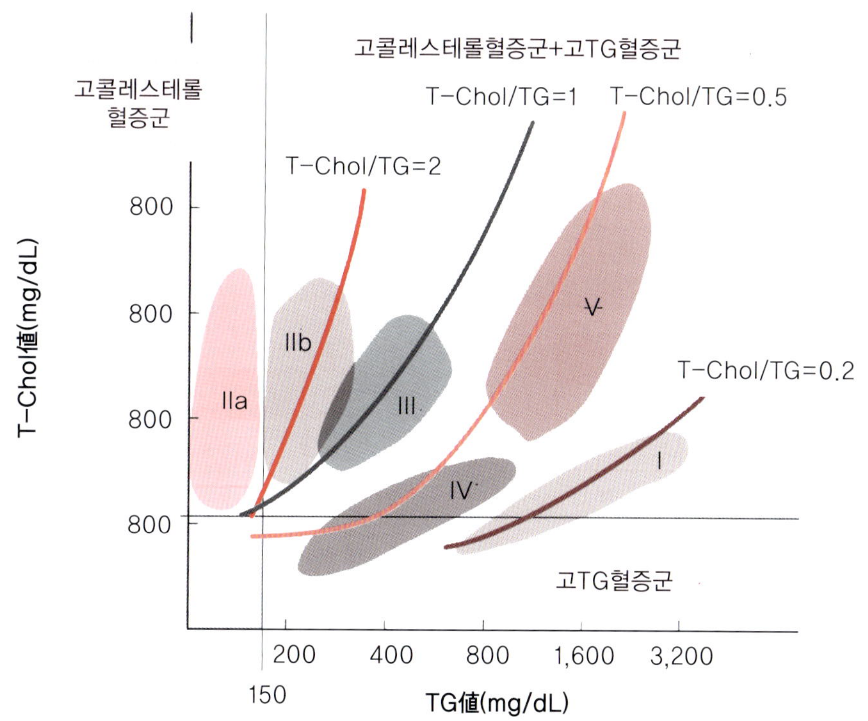

그림 13 중성지방(TG) 수치와 총 콜레스테롤(TC) 수치로부터의 고지혈증 혈형 분류

(村野武義, 白井厚治: 고지혈증 환자를 진찰할 때의 검사. Mebio 22(11) : 41, 2006)

300~600mg/dL〔동종 접합형(homojunction)에서는 그 2배 정도〕 정도이며 건황색종(아킬레스건에서는 X선에서 9mm 이상을 비후로 한다), 조기의 관동맥 병변 발증 등이 특징이다.

Pcsk 9라는 효소는 LDL 수용체를 분해하므로 그 저해제가 치료제로서 연구되고 있다. 안티에이징 · 미병의학에 있어서의 지질대사 관리(management)는 노화에 의해 감춰져 있던 갑상선기능저하증, 신장증후군(nephrotic syndrome)이나 당뇨병 등에 수반하는 고콜레스테롤혈증에 유의하면서 동맥경화성 질환 진료 가이드라인에 근거하여 지질 이상증의 치료방침을 참고하여 실시한다(153쪽). 본 가이드라인은 TC에서 LDL 콜레스테롤로의 이행(shift)을 명확하게 하여 같은 지질 레벨이더라도 위험인자에 따라 치료방침이 다르다는 점, 1차 예방, 2차 예방을 명시하고 있다는 점이 중요하다.[54)]

검/사/해/설

1 small dense LDL(low density lipoprotein)

기준치—small dense LDL: 평균 입자 직경 255Å(25.5mm) 미만, 비중 1.044~1.063
large buoyant LDL: 평균 입자 직경 255Å 이상, 비중 1.019~1.044

크기가 작아 산화 변성을 받기 쉬운 LDL이다. 혈중 체재는 약 5일, 또한 LDL 수용체로의 결합도 보통 LDL에 비해 친화성이 좋지 않다. 이 타입이 많은 것을 B형이라고 부르는 경우도 있다. EPIC-Norfolk Prospective Popukation 연구에서는 LDL 입자 수, 비 HDL양이 LDL 수치보다도 6년 이내의 심혈관장애 발증에 강하게 관여하였다.[55)]

병태: 아래의 기전에 의한다. ① 글루코스(glucose)나 FFA의 공급이 증대한다 ② TG에 풍부한 VLDL(특히 이 타입의 VLDL을 VLDL1이라고 부른다)이 증가한다 ③ 대사 속도가 늦기 때문에 TG 수해(水解)가 진행된다 ④ small dense LDL이 증가한다.

2 산화 LDL[56)]

동맥경화소의 단구 유래의 대식세포를 포말화시키는 것이 산화 LDL의 주된 작용이다. LDL의 산화에 있어서는 구성하고 있는 포스파티딜콜린(phosphatidylcholine, PC), 콜레스테롤 에스테르(cholesterol ester, CE)에 결합하고 있는 불포화지방산이 최초로 산화되어 지질 과산화수소(lipid hydroperoxide)에서 말론디알데히드(malondialdehyde), 4-하이드록시-2-노네날(4-hydroxy-2-nonenal, HNE) 등으로 반응이 진행된다. 이러한 변성 LDL은 음성으로 하전(荷電)하고 있다. 산화 LDL을 직접 측정하는 방법은 아직 보급되어 있지 않다.

과산화지질은 TBARS(thiobarbituric acid-reacting substance)법으로 측정된다〔메모(73쪽 ②)〕.

메모

1 • **PPAR-α**: 간장 · 심장 등에 분포하고 지방산 산화를 촉진한다. 내인성 리간드는 지방산, 에이코사노이드(eicosanoid) 등, 외인성 리간드는 피브레이트(fibrate)계 약제
• **PPAR-γ**: 지방세포에 분포하고 인슐린 감수성 조절, 지방세포의 분화에 작용한다. 내인성 리간드는 15d-PGJ_2, 외인성 리간드는 티아졸리딘 유도체(thiazolidinedione)
• **PPAR-δ**: 폭넓게 분포하고 지방산 β-산화 및 에너지 소비를 촉진한다. PGI_2의 핵 수용체. PPAR은 LXR(liver X receptor) 등과 함께 핵내 수용체로 불린다.

2 **가용형 lectin-like oxidized LDL receptor-1(LOX-1)**: 산화 LDL 수용체. 분자량 40~50kDa의 II형 막단백. 세포 외에 렉틴(lectin) 구조를 갖고 초기 동맥경화 병변의 혈관 내피, 진행된 병변에 있어서의 대식세포, 섬유성 피막에 있어서의 평활근세포에 존재한다. 본 수용체를 통해 산화 LDL이 흡수되어 NO 생성 억제, 접착인자나 MMP의 발현 등이 발생한다. 세포외 도메인의 일부는 절단되어 혈중으로 방출되고 혈중 농도가 높으면 hs-CRP보다도 혈관장애 진단의 특이성이 뛰어나다.

3 Lp(a)[57]

기준치—40mg/dL 이하(면역비탁법)
상염색체 우성유전에 의해 수치가 결정된다.

LDL 내의 아포단백 B-100에 Lp(a) 특유의 아포단백 apo(a)가 S-S 결합하여 구성되는 리포단백이다.

병태: LDL과 마찬가지로 산화되기 쉽다. 또한 apo(a)의 아미노산 배열이 플라스미노겐(plasminogen)으로 높은 상동성(相同性)을 나타내므로 용해 억제 등 혈액 응고 용해계로의 영향이 추측되고 있다. 한편 조직저해인자를 억제한다고도 일컬어지고 있다.

대식세포에 의한 지질 흡수를 촉진함과 동시에 혈관평활근의 증식, 유주도 촉진하여 전체적으로 동맥경화를 촉진한다. 특히 TG가 높을 경우에 그 작용은 현저해진다.

임상 응용: ARIC(Atherosclerosis Risk in Communities) 연구에서는 백인 여성의 뇌경색 위험인자였는데, 인종차를 보였다.[58]

아래와 같은 경우에 측정이 권장된다.

• 젊은 층에서의 심혈관 · 뇌혈관장애 발증 예, 또는 그와 같은 가족력을 가진 경우
• 위험인자가 적은 것에 비해 동맥경화 진행 정도가 현저한 경우
• 스텐트 삽입 후의 재협착을 발생시킨 예
• 스타틴의 효과가 부족한 예
• 루틴의 측정에 관해서 의문이 남는 예

4 렘넌트 리포단백(remnant lipoprotein, RLP)[59)]

기준치—7.5mg/dL 이하

아포단백 AI와 아포단백 B100의 단일클론항체를 이용하여 렘넌트(remnant)를 포함한 리포단백을 측정하고 있다.

렘넌트(remnant)는 '잔여물'라는 의미이며, RLP은 아포 B를 포함한 리포단백 중에서 리포단백 리파아제에 의한 지방 분해를 마지막까지 받은 것이다. VLDL 렘넌트(즉 intermediate density lipoprotein, IDL), 킬로미크론 렘넌트(chylomicron remnant)의 2가지를 합쳐 렘넌트라고 칭한다.

임상 응용: 단구의 혈관내피로의 접착, 롤링(rolling)을 촉진하여 대식세포의 포말화를 촉진함으로써 동맥경화 병변을 진행시킨다.

또한 식후 고지혈증을 일으키고, 특히 당뇨병 증례의 동맥경화 진전에 깊이 관여한다. 그 밖에 관동맥에서의 NO 생성을 저하시키거나 혈관내피에 있어서의 ICAM-1 등의 발현 증대에 관여한다. 혈관평활근 증식 작용을 가진 아포 B48 수용체를 억제하면 RLP에 의한 대식세포의 포말화는 억제된다.

5 HDL(high density lipoprotein)

기준치—HDL_2(밀도 1.063~1.125): 남성 16.0~61.0mg/dL, 여성 23.0~73.0mg/dL

HDL_3(밀도 1.125~1.210): 남성 13.0~25.0mg/dL, 여성 13.0~24.0mg/dL

킬로미크론(chylomicron)이나 VLDL이 LPL에서 대사되는 과정에서 발생하는 고비중 리포단백으로, 주요 아포단백은 AI, AII, HDL 중의 유리 콜레스테롤은 레시틴 콜레스테롤 아실트란스퍼레이스(lecithin cholesterol acyltransferase, LCAT)에 의해 콜레스테롤 에스테르(CE)가 되어 HDL의 중심부에 존재한다. 이 CE는 콜레스테롤 에스테르 전이단백질(cholesterol ester transfer protein, CETP)에 의해 아포단백 B 함유 리포단백으로 전송되고 대신 HDL은 이러한 리포단백으로부터 TG를 받는다. 이와 같이 하여 HDL은 말초세포로부터 빼낸 콜레스테롤을 간장으로 역전송하는 역할을 담당하고 있다. 또한 HDL 입자 중의 TG는 HTGL에 의해 수해되어 HDL_2에서 HDL_3로 변환된다.

병태 [메모(75쪽)]: HDL은 동맥경화부위에 지나치게 축적한 콜레스테롤을 빼내 간장으로 옮겨 처리한다. 항산화 작용의 일부는 과산화지질을 분해하는 파라옥소나아제(paraoxonase, PON)에 의한 것으로 생각되고 있다. apoA-1 Milano는 apoA-1의 변이로 콜레스테롤을 세포로부터 빼내는 작용이 강하다. 최근에는 혈관내피 전구세포(EPC)에도 작용하여 항동맥경화 작용을 발휘하는 기전이 시사되고 있다.

임상 응용: 미국에서는 HDL 콜레스테롤이 1mg/dL 증가하면 관동맥질환 발증이 남성에서 2.2%, 여성에서 3% 감소한다고 보고되고 있다. 일본에서도 마찬가지로 J-LIT(Japan Lipid

Intervention Trial ; 약 5만 명을 5년간 추적한 스타틴 제제의 개입 시험)에 있어서 HDL 콜레스테롤 수치가 높을 때 관동맥질환 발증의 억제 효과가 나타났다. Barter 등은 최근 LDL 콜레스테롤 수치가 70mg/dL 미만으로 수치가 낮아도 HDL 콜레스테롤 수치가 낮은 경우 심혈관장애 발증의 위험성이 높아지는 것을 TNT(Treating to New Targets) 시험의 결과로 나타내었다.[60)]

'HDL 콜레스테롤은 높으면 높을수록 좋은 것인가'라는 의문은 안티에이징 · 미병의학에서도 중요하지만, CETP 등의 효소 이상을 제외하고 전신으로 염증 증상을 수반하는 경우에는 HDL 콜레스테롤은 동맥경화를 촉진하는 방향으로 작용하고, 염증 증상이 없는 경우는 동맥경화를 억제한다는 기전이 Navab 등에 의해 제창되고 있다.[61)]

메모

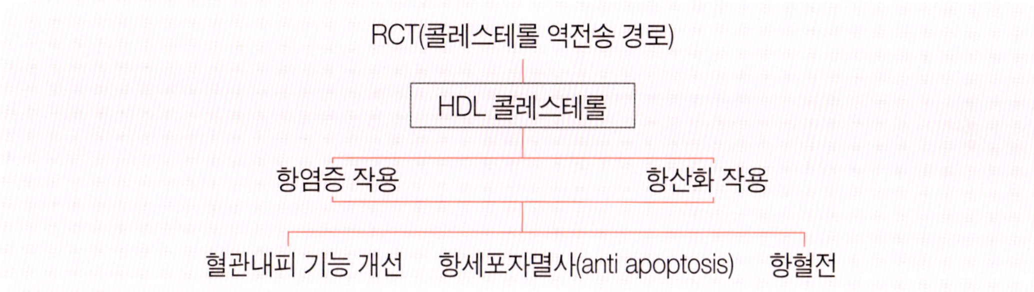

6 유리지방산(FFA)

기준치—0.10~0.85mEq/L

혈중지방산의 약 5%가 주로 알부민과 결합한 FFA로서 존재한다. 호르몬 감수성 리파아제(HSL)에 의해 지방조직의 TG가 분해, 방출되는 것이 그 기원이 된다.

병태: 혈중 FFA의 유래는 비만자와 비비만자에 따라 다르다.

- 비만자: 상반신 지방조직 60%, 하반신 지방조직 26%, 내장지방 20%, 간장 14%
- 비비만자: 상반신 지방조직 78%, 하반신 지방조직 16%, 내장지방 5%, 간장 6%

7 아포단백 A5, 아포단백 E

7.1) 아포단백 A5

아포단백 A는 4종류(A1, 2, 3, 4)가 알려져 있는데, 최근 동정(同定)된 5번째 아포단백이다. 렘넌트(remnant)의 간장에서의 흡수를 증가시키고, VLDL의 생성량을 줄임으로써 혈중 TG를 감소시킨다.

7.2) 아포단백 E

아포단백 E에는 주로 ε2, ε3, ε4의 3가지 유전자 다형이 있다. 이 중에서 ε3이 야생형으로 불리며 가장 비율이 많다. 한편 ε4는 아포단백 Eε3의 112번째 아미노잔기인 시스테인(cysteine)이 아르기닌(arginine)으로, ε2는 158번째 아르기닌이 시스테인으로 아미노산 변이를 일으킨 것이다. 이 조합에 의해 ε2/ε2, ε2/ε3, ε2/ε4, ε3/ε3, ε3/ε4, ε4/ε4의 6가지의 아포단백 E 유전자 표현형이 존재한다. ε4는 알츠하이머형 치매(dementia of Alzheimer type)의 발증에 관여하고(142쪽), ε2는 수명에 관여한다고 여겨지고 있다.

8 Lp-PLA_2(lipoprotein-associated phospholipase A_2)[62]

기준치—높은 수치: 219ng/mL 이상(422μg/L을 높은 수치로 하는 기준도 있다)
표준역: 167~218ng/mL
낮은 수치: 166ng/mL 이하
Gerber 등은 상기의 3군으로 나눔으로써 높은 수치일수록 심근경색 후의 재발률이 높다는 것을 나타내었다.

45.4kDa의 포스포리파아제 A_2의 일종이다. 단구, 대식세포, T림프구뿐만 아니라 간장에서도 생성된다. 혈중에 존재하는 Lp-PLA_2 중 3분의 2는 LDL 콜레스테롤에 결합하고 있다. 또한 Lp(a), HDL 콜레스테롤에도 결합하고 있다.

이전에는 PAF-AH(platelet-activating factor acetylhydrolase)라고 불렀다.

지나치게 존재하면 동맥경화를 억제할 가능성이 있다.

병태: LDL과 결합한 Lp-PLA_2는 산화 LDL을 수해하고, 또한 포스파티딜콜린(phosphatidylcholine)을 리소포스파티딜콜린(lysophosphatidylcholine, lysoPC)과 산화지방산의 2가지의 동맥경화 촉진물질로 분해한다. lysoPC는 접착인자 발현을 늘려 대식세포나 T세포의 집합을 촉진하고 혈관평활근의 유주를 촉진하여 혈관내피장애를 진행시킨다.

대상자 20,549예에 미치는 14가지의 연구를 메타 해석한 Garza 등은 Lp-PLA_2의 상승에 의해 앞으로의 심혈관장애 발증 위험성은 60% 증가한다는 것을 나타내고 치료 개입 시의 지표가 될 수 있다는 것을 분명히 했다〔메모(77쪽 1)〕.[63]

2-D

호모시스테인(homocysteine) 대사

검/사/해/설

1 호모시스테인(homocysteine) 대사

기준치—9.0nmol/mL 이하(또는 5~12nmol/mL)

함류(含硫) 아미노산인 호모시스테인(Hcy)은 필수 아미노산인 메티오닌(methionine)이 메틸화되어 생성된다. 혈액 중에서는 유리 Hcy(1%), Hcy 이황화물(disulfide, 호모시스틴 10%), Hcy 시스테인 혼합 이황화물(10%), 단백 결합 Hcy(80%)의 형태로 존재하고 있으며, 이들의 합계를 총 Hcy라고 한다. Hcy는 2개의 대사 경로, SH기 전이 반응(transsulfication)과 재메틸화 반응(remethylation)에 의해 대사된다(그림 14)〔메모(↓ 2)〕.

비타민 B_6은 Hcy의 SH기 전이 반응에 중요하며, 엽산과 비타민 B_{12}는 Hcy의 재메틸화 반응에 중요한 역할을 한다. SH기 전이 반응의 과정에서 Hcy는 세린(serine)과 함께 시스타티오닌 β-합성효소(cystathionine β-synthase, CBS)에 의한 불가역 반응을 통해 시스타티오닌을 형성한다. 이 효소 반응은 피리독살 5' 인산(pyridoxal 5'phosphate, PLP), 즉 활성형 비타민 B_6에 의존하고 있다.

고호모시스테인혈증은 혈관내피장애, 혈전 형성, 산화 스트레스 증대 등을 통해 동맥경화를 진행시킬 뿐만 아니라 치매 발증의 위험성, 당뇨병 세소혈관장애나 대혈관장애와의 관련도 연

메모

1 동맥경화의 지표로서는 LDL/HDL, 아포단백 B/아포단백 AI 등 2가지 이상의 인자를 조합하여 실시하는 방법도 있다.

2 혈장 호모시스테인 농도를 올리는 요인

- 비타민(엽산, B_{12}, B_6) 부족
- 생리적 변화와 생활습관: 노화, 폐경 후, 흡연, 커피, 알코올, 신체활동의 저하
- 호모시스테인 대사에 관계하는 효소의 이상: 호모시스틴뇨증〔cystathionine β-synthase, methylenetetrahydrofolate reductase(MTHFR) 결손〕, MTHFR의 C667T 유전자 다형의 TT형 메티오닌 신타아제(methionine synthase)
- 질환: 고혈압, 당뇨병, 신부전, 우울증, 갑상선기능저하증, SLE, 악성 질환
- 약제: 비구아나이드약(biguanide), 나이아신(niacin), 피브레이트약(fibrate), 레보도파(levodopa), 메토트렉세이트(methotrexate), 페니토인(phenytoin), 카르바마제핀(carbamazepine), 아산화질소

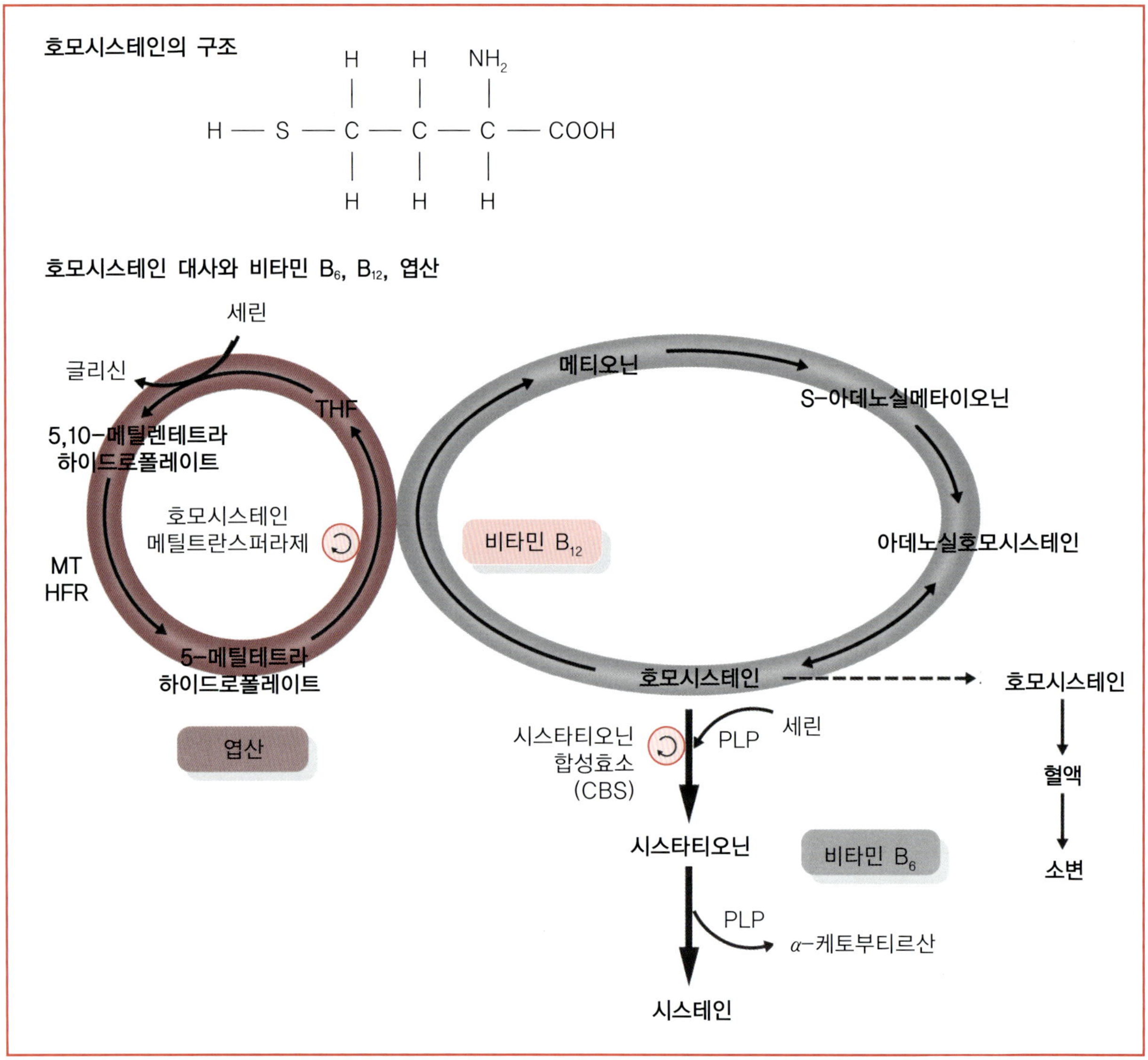

그림 14 호모시스테인 대사

구되고 있다.[64] 혈중 Hcy 농도가 5μmol/L 상승하면 관동맥질환 발증 빈도가 1.32배가 된다는 점에서 개입 연구로 진행되었다. 하지만 HOPE2 연구에서는 엽산 2.5mg, 비타민 B_6 50mg, 비타민 B_{12} 14mg을 55세 이상의 혈관장애를 가진 증례에 투여함으로써 평균 혈중 Hcy 농도는 2.4μmol/L(0.3mg/L) 저하했지만, 대조군과 비교하여 심혈관장애나 심근경색에 의한 사망률은 변하지 않았다. 또한 뇌졸중의 기왕력이 있는 사람에 대한 VISP 연구에 있어서도 혈중 Hcy 농도 저하에 의한 뇌졸중 재발 예방, 사망률 저하 작용은 밝혀지지 않았다.[65]

병태: 혈관내피장애, 혈전 형성, 산화 스트레스 증대 등을 통해 동맥경화성 혈관장애를 발생시키는 위험인자의 하나로, 치매 발증이나 골절 등의 관여도 시사되고 있다. 혈중 호모시스테인

수치를 내려도 혈관장애의 발생률이 개선하지 않는 것은 세포내 레독스(redox) 상태가 관여한다고 여겨지고 있다〔메모(↓)〕.

2-E 에이코사노이드(eicosanoid)

포화지방산(S)은 미리스트산(myristic acid), 팔미트산(palmitic acid), 스테아르산(stearic acid) 등이 포함된다.

일가불포화지방산(M)으로서는 팔미톨레산(palmitoleic acid), 올레산(oleic acid)이 있으며, 올리브유에 많이 포함되어 있다.

다가불포화지방산(P)은 n−6계의 리놀레산(linoleic acid), 아라키돈산(arachidonic acid)과

메모

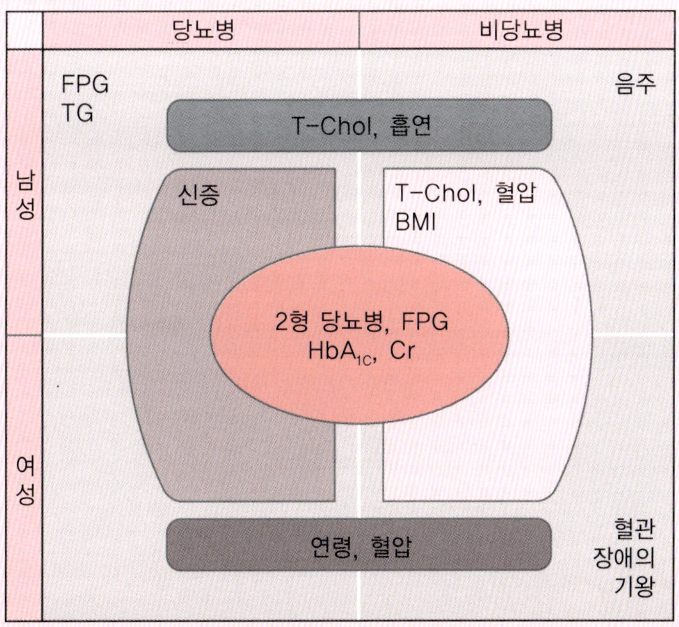

高輪 메디컬 클리닉의 건강 수명 검사 데이터를 기초로 增田 등이 해석한 결과에 따르면 상기와 같이 혈중 호모시스테인 수치에 관여하는 인자에는 남녀 차이를 보였다. 또한 혈청 크레아티닌 수치가 정상 범위 내에 있어도 그 증가와 함께 혈중 호모시스테인 수치가 증가한다.

n-3계의 리놀레산, 에이코사펜타에노산(eicosapentaenoic acid, EPA 또는 IPA), 도코사헥사에노산(docosahexaenoic acid, DHA) 등으로 나누어진다.

생체의 중요한 정보 전달 물질이며, 혈관 기능에도 큰 영향을 미치는 에이코사노이드는 탄소수 20의 불포화지방산을 총칭하고, 여기에 속하는 프로스타노이드(prostanoid), 류코트리엔(leukotriene)은 그림 15에서처럼 경로에 의해 발생한다. 즉 프로스타글란딘 (prostaglandin)은 세포막 성분의 지질을 기질로서 생성되는 호르몬이라고도 할 수 있다.

15deoxy(d)-PGJ_2는 핵내 수용체인 PPAR-γ의 리간드의 하나이며, PPAR-γ의 대식세포에 있어서의 포말세포(foam cell)화 저해에 관여하고 있다.

PGE_1, PGE_2는 NK세포를 억제하고 IL-2 생성도 억제한다. LTB_4는 백혈구를 활성화하여 IL-2, IFN-γ 생성을 증가시키지만, LTB5는 NK세포 활성을 억제하고 사이토카인 생성을 억제한다.

그 밖에 α-리놀레산에서는 에이코사펜타에노산(C20: 5, n-3)이 발생하고 트롬복산 A_3(thromboxane-A_3), PGI_3 등이 발생한다.

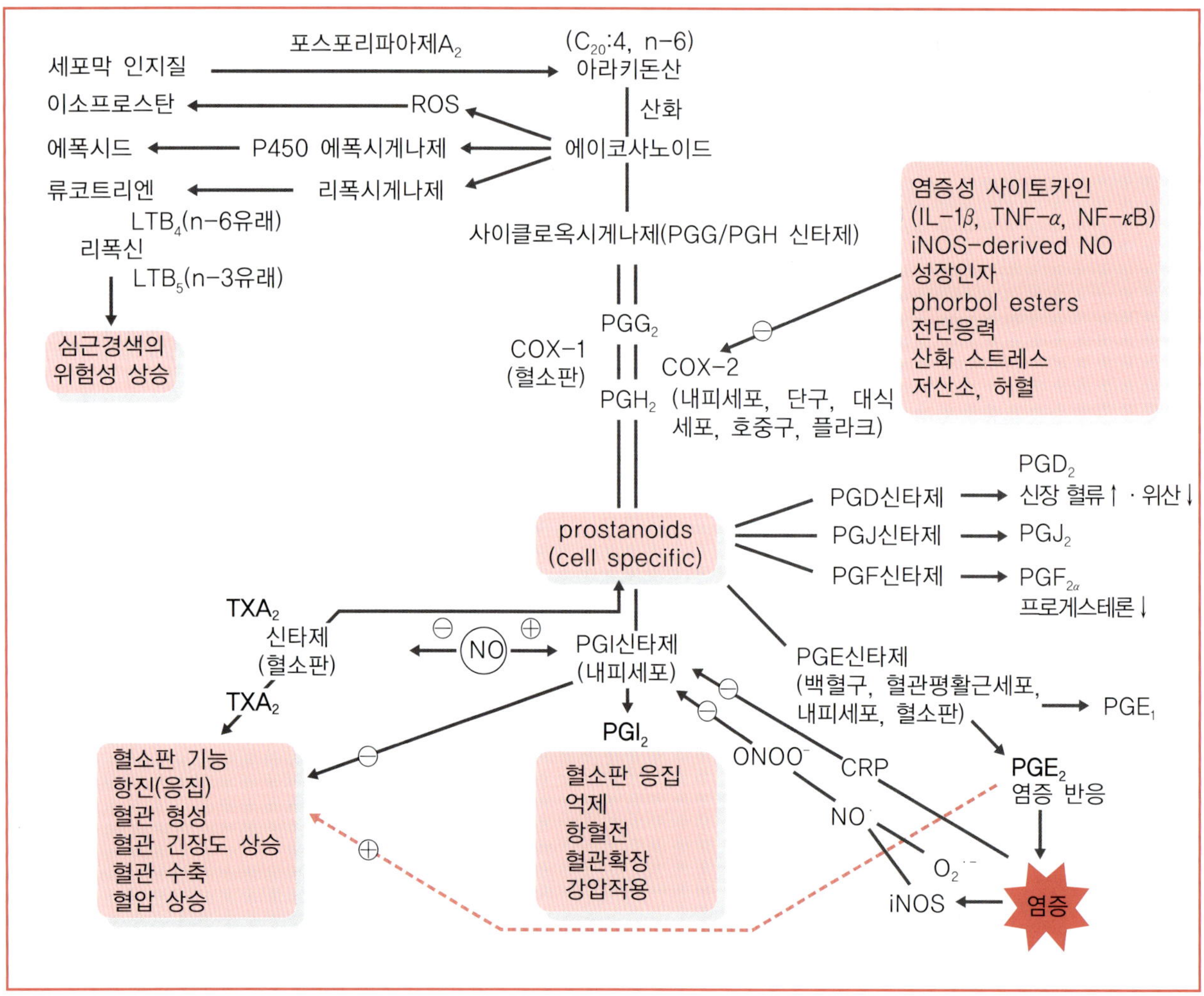

그림 15 아라키돈산 대사와 프로스타노이드, 류코트리엔

PART 3

비만 · 대사증후군

(metabolic syndrome)

비만은 지방조직이 지나치게 축적된 상태이다. 하지만 임피던스법을 포함하여 체지방량의 정확한 측정법이 없기 때문에 BMI〔body mass index ; 체중(kg)÷신장(m)^2〕를 이용하여 비만을 진단한다. 일본에서는 BMI 25 이상이 비만이다〔메모(82쪽 1)〕.

일본 비만학회에서는 비만증 진단의 플로차트(flowchart)를 정했다(그림 1). 일본에 있어서의 연구에서는 BMI 22~24를 기준으로 했을 때 고혈압, 고트리글리세리드혈증(hypertriglyceridemia), 저HDL 콜레스테롤혈증의 교차비율(odds ratio)이 2배가 되는 것은 BMI 25, 당뇨병에서는 BMI 27, 고콜레스테롤혈증에서는 BMI 29이다. 즉 일본에서는 남성의 28.0%, 여성의 21.6%가 BMI 25 이상이다〔메모(82쪽 2)〕.

비만, 대사증후군 병태의 기반이 되는 것이 지방세포이다. 지방세포는 중배엽(中胚葉) 유래의 조직인데, 최근에는 그림 2에 나타낸 것처럼 분화 과정이 밝혀져 그 분화 과정에 대응하는 지표(마커)도 동정(同定)되고 있다. 안티에이징 · 미병의학으로서도 그 지방세포의 분화에 대응한 지표는 중요하며, 앞으로는 같은 내장지방 축적에서도 성숙한 지방세포를 중심으로 한 축적의 여부 등이 밝혀질지도 모른다.[67] 또한 요산 수치가 BMI, 고감도 CRP, 아디포넥틴(adiponectin) 수치 등과 상관성이 있다는 것도 지적되고 있다.

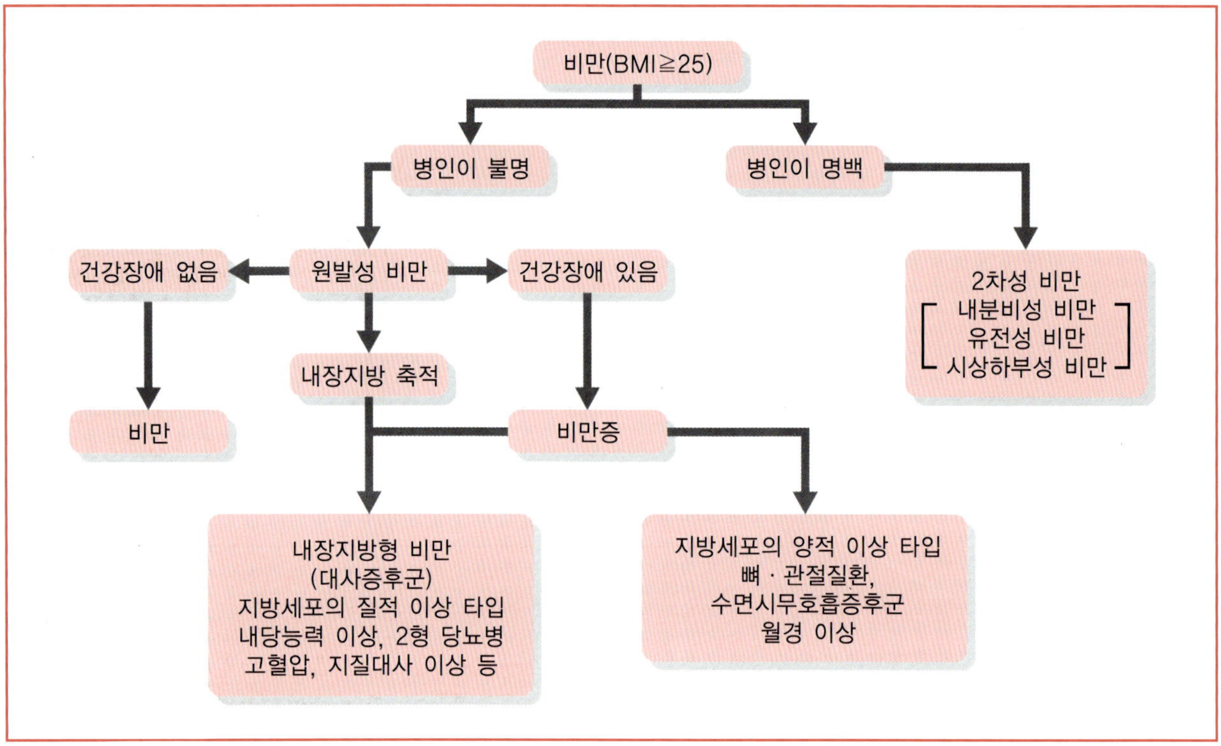

그림 1 비만증 진단의 플로차트

(비만증 치료 가이드라인 2006, 비만증 치료 가이드라인 작성위원회(집필), 2006)

메모

1 비만도 분류

BMI	판정	WHO 기준
<18.5	저체중	Under weight
18.5≦~<25	보통 체중	Normal range
25≦~<30	비만(1도)	Preobese
30≦~<35	비만(2도)	Obese class I
35≦~<40	비만(3도)	Obese class II
40≦	비만(4도)	Obese class III

단, 비만(BMI≧25)은 의학적으로 체중감량을 필요로 하는 상태라고는 할 수 없다.

2 비만증: 「비만에 기인 또는 관련된 병태를 수반하는 것」으로서 비만과 구별한다.[66]

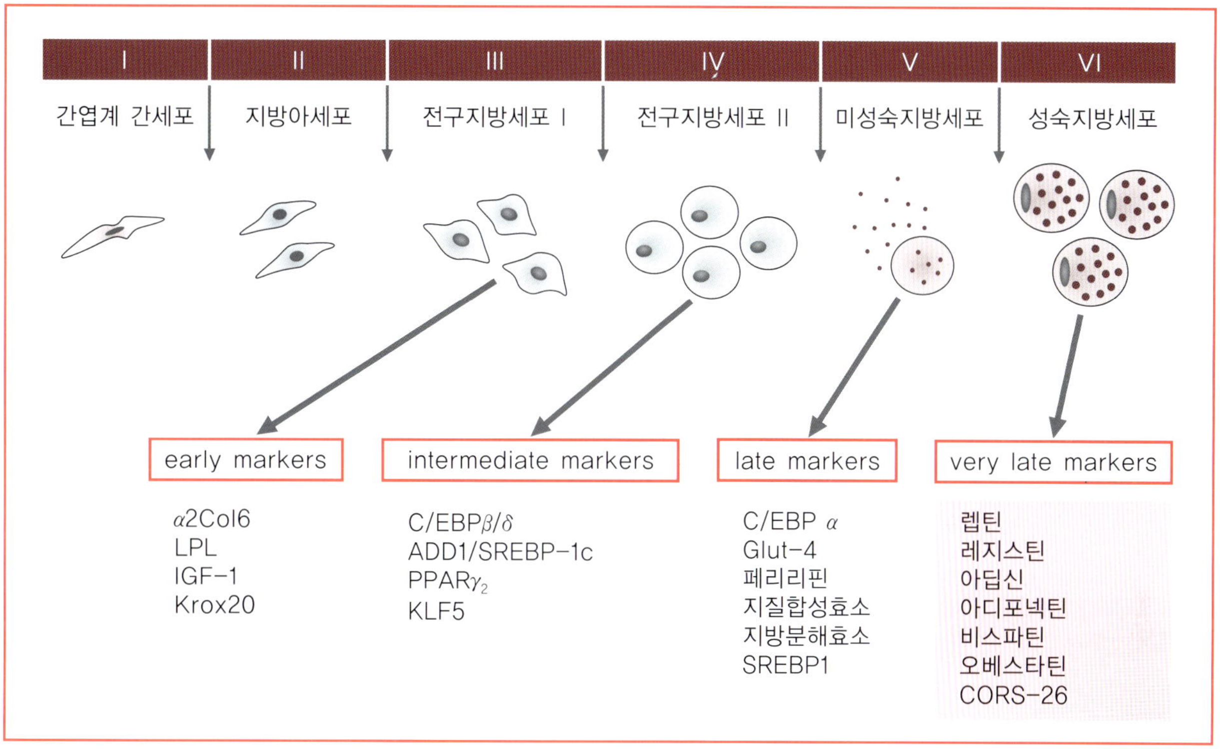

그림 2 비만세포의 성숙 과정

C/EBP: CCAAT/enhancer binding protein, SREBP-1: sterol regulatory element-binding protein 1 분화 과정에서 중요한 전사인자는 PPAR, C/EBP, SREBP-1 등이 있다.

(Schäffler A : Endocr Rev 27 : 449-467, 2006)

1 대사증후군

대사증후군(metabolic syndrome, MS)에서는 다양한 장기가 관련되어 있는데, 지방조직, 대식세포, 뇌, 근육, 간장, 부신, 췌장이라는 7개의 장기에 있어서의 호르몬을 중심으로 한 장기 관련을 그림 3에 나타내었다.[68] 여기에 세포내 조절인자(IRS-1, IKKβ, JNK, AMPK), 전사인자(PPARα, γ, SREBPs, LXR) 등이 관여한다.

특히 유리지방산의 증가, LPL의 억제는 인슐린 저항성 증대와 더불어 small dense LDL, RLP 증대, 식후 고지혈증을 발생시켜 동맥경화를 촉진시킨다. 또한 CETP나 HTGL 활성은 항진하여 HDL을 저하시킨다.

일본에 있어서의 MS의 진단 기준을 표 1에 나타내었다. 노화에 수반하는 MS의 유병률의 변화는 葛谷 등의 보고에서는 남성에서 50~60대까지, 여성에서는 70대 후반까지 노화와 함께 증가하고 그 후 저하한다. 본 기준은 간편하게 판단할 수 있어 국민에게 내장지방의 중요성을 보급시킨다는 점에서는 획기적인 것이었지만, 아래와 같은 문제점을 들 수 있다.[69]

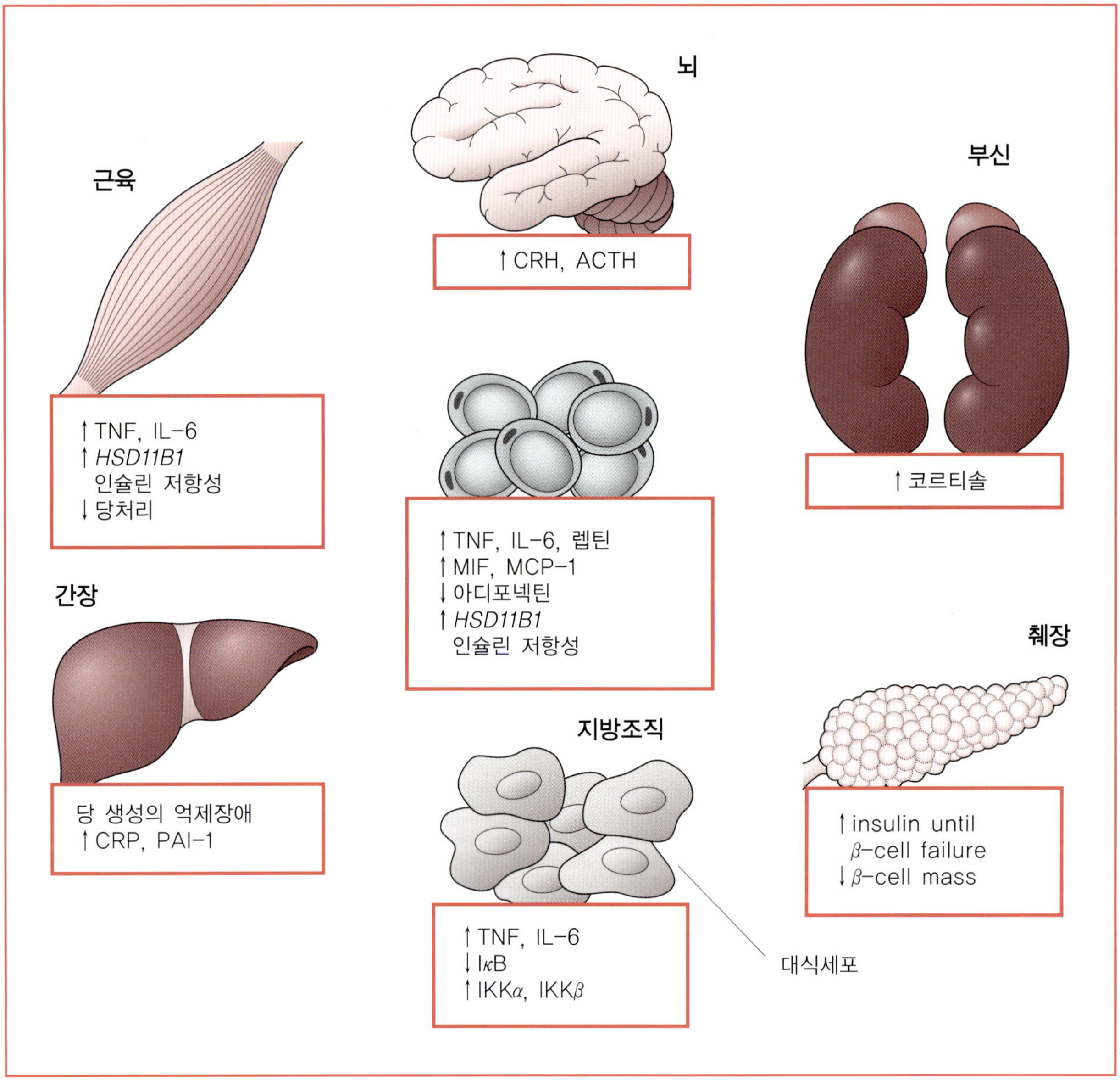

그림 3 대사증후군에 있어서의 장기 상관관계

(Witchel SF, DeFranco DB : Nat Clin Pract Endocrinol Metab 2 : 621-631, 2006)

- 남성, 여성의 허리(waist) 기준의 타당성
- 국제적인 기준과의 불일치
- 콜레스테롤 수치가 들어가 있지 않은 점
- 공복 시 혈당은 아직 부족한 기준이라는 점

어쨌든 MS는 혈관장애의 발증률이 높아 수명이 짧다는 점이 특징이다.

그림 4에 CT에 의한 내장지방 · 피하지방 면적 측정의 실제를 나타내었다. 거의 같은 BMI이더라도 내장지방 면적에 현저한 차이가 보인다.

표 1 대사증후군의 진단 기준

내장지방(복강내 지방 축적) 허리둘레: 남성; ≧85cm, 여성; ≧90cm 〔내장지방 면적(남녀 모두)≧100cm^2에 상당〕
상기에 더해 아래의 항목 중 두 항목 이상 • 고트리글리세리드혈증: ≧150mg/dL 또는 저HDL콜레스테롤혈증: <40mg/dL(남녀 모두) • 수축기 혈압: ≧130mmHg 또는 확장기 혈압: ≧85mmHg • 공복 시 고혈당: ≧110mg/dL
《부기》 • CT 등으로 내장지방량 측정을 실시하는 것이 바람직하다. • 허리둘레는 입위(立位), 가벼운 호흡 시, 배꼽 정도에서 측정한다. 지방 축적이 현저하여 배꼽이 아래쪽으로 쳐져 있을 경우에는 늑골하연과 전상장골극의 중점(中点)의 높이에서 측정한다. • 대사증후군으로 진단되었을 경우 당부하 시험이 권장되지만 진단에 필요는 없다. • 고트리글리세리드혈증, 저HDL콜레스테롤혈증, 고혈압, 당뇨병에 대한 약물 요법을 받고 있는 경우에는 각각의 항목에 포함한나. • 당뇨병, 고콜레스테롤혈증의 존재는 대사증후군의 진단에서 제외되지 않는다.

(대사증후군 진단기준 검토위원회, 2005)

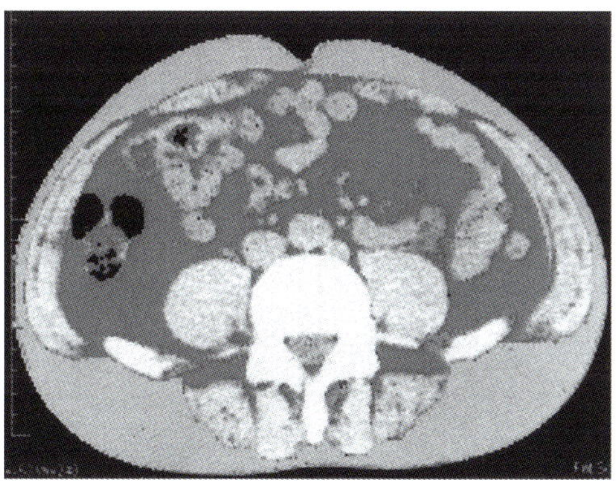

증례 1
전면지방 면적 210.4cm^2
피하지방 면적 103.1cm^2
내장지방 면적 107.2cm^2
BMI 21.3

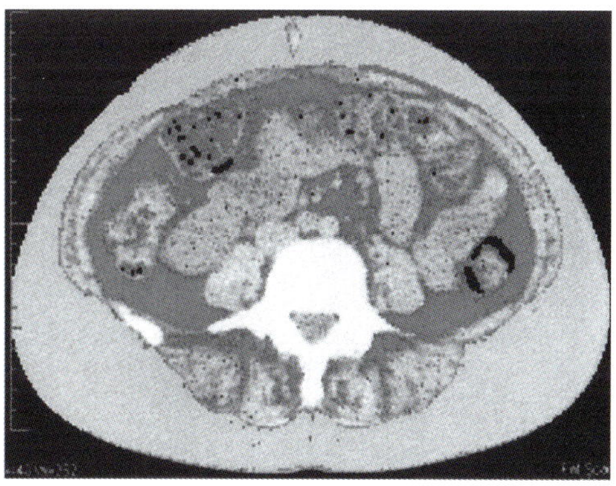

증례 2
전면지방 면적 241.6cm^2
피하지방 면적 182.9cm^2
내장지방 면적 55.8cm^2
BMI 20.8

그림 4 내장지방 · 피하지방 면적

2 섭식조절의 메커니즘

비만, 대사증후군의 병태와 깊게 관여하고 있는데, 중추, 말초에서의 섭식조절인자이다(그림 5). 이 중에서 카나비노이드(cannabinoid)계는 '맛'에 관한 수용체이며, 본 수용체 길항제인 리모나반트(rimonabant)는 차세대 항비만제로서 주목을 받고 있다.

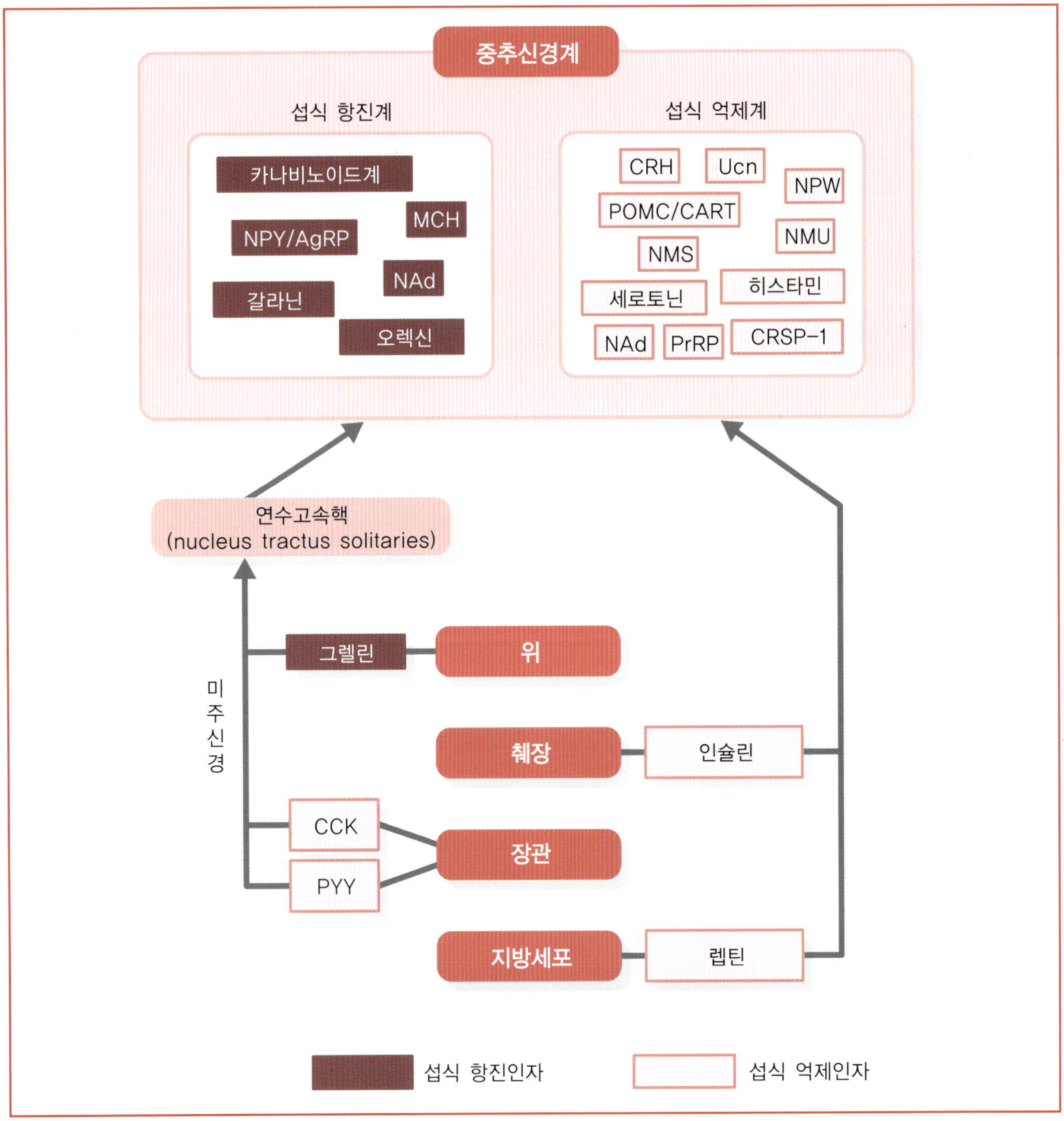

그림 5 중추 · 말초에 있어서의 섭식 조절

NPY: 신경펩티드 Y(neuropeptide-Y), AgRP: agouti-related protein, MCH: 멜라닌 응집호르몬, POMC: 프로피오멜라노코르틴(proopiomelanocortin), CART: cocaine-and amphetamine regulated transcript, NMU: 뉴로메딘 U(neuromedin-U), NMS: 뉴로메딘 S(neuromedin-S)

(中里雅光: 섭식조절의 중추기구. Clin Neurosci 24: 857, 2006)

3 아디포사이토카인(adipocytokine)[70)]

지방세포는 혈관내피세포와 함께 최근에는 내분비세포로서 파악되고 있는 경우가 많다. 이와 같이 지방세포에서 분비되는 각종 생리활성물질을 아디포사이토카인(아디포카인)으로 총칭한다(그림 6). 이러한 아디포사이토카인 중에서 100세를 넘긴 백수자(百壽者)에서는 아디포넥틴(adiponectin), IL-6가 높은 수치에서 렙틴이 약간 적다고도 일컬어지고 있다.

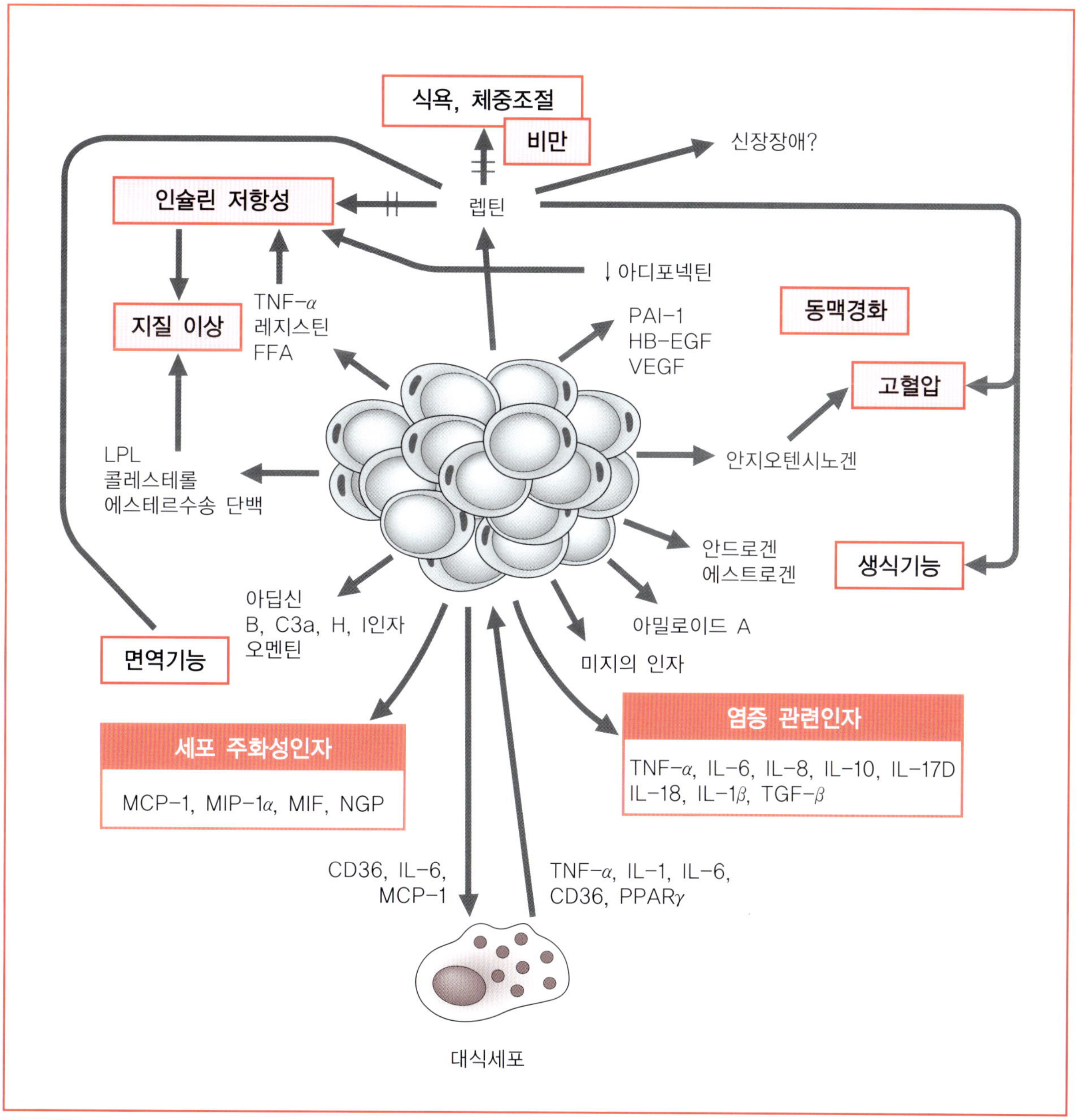

그림 6 아디포사이토카인(adipocytokine)

1 아디포넥틴(adiponectin)[71)]

기준치—남성 6~9μg/mL, 여성 10~14μg/mL

지방세포에서 분비되는 단백으로, 아디포사이토카인(아디포카인)의 일종이다. 혈중에서는 단량체, 2량체, 6량체 등 다양한 다량체 구조를 취하고, 저, 중, 고, 각 분자량으로 분류된다. 고분자량체가 전체 양보다도 내당능력과 상관관계가 있어 활성형으로 생각할 수 있다.

병태: adipo-muscular & vascular계는 혈관장애부위에 모여 혈관내피세포와 단구의 접착을 저해한다(그림 7). 내장지방의 축적과 음의 상관관계가 있어 인슐린 감수성이 높은 소형 지방세포에서의 발현이 증가하고 있다〔메모(⬇)〕.

임상 응용: 총 아디포넥틴 농도가 7~8μg/mL 미만에서는 관동맥질환의 발증 위험성이 높아 음성 하전 LDL과 음의 상관관계를 나타낸다. 또한 아디포넥틴의 유전자 다형 G1139A, T45는 당뇨병 발증 위험성이 높다. 아디포넥틴을 증가시키는 인자로서는 저GI식, 체중감량, 소량의 알코올, 안지오텐신 수용체, 길항제의 일부, 티아졸리딘 유도체(thiazolidinedione) 등을 들 수 있다.

메모

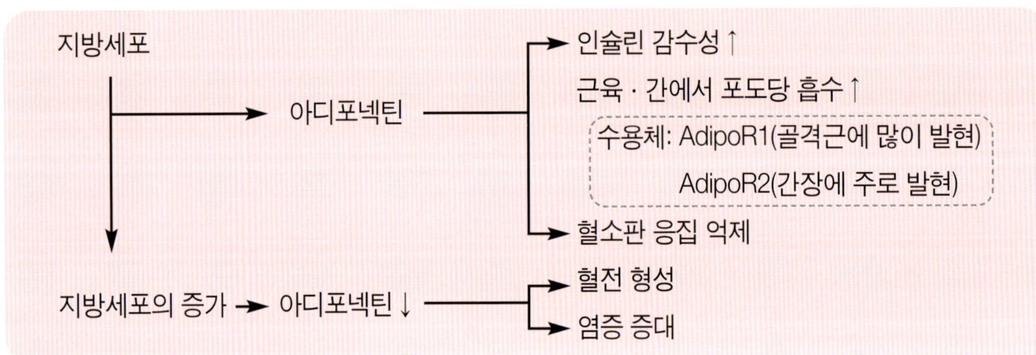

2 IL-6

기준치—4.0pg/mL 이하

24~28kDa의 당단백질로 T세포, 수상세포 등에서 분비되어 간장에 있어서 CRP, 아밀로이드 A(amyloid-A) 등의 급성기 단백을 유도한다. 그 밖에 발열, 골흡수, 혈소판 증다에 작용한다.

IL-6 수용체는 80kDa의 IL-6 수용체이며, 그 구성 성분인 gp130은 STAT3을 활성화하여 세포내 전달을 실시한다.

병태: 만성 염증에 있어서의 인슐린 저항성의 주원인이며, 심혈관장애의 예측인자로서도 이용

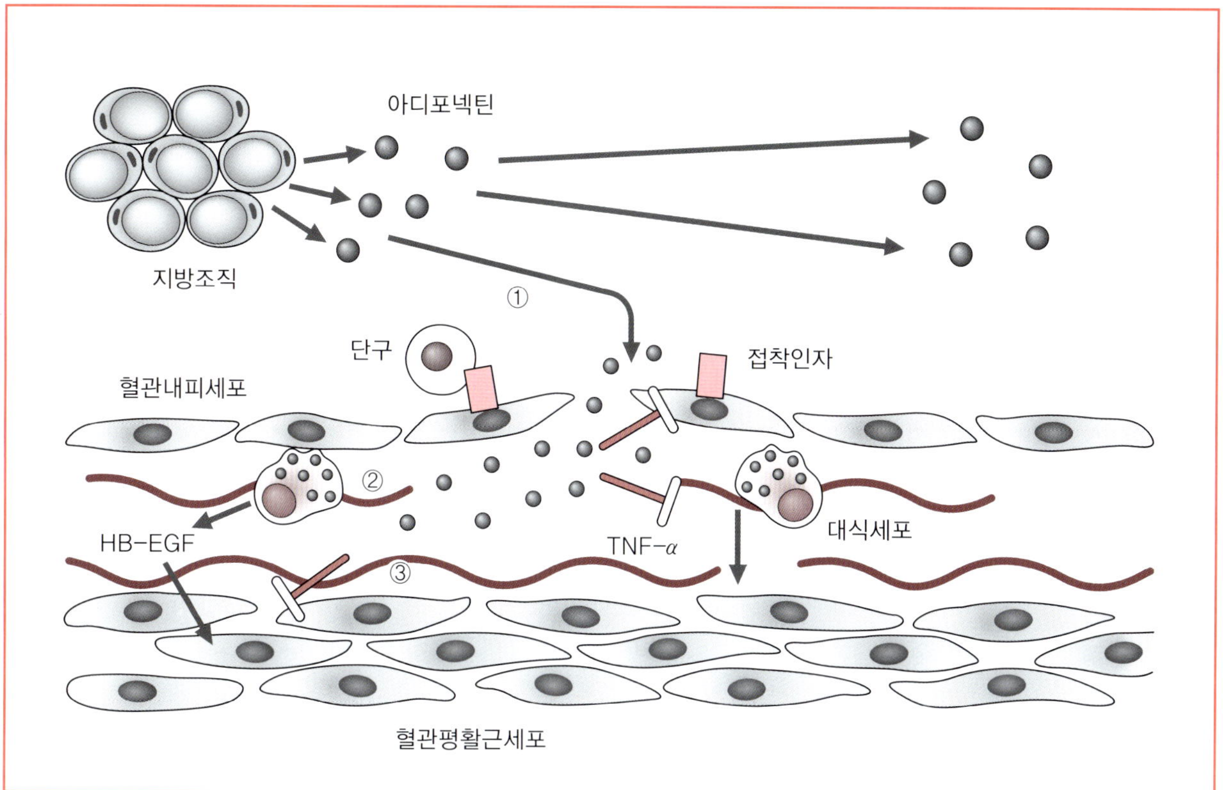

그림 7 아디포넥틴(adiponectin)의 메커니즘

① 단구의 혈관내피세포에 대한 접착 억제 ② 대식세포의 포말화 억제 ③ 혈관평활근의 유주 · 증식 억제

(大塚文之 외: 순환기과 61 : 170-178, 2007에서 개변)

되고 있다. 체중감량 등에 의해 IL-6치는 감소한다. Castleman병의 원인이다. 또한 류마티스 관절염 등에서도 높은 수치를 나타낸다.

3 렙틴(leptin)

비만(ob) 유전자 산물이며, 주로 백색 지방세포에서 생성, 분비되어 시상하부의 렙틴 수용체와 결합한다. NPY나 AGRP계를 억제, αMSH(POMC) 관련의 뉴런 활동을 높임으로써 식욕을 억제한다. 렙틴 수용체는 STAT3과 Ras/Erk 키나아제 경로를 활성화하여 작용을 발현한다.[72)]

병태

① 식욕을 억제하는 한편 기아(飢餓)의 스트레스로부터 신체를 지키는 것과 동시에 에너지 소비를 증가시킨다.

② 교감신경 활동을 항진시킨다. 혈압은 상승 경향을 나타낸다.

③ 간장에 있어서의 TG나 VLDL의 축적을 억제한다.

④ 골대사에도 관련한다(중추를 통해 골형성 억제).

⑤ 혈소판 응집을 촉진하고 동맥경화를 촉진한다.

노화와 함께 음식 섭취량이 감소하고 체중 감소가 발생한 경우 IGF-1, 인슐린을 통한 체중 회복을 향한 신호(signal)가 관여한다. 한편 에너지 섭취가 지나칠 경우에는 렙틴 등을 통한 제어가 작용한다. 어쨌든 악액질(cachexia)을 피하는 것은 특히 고령자의 안티에이징 · 미병의학에 있어서는 비만 대책과 마찬가지로 중요한 의미를 갖는다.

4 IL-10

대식세포나 Th2세포에서 생성되어 Th1세포에서의 IFN 생성이나 수상세포에서의 IFN, IL-6 등의 생성을 억제하는 항염증 작용을 갖는다.

병태: IL-10 및 항염증 사이토카인인 TGF-β는 다음과 같은 신호전달에 의해 염증을 억제하여 동맥경화 진전을 억제한다.

- IL-10: 대식세포→JAKI→STAT3→억제
- TGF-β: 대식세포→Smad

5 비스파틴(visfatin, visceral fat derived adipocytokine)

지방세포에서 분비되는 인자이다. 내장지방 축적과 상관관계에 있어 내장지방 150cm^{2}에서는 5.0ng/mL 정도가 된다.

6 그렐린(ghrelin)

위에 가장 많이 발현하고 그 밖에 장관, 췌장에도 보이는 아미노산 28개로 이루어진 호르몬이다.

병태: 성장호르몬 분비 기구와 식욕 항진 작용이 중요한 작용이다. 식욕 항진 작용은 NPY(neuropeptide Y)/AGRP(agouti-related protein) 뉴런을 활성화함에 따라 발생한다. 또한 위 운동도 촉진한다.

7 오베스타틴(obestatin)

그렐린(ghrelin) 유전자에서 합성되어 그렐린과는 반대로 섭식 억제를 나타내는 단백질이다. 성장호르몬 분비 항진은 보이지 않는다.

PART 4

산화 스트레스 · 항산화인자

4-A 산화 스트레스

산화 스트레스란 생체 내에서 발생하는 활성산소의 생성과 소거의 균형을 깨뜨려 생체의 산화환원 환경이 산화 상태로 기우는 경향을 말한다. 안정된 생활 속에서 성인은 1일 최저 500L의 산소를 소비하고 있다(3×10^{10}kJ의 에너지를 소비)〔메모(95쪽)〕.

이 산화 스트레스는 MAP 키나아제 활성화(JNK 등도 관여), 티로신 키나아제(tyrosine kinase) 활성화, PKC 활성화 등을 통해 유전자 발현의 변화로부터 단백질 기능을 변화시켜 세포 증식, 세포자멸사(apoptosis) 등과 관여한다. 산화환원 반응을 통한 세포 기능의 제어를 '레독스(redox)'라고 부른다.

산소 분자는 2원자 분자이며*, 4개의 전자를 받음(환원)으로써 안정된 물 분자를 2분자 만든다. 이 과정에서 활성산소가 발생한다. 특히 미토콘드리아(mitochondria)에 있어서의 산화적 인산화에 의한 에너지 생성에 따라 활성산소가 많이 발생한다(그림 1).

*: 공기 중에 존재하는 기저상태의 산소는 삼중항산소 $^3O_2$로서 나타내는 경우도 있다. 이와 같이 자유라디칼(free radical)과 활성산소는 동일하지 않다는 것을 파악해 둘 필요가 있다(그림 2).

산화 스트레스는 혈관내피세포의 기능장애, LDL 콜레스테롤의 산화나 레독스(redox) 감수성

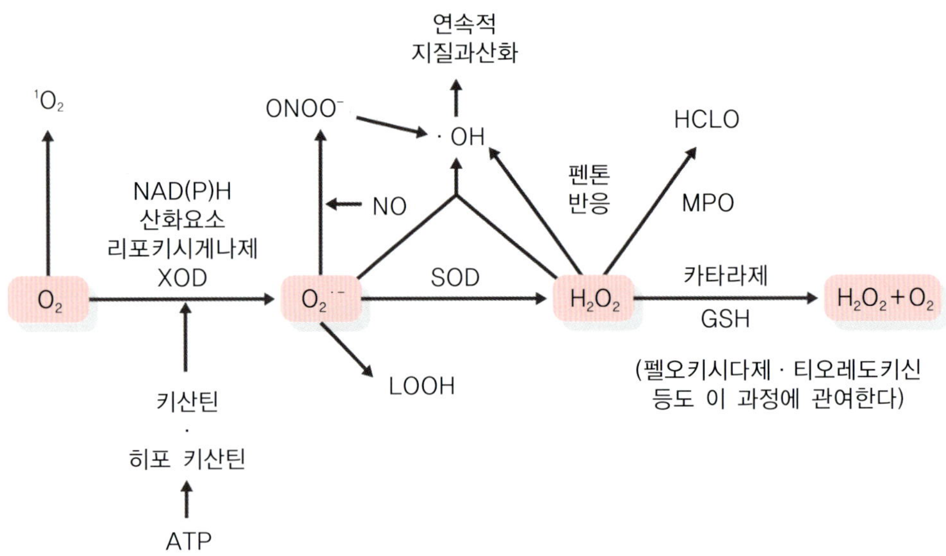

그림 1 산소의 환원 과정과 활성산소

유전자의 발현 등을 통해 연령 증가, 노화와 깊게 관여하여 동맥경화성 병변이나 플라크의 불안정화를 초래한다.[73,74] 또한 ROS는 세포내 신호전달인자로서 nuclear factor-κB(NF-κB), activator protein-1(AP-1), Krüppel-like factor-5(KLF-5), serum response factor(SRF), hypoxia inducible factor-1(HIF-1) 등의 레독스 감수성 전사인자를 활성화하고, IL-6, 종양괴사인자-α(TNF-α), monocyte chemoattractant protein-1(MCP-1) 등의 염증성 사이토카인 · 케모카인(chemokine), PDGF, vascular endothelial growth factor(VEGF), transforming growth factor-β(TGF-β) 등의 증식인자, 시클린(cyclin) 등의 세포주기 억제인자, 카탈라아제(catalase), SOD 등의 항산화효소, intercellular adhesion molecule-1(ICAM-1), vascular cell adhesion molecule-1(VCAM-1) 등의 세포접착인자를 포함하여 다양한 유전자의 발현에 영향을 미치고, 산화 LDL 생성뿐만 아니라 혈관내피장애, 혈관 확장 반응의 저해나 세포자멸사, 혈관평활근세포의 비대, 유주, PAI-1을 통한 용해 억제 등에 폭넓게 관여한다.[75]

혈관내피세포, 혈관평활근세포 등에서는 그림 3의 NAD(P)H 산화효소(oxidase)가 $O_2^{\cdot-}$의 주된 발생원이 된다. NAD(P)H 산화효소의 구성 요소는 세포막 소단위(subunit)인 P22^{phox}, gp91^{phox}, 세포내 구성성분(cellular component)인 p47^{phox}, Rac 등이다. 그 밖에 크산틴 산화효소(xanthine oxidase, XOD), 리폭시게나제(lipoxygenase)나 uncoupling eNOS 등이 관여

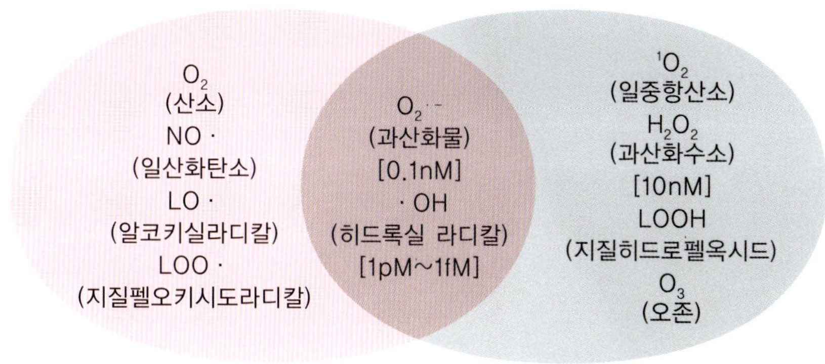

그림 2 자유라디칼(free radical)과 활성산소

활성산소와 자유라디칼은 완전히 같지는 않다.

· 산소 분자가 1전자 환원으로 발생한다: $O_2^{\cdot -}$〔과산화물(superoxide)〕
· 산소 분자가 2전자 환원으로 발생한다: H_2O_2(과산화수소)
· 산소 분자가 3전자 환원으로 발생한다: ·OH〔히드록실 라디칼(hydroxyl radical)〕

$O_2^{\cdot -}$ 등 산소 분자에서 활성이 높은 산소 종류를 총칭하여 활성산소종(reactive oxygen species, ROS)라고 부른다. 일중항산소는 최외각 전자의 스핀(spin) 상태가 변화한 것으로 SOD에서는 길항할 수 없다.

NO도 활성산소의 하나로 생각되어 $O_2^{\cdot -}$와 반응함으로써 보다 조직장애성이 강한 $ONOO^-$〔페록시니트라이트(peroxynitrite)〕로 변화한다 $ONOO^-$가 되면 NO의 혈관 확장 작용 등은 소실한다. $ONOO^-$ 등은 RNS(reactive nitrogen species)로 불린다.

(안티에이징 의학의 기초와 임상, 일본 노화방지 의학회 전문의 · 지도사 인정위원회(집필), Medical view社, 東京, 2004)

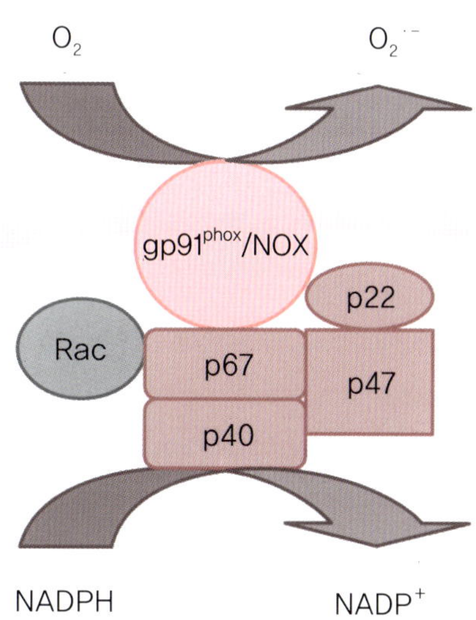

그림 3 NAD(P)H 산화효소(oxidase)와 $O_2^{\cdot -}$의 생성

고혈압에서는 혈관의 NAD(P)H 산화효소를 통해 산화 스트레스가 항진한다. 여기에서는 AT1 수용체도 관여하고 있다.

하고 있다고 생각된다.[76)] $O_2^{\cdot -}$의 상승은 혈관평활근의 증식이나 혈관 긴장도의 변화, 단구나 대식세포의 침윤 등을 일으켜 동맥경화를 진행시킨다. 심근경색에 있어서의 재관류장애는 허혈 후 수축장애(stunning), 미소순환의 감소 또는 소실(no reflow phenomenon) 등 각종 병태가 중복되어 발생하는데, 그 원인의 하나로 자유라디칼(free radical)이 생각되고 있다.

철은 펜톤 반응(fenton reaction)을 통해 산화 스트레스에 관여하고 있다(그림 4). 또한 고혈당에 의해 발생한 AGE(advanced glycation end products)의 생성 등을 통해 세포내 산화 스트레스 생성 항진에 작용한다.

표 1에 각종 산화 스트레스 마커를 나타내었다.

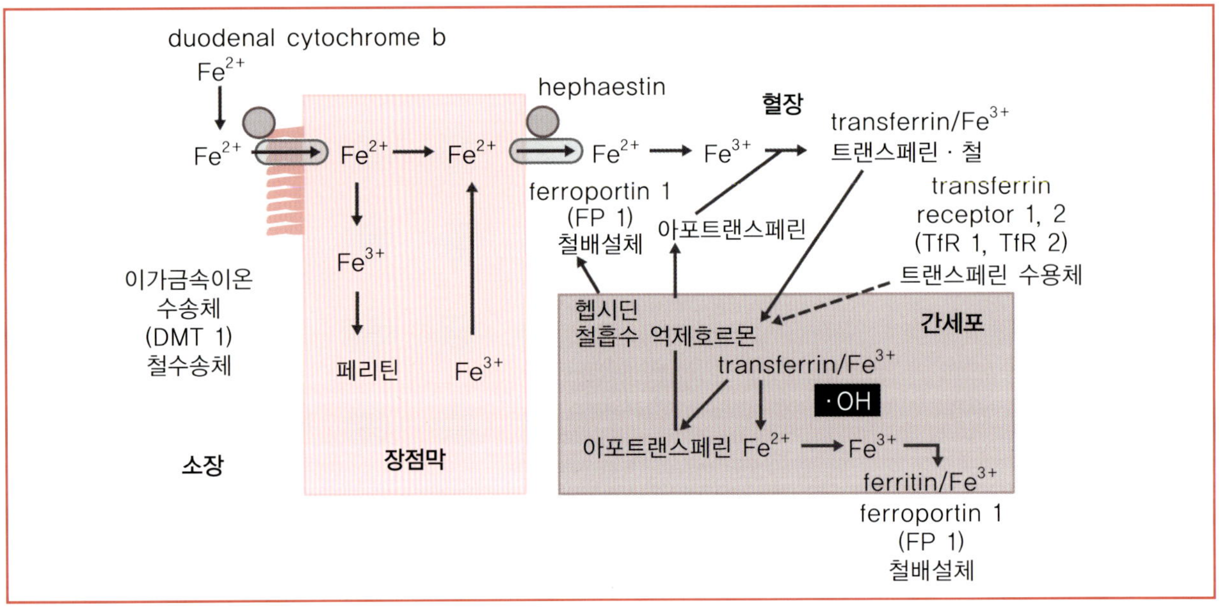

그림 4 철과 산화 스트레스: 펜톤 반응(fenton reaction)

그림과 같은 대사 경로에서는 철은 생체 내에서 변화해 가는데, 2가(價)에서 3가(價)로 변화하는 펜톤 반응에 의해 ·OH를 발생시키므로 산화 스트레스와 밀접하게 관계하고 있다.

표 1 산화 스트레스 마커

산화되는 물질	마커
DNA	8-히드록시-2′-데옥시구아노신(8-hydroxy-2′-deoxyguanosine, 8OHdG)
지질	F_2 이소프로스탄(isoprostane), 말론디알데히드(malondialdehyde, MDA), conjugated dienes, 4-하이드록시 노네날(4-hydroxy nonenal, 4HNE), 산화 LDL
단백질	*o*-티로신(*o*-tyrosine), D-티로신
기타	바이오피린(biopyrrin), 타이오레독신(thioredoxin)

전사인자(NF-κB, C-myc, C-foc 등)를 산화 스트레스 마커로서 포함하는 경우도 있다.

메모

- **산화**(oxidation): 어떠한 물질이나 이온이 전자를 잃는(방출) 현상
- **환원**(reduction): 어떠한 물질이나 이온이 전자를 받아들이는(빼앗는) 현상

각 전자궤도는 2개의 전자가 반대가 되어 안정화한다.

검/사/해/설

1 8-히드록시-2' -데옥시구아노신(8-hydroxy-2' -deoxyguanosine, 8OHdG)

기준치–8OHdG 농도(크레아티닌 보정): 16.4ng/mg · 크레아티닌 이하
8OHdG 생성 속도: 4.6~23.6ng/kg/시(時)
(단일클론항체를 이용한 일본 노화연구소 키트에 의한다)

DNA 염기 구아닌(guanine)의 8번째 탄소가 ·OH〔히드록실 라디칼(hydroxyl radical)〕에 의해 산화된 것이다. 때문에 입체 구조의 변화가 발생하여 DNA 복제 과정에서 구아닌에서 티민(thymine)으로의 돌연변이를 일으킨다. 8OHdG는 DNA의 회복 과정에서 DNA 글리코시다아제(glycosidase)에 의해 잘린 후 혈액에서 요중으로 배설된다.

임상 응용

- 라이프스타일(life style)에서는 흡연, 음주, 과식, 격한 운동, 장시간의 일광 조사 등이 증가인자이다.[77]
- 병태에서는 본태성이나 신혈관성 고혈압, 대장암, 바이러스성 간염, 전신성 홍반성 루푸스(systemic lupus erythematosus) 등에 의한 8OHdG 증가가 확인되고 있다.
- 최근에는 안티에이징 · 미병의학의 중요한 검사 항목으로서 이용되어 활성산소에 의한 신체의 장애도의 기준으로서 설명된다. 또한 비타민 C, E 등 항산화 비타민 섭취 상황을 판단할 때에도 효과적이다. 하지만 단시간에 있어서의 산화 스트레스 상황을 나타내는 것으로, 그때의 생활 상황에 영향을 받기 쉽다.

2 이소프로스탄(isoprostane)

기준치–20ng/mL 이하

인지질로부터 포스포리파아제 A_2(PLA_2)에 의해 잘린 아라키돈산에 자유라디칼이 작용하여 비효소적으로 발생하는 산물로, 산화 스트레스 항진의 지표가 된다. F_2 이소프로스탄이 주이며, 이 IV형이 8-epi-$PGF_2\alpha$에 해당한다.

임상 응용: 혈관 수축 작용이나 혈소판 응집 작용 등을 갖는다. 노화와 8-epi-$PGF_2\alpha$ 농도가

약한 상관성을 나타내므로 에이징(노화)의 지표로서 이용된다.

Schwedhelm 등은 관동맥질환 발증의 독립된 위험인자라는 것을 각각 93예의 관동맥질환 증례와 대조자를 이용한 검토에서 밝혀냈다.[78] 그 밖에 알츠하이머병, 만성 폐색성 폐질환(COPD), 흡연자 등에서 증가한다.

3 말론디알데히드(malondialdehyde, MDA), 티오바르비투르산(thiobarbituric acid) 반응 물질(TBARS)

과산화지질의 분해 시에 MDA가 발생한다. 이 MDA가 산성의 조건 하에서 티오바르비투르산과 결합하여 발생하는 적색 물질을 TBARS라고 부른다. 당뇨병 증례, 특히 혈관 합병증을 가진 증례에서 혈중 TBARS가 높은 수치가 된다.

과산화지질은 불포화지방산의 산화 생성물의 총칭이며, 지질라디칼이 산화한 과산화수소(hydroperoxide)가 1차 생성물, 이 분해, 중합으로 발생하는 케톤(ketone) 등을 2차 생성물이라고 칭한다. TBARS 등은 2차 생성물이다.

자유라디칼의 측정에는 상온이나 저온 하에 자유라디칼을 ESR(전자스핀공명 장치)로 측정하거나 그 반응 생성물을 HPLC(고성능 액체크로마토그래피)로 측정하는 방법도 있다〔메모(↓)〕.

메모

- **LPO(lipid peroxide)**: 과산화지질을 말하며, 불포화지방산으로부터 발생한 과산화수소기(−COOH)를 포함하는 지질, 지질과산화물의 총칭이다. TBA(티오바르비투르산) 측정이나 헤모글로빈 메틸렌블루(hemoglobin methylene blue)법 등으로 측정되어 1.3nmol/mL 이하를 기준 범위로 한다. 그 밖에 4−HNE〔4−하이드록시−2−노네날(4−hydroxy−2−nonenal)〕 등도 산화 스트레스의 지표로서 이용된다.

4−B 항산화 스트레스 인자(표 2)

활성산소나 자유라디칼의 소거는 효소 반응에 의한 것과 저분자 항산화물질에 의한 것이 있다. 전자의 대표가 SOD, 글루타티온 과산화효소(glutathione peroxidase, GPx), 카탈라아제(catalase)라는 소거효소계이다. SDO는 O_2^-를 H_2O_2로, GPx와 카탈라아제는 H_2O_2를 물로 분

표 2 항산화 스트레스 인자

검사 항목	재료	검사 방법	단위	작용
글루타티온 과산화효소 활성	혈청, 혈장	NADPH 공역법	μmol/분/L	과산화수소의 분해
글루타티온 환원효소	혈액(전 처리 필요)	kinetic법	μmol NADPH/분/g	글루타티온의 환원
글루타티온	제단백액	DTNB-GR 리사이클법	μg/mL	항산화 작용, 해독
총 SOD 활성 Cu-Zu-SOD 정량 Mn-SOD 정량	혈청, 헤파린 혈장 혈청 혈청	개량 아초산법 ELISA법 ELISA법	U/mL ng/mL ng/mL	과산화물(superoxide)의 불균일화
MDA-LDL 자가항체	혈청	ELISA법	U/mL	MDA화 단백의 소거
파라옥소나아제 활성	혈청	비색법	U/L	산화 인지질의 분해
PAF-아세틸수해효소 (acetylhydrolase)	EDTA · 2Na 혈장	비색법	μmol/분/L	산화 인지질의 분해

(片山茂裕: 일본 임상 64[Suppl 6], 2006)

해하고, 또한 GPx는 과산화지질을 알코올 화합물로 무해화(無害化)한다. GPx의 효소 활성에는 셀레노시스테인(selenocysteine)이 중요하며, 이 결핍으로 만성 심근증이 발생한다〔케샨병(Keshan disease)〕. 저분자 항산화물질로서 글루타티온, 요산, 빌리루빈(bilirubin) 등을 들 수 있다. 또한 비타민 C나 비타민 E, β-카로틴(β-carotene) 등도 자유라디칼을 무독화(無毒化)한다. 이러한 각종 항산화 비타민은 단독보다도 복합적인 네트워크에 의해 효과적인 항산화 작용을 발휘한다.

또한 생체에는 다양한 결합 단백이나 저분자 화합물이 있어 넓은 의미에서 이러한 것도 항산화 방어계에 포함된다. 자유라디칼 생성 항진의 경우와 함께 소거계가 잘 작용하지 않는 경우에도 생체내 산화 스트레스가 증가하여 다양한 병태가 발생한다.

1 SOD(superoxide dismutase)

과산화물(superoxide, $O_2^{\cdot -}$)의 무독화에 작용한다. 이 반응은 매우 빠른 속도로 발생하여 세포 내의 $O_2^{\cdot -}$는 약 10만분의 1이 된다. 아래의 3종류가 존재한다.

- Cu, ZnSOD: 세포질에 분포, 간, 적혈구에 많다.
- MnSOD: 미토콘드리아에 한정적으로 존재한다. Cu, ZnSOD와 달리 스트레스 자극에 따라 발현이 증가하지만 노화에 의해 발현 증가를 볼 수 없게 된다.
- 세포 외 SOD

SOD는 AGE에 의한 당화〔glycation, 메일라드 반응(maillard reaction)〕나 니트로화(nitration)를 받아 그 활성이 저하한다.

임상 응용: 가족성 근위축성 측삭경화증(ALS)의 원인 유전자의 하나로 Cu, ZnSOD의 돌연변이가 발견되고 있다. 또한 파킨슨병에서도 MnSOD 유전자의 polymorphism이 발견되고 있다.

2 티오레독신(thioredoxin)

기준치－20~30ng/mL(ELISA법)

바이러스 감염, 자외선 등으로 유도되는 단백으로, 일중항산소 등의 소거에 작용한다. 신호전달에서는 ASK(apoptosis signal regulating kinase－1)나 MAPK의 활성화를 억제한다.

3 바이오피린(biopyrrin)

적혈구의 대사산물인 빌리루빈에 항산화 작용이 있다는 점으로부터 연구된 빌리루빈 산화 대사산물이다. 빌리루빈은 산화 스트레스에 있어서 바이오피린으로 변화하여 요중으로 배설된다. 수술 침습, 정동(情動) 스트레스, 내독소(endotoxin) 투여, 허혈 재환류 등으로 증가한다.

4－C 산화 스트레스 프로파일

필자 등이 실시하고 있는 「건강 수명 검사」에서는 그림 5와 같은 그래프 표시에 의해 진찰자의 산화 스트레스 상황(레독스 상황)을 나타내어 그 과부족으로부터 영양 카운슬링 등으로 연결되어 안티에이징 · 미병의학의 구체적인 실천을 하고 있다. 주요 비타민의 혈중농도를 아래에 나타내었다(「제4장 안티에이징 · 미병의학 검사 데이터 파일」도 참조).

- 비타민 A: 27.2~102.7μg/dL
- 비타민 C: 4.7~17.8μg/mL
- 비타민 E

  α: 4.90~13.80μg/mL

  β: 0.060.28μg/mL

  γ: 0.102.40μg/mL

  δ: 0.14μg/mL 이하
- β–카로틴: 96.4μg/dL 미만
- 비타민 B_{12}: 223~914pg/mL
- 엽산: 3.6~12.9ng/mL

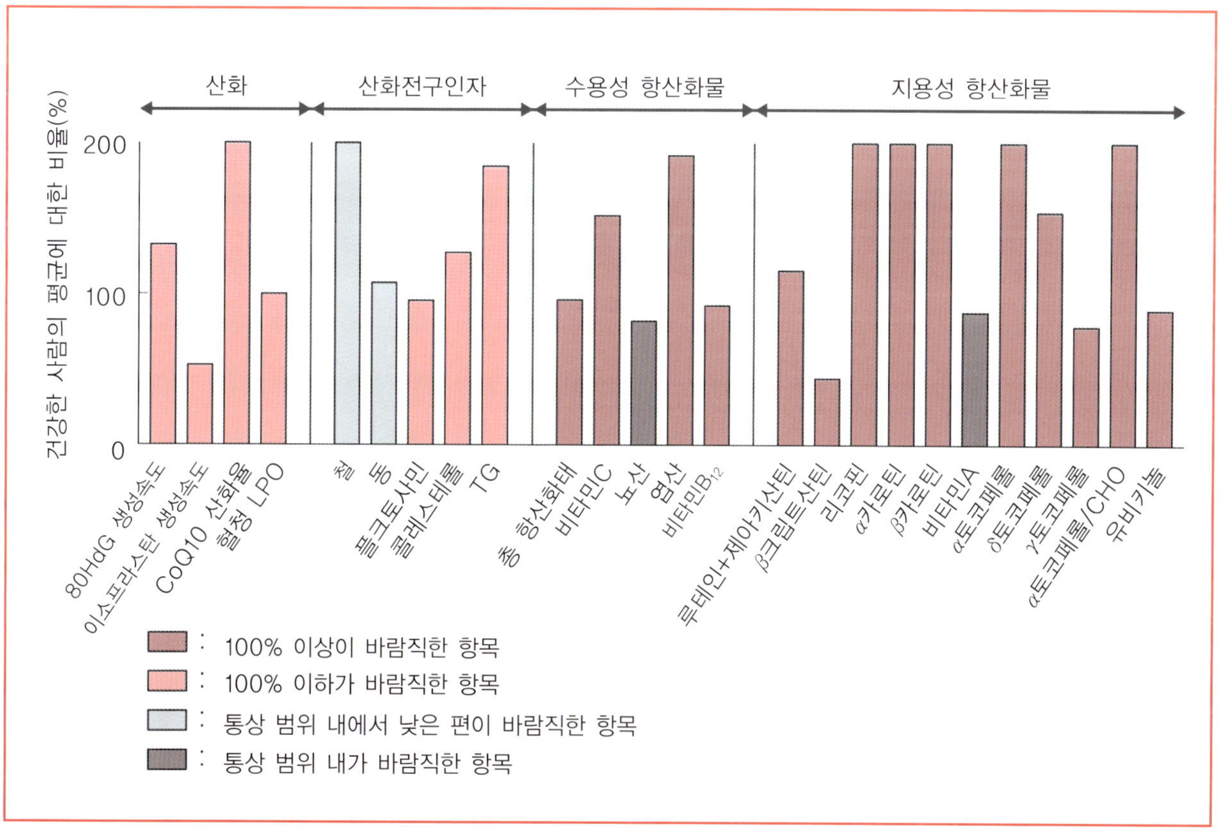

그림 5 산화 스트레스 프로파일

(高輪 Medical Clinic 「健康壽命 Doc」의 데이터에서)

또한 각종 항산화 비타민은 단독보다는 복합적인 네트워크에 의해 항산화 기능을 한다(그림 6).

안티에이징·미병의학으로서 영양, 보충제(supplement)를 받아들일 때 혈중 비타민 농도는 귀중한 검사 소견이다. 현시점에서 항산화 비타민 등을 이용함으로써 수명 연장을 임상적으로 확인한 연구는 SU-VI-MAX 등 일부 보고만이 있어 2007년에 들어와 「JAMA」지에서 보고된 Bjelakovic의 메타 분석에서도 β-카로틴, 비타민 E 등의 항산화 보충제 투여에 의한 사망률 증가가 지적되고 있다. 대상자의 위험성 층별화, 보충제 투여량, 임상 지표의 선택을 포함하여 향후 발전된 연구가 기대된다.[79,80]

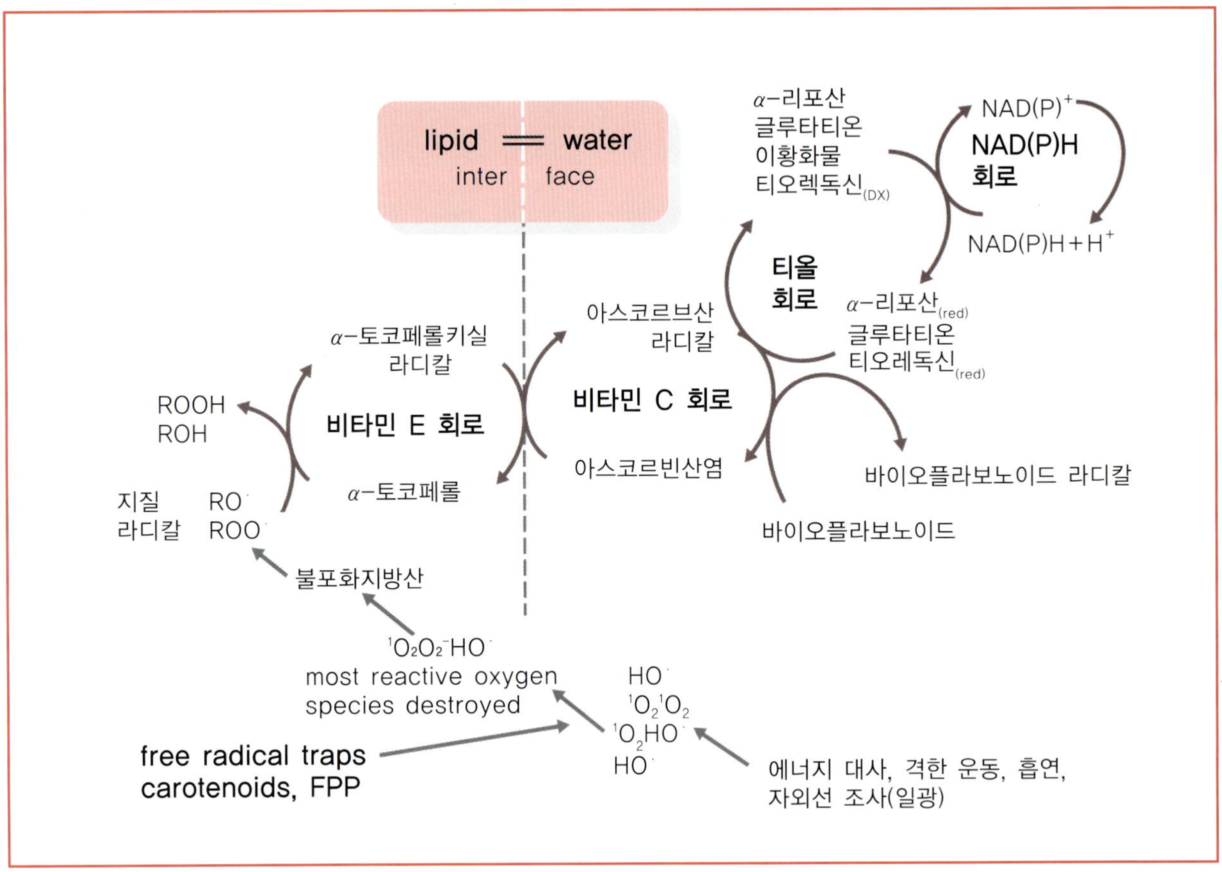

그림 6 항산화 네트워크

(Halliwell B, Gutteridge JMC : Free Radicals in Biology and Medicine, 3rd Ed, Oxford Univ Press, 1999)

PART 5

호르몬

5-A 호르몬과 노화의 영향

사람의 내분비 장기와 분비되는 주된 호르몬을 그림 1, SI 단위로의 변환을 표 1에 나타내었다. 이와 같이 많은 호르몬이 분비되어 피드백(feedback) 기구에 의해 제어되고 있는데, 노화에 의해 변동되는 것도 적지 않다. 표 2에 노화에 의한 호르몬의 변화를 나타내었다.

표 1 호르몬 농도의 표현(SI 단위로의 변환)

	전통적(종래의) 단위	변환 계수	SI 단위
DHEA-S	1 μg/dL	0.0271	0.0271 μmol/L
E_2	1pg/mL	3.671	3.671pmol/L
FSH	1mIU/mL	1.0	1IU/L
LH	1mIU/mL	1.0	1IU/L
PRL	1ng/mL	44.4	44.4pmol/L

(계속)

표 1 *(계속)* **호르몬 농도의 표현(SI 단위로의 변환)**

	전통적(종래의) 단위	변환 계수	SI 단위
T	1ng/dL	0.0347	0.035nmol/L
17-OHP	1ng/dL	0.03	0.03nmol/L
T_4	1ng/dL	12.9	12.87nmol/L
P	1ng/dL	3.18	3.18nmol/L
TSH	1 μU/mL	1.0	1.0mIU/L

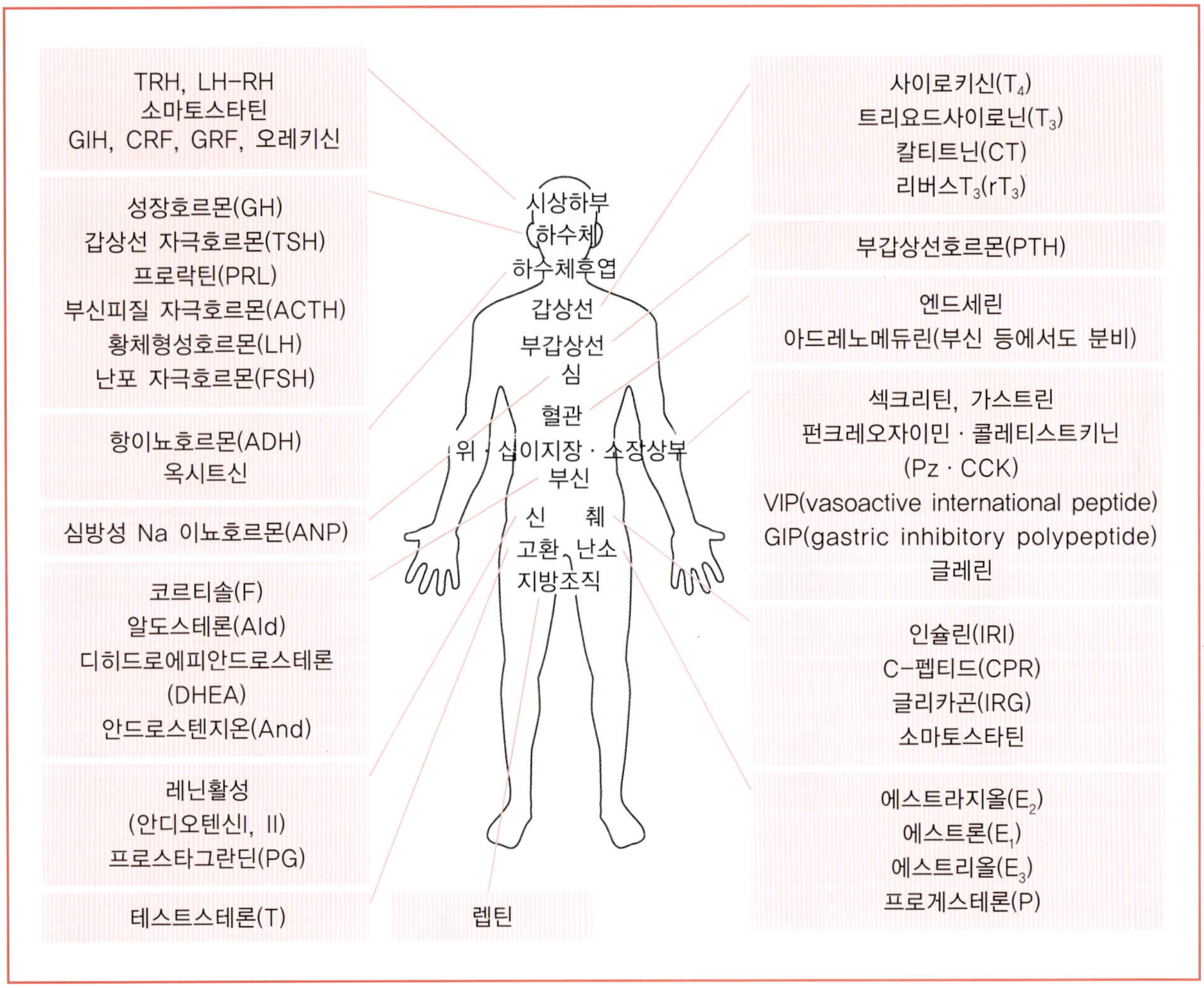

그림 1 **내분비 장기와 분비호르몬**

혈중에서 단백과 결합하고 있지 않는 유리 부분을 측정하는 것에 의의가 있는 경우에는 F〔프리(free)〕를 앞에 붙인다〔예 ; 프리T_4(FT_4), 프리테스토스테론〕.

표 2 노화에 수반하는 호르몬의 변화

노화와 함께 증가하는 호르몬	• FSH, LH, PTH, hANP, TSH(경도), 프로락틴(prolactin) • 침투압의 변화에 대한 ADH 분비 반응, rT_3, 노르아드레날린
노화에 영향을 받지 않는 호르몬	• ACTH, 코르티솔, 글루카곤, GH(남성): 수면에 의한 율동성 분비는 남녀 모두 감소한다. • hANP • 에리스로포이에틴(erythropoietin)(약간 상승?) • 1,25$(OH_2)D_3$(약간 감소?)
노화와 함께 감소하는 호르몬	• 소마토메딘 C(somatomedin-C)(간장에서 GH의 작용에 의해 만들어진다), GH(여성), 갑상선호르몬(T_3) • 테스토스테론, 에스트로겐, 프로게스테론(progesterone), DHEA: 부신 기능에서는 코르티솔이 거의 변하지 않는 것에 반해 안드로겐(androgen)인 DHEA-S 등은 분명히 저하한다. 이것은 하수체에 존재한다고 일컬어지는 부신 안드로겐 자극 AASH(adrenal androgen stimulating hormone)의 저하나 부신 내의 스테로이드호르몬 합성 과정의 변화 등이 원인이다. • 레닌(특히 활성 레닌), 알도스테론 : 레닌-알도스테론계에 관해서는 60세 이상에서는 거의 50%의 수치(레닌에 관해서는 활성 수치)가 된다. • 칼시토닌(calcitonin) • 멜라토닌(melatonin)
부하 시험에 있어서의 변화	• 남성에서는 TRH에 대한 TSH의 반응이 저하한다고도 일컬어진다. • 기립 시험(8분간)에 대한 ADH 분비 반응이 저하한다. • CRF에의 ACTH 반응의 변화는 적지만, GRF에의 GH 반응은 40세가 넘으면 저하한다. • 덱사메타존(dexamethasone) 억제 시험에서는 비억제 예가 노화에 의해 증가 · 감소한다는 여러 설이 있다. • 식염 제한, 입위(立位) 부하 등에 대한 알도스테론 반응은 고령자에서 50% 이상 저하한다.
표적기관, 세포의 반응성	• GH에 대한 반응 저하 • 성선자극호르몬에 대한 반응 저하 • 테스토스테론, 에스트로겐에 대한 반응 저하 • 인슐린에 대한 반응 저하 • hANP에 대한 신장의 반응 저하 • ADH에 의한 소변 농축력 저하. 대상적인 ADH 분비 증대(SIADH)에 의한 저나트륨혈증이 발생하기 쉬워진다.

CRF=CRH, GRF=GRH

1 성장호르몬

기준치(IGF−1)−20대: 남성 85~369ng/mL, 여성 119~389ng/mL
30대: 남성 67~318ng/mL, 여성 73~311ng/mL
40대: 남성 41~272ng/mL, 여성 46~282ng/mL
50대: 남성 59~215ng/mL, 여성 37~266ng/mL
60대: 남성 42~250ng/mL, 여성 37~150ng/mL
70대 이상: 남성 75~218ng/mL, 여성 38~207ng/mL

그림 2에 나타내듯이 분비 제어를 받고 있다. 분자량 22,000, 191개의 아미노산으로 이루어져 있다. 식후, 입면(入眠) 후 2~3시간 후에 분비는 최고 수치가 되어 간장에서 IGF−1(insulin−

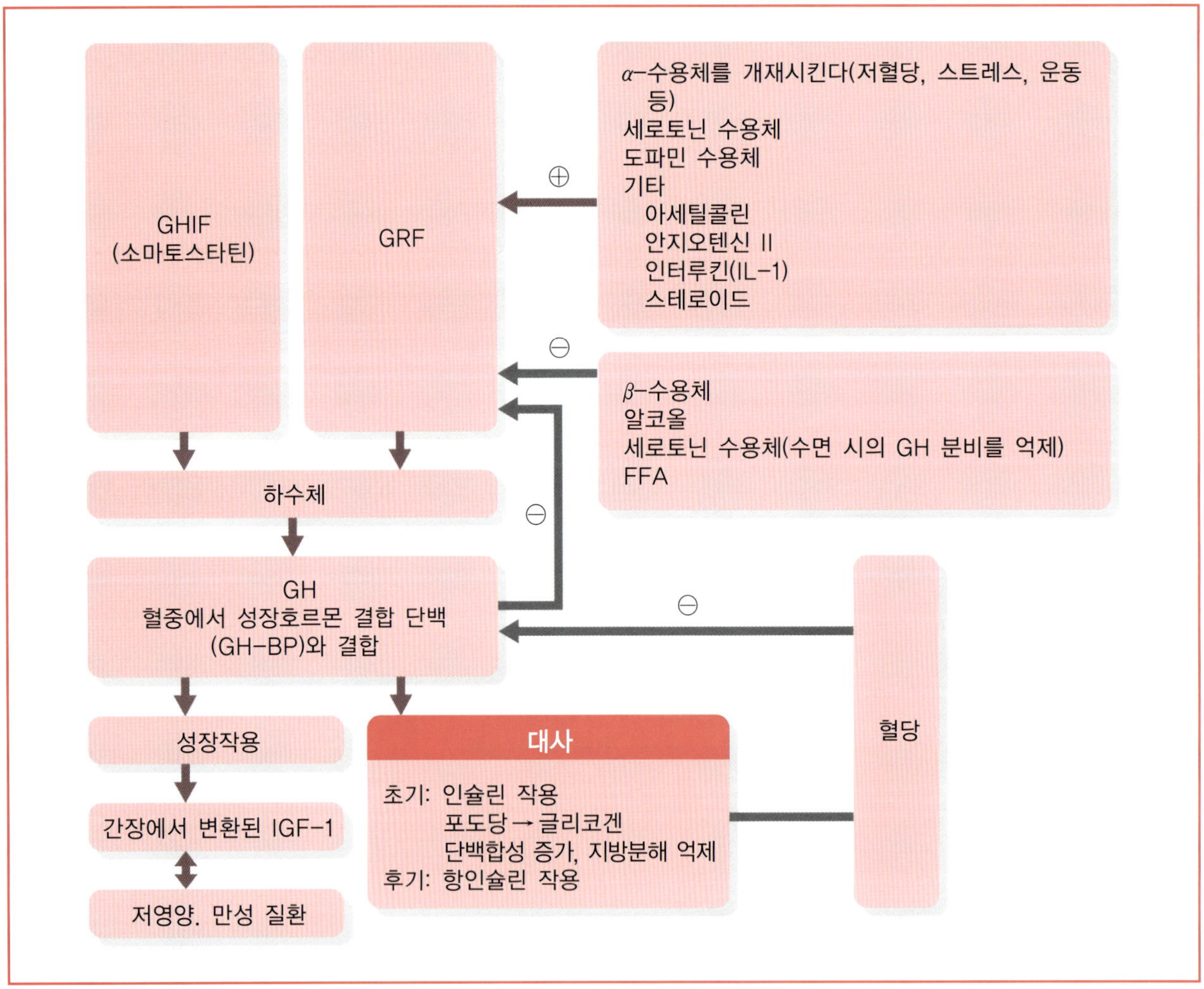

그림 2 성장호르몬(GH), IGF−1의 분비 조절

like growth factor-1)로 변환된다. IGF-1은 대부분이 결합 단백인 IGFBP(IGFBP3이 가장 많다 ; 100nmol/L 정도)와 결합한다. 성장호르몬(GH)의 반감기는 약 30분, IGF-1의 반감기는 약 16시간이다.

노화, 기아로 IGF-1은 저하하고 1일 700kcal의 탄수화물이 IGF-1 농도 유지에 필요하며 60세를 넘으면 20대의 절반 정도까지 감소한다.

임상 응용: 노화에 수반하는 GH의 분비 작용 저하와 '성인 성장호르몬 분비부전증(adult growth hormone deficiency, AGHD)'을 어떻게 구별할지는 중요하다. AGHD를 의심해야 할 증례는 ① 소아기 발증의 GHD ② 두개내 기질질환의 합병, 기왕 또는 주산기 이상이 있는 경우 ③ GHD에 의한다고 생각되는 증상, 신체 소견을 가진 경우(내장지방 증가, 지방간, 골량 저하, LDL 콜레스테롤 상승 등)로 되어 있어 아르기닌(arginine), 글루카곤(glucagon) 부하에 있어서의 GH 분비 최고 수치가 3ng/mL 이하(1.8 이하에서는 중증)라면 진단이 확정된다. 그렐린(ghrelin) 수용체 작동제인 GHRP-2 투여에서는 부하 후 60분에 걸쳐 15분마다 측정한 GH 최고 수치가 9ng/mL 이하로 중증 AGHD으로 진단한다. IGF-1은 저산소 상태로부터 뇌를 보호하고 내당능력 개선, MMP-2 감소 등의 작용이 보고되고 있으며 최근에는 항산화 작용도 주목을 받고 있다.

1990년 「N Engl J Med」지에 있어서 Rudman 등이 고령 남성 12예(대조군 없음)에 6개월간 GH를 투여하여 제지방 체중 증가, 요추 골밀도의 증가를 초래했다는 것을 밝힌 이래 안티에이징 · 미병의학의 호르몬 요법으로서의 GH가 주목을 받아 왔지만, 2006년 「Nat Clin Pract Endocrinol Metab」지에서 Melmed가 설명하는 것처럼 AGHD가 아닌 건강한 고령자에게 GH를 적극적으로 이용하는 이유는 부족하다는 것이 현시점에서의 전문의의 의견이다. 안티에이징 · 미병을 의학으로서 확립하기 위해서는 GH요법에 있어서도 대조군을 두고 폭넓은 지표를 정해 장기간 투여에 있어서의 부작용에도 유의한 검토가 요구된다. IGF-1, IGFBP-3과 암의 발증에 관해서는 2004년에 「Lancet」지에서 Renehan 등이 메타 해석을 실시하고 있으며 적지만 암 발증과의 관련성을 보이고 있다. 최근에는 GH, IGF-1이 항산화 작용을 가질 가능성이나 골아세포의 세포자멸사를 방지하는 작용을 가진다는 것이 지적되고 있다.

안티에이징 · 미병의학에서는 고령자에 있어서의 GH 투여가 문제가 되는데, 31건의 문헌의 계통적 레뷰를 저술한 Liu 등은 lean body mass(근육 등)가 2.1kg 늘어나 지방 중량의 감소를 보였지만 연부조직 부종, 관절통, 내당능력 저하 등의 부작용 등으로부터 그 안이한 사용에는 경고를 던지고 있다〔메모(↓)〕.[81)]

메모

프로락틴(prolactin)은 하수체전엽에서 분비되는 분자량 23kDa의 비유자극호르몬이며, 그 수용체는 대부분의 조직에 분포하고 있다. 유즙 분비 이외에는 아디포넥틴(adiponectin) 저하, IL-6 분비 저하 등의 작용이 있다.

기준치—성인: 남성 1.5~10ng/mL, 여성 1.5~15ng/mL

고령자(70세 이상): 1.2~15ng/mL

2 갑상선호르몬 · TSH

기준치—FT_4: 0.9~1.7ng/dL
FT_3: 2.5~4.5pg/mL
TSH(갑상선자극호르몬): 0.4~4.0μU/mL

티로신(tyrosine)과 요오드 이온(iodide ion)으로 만들어져 하수체에서 분비되는 TSH가 갑상선의 TSH 수용체에 결합함으로써 분비된다. 분비 기구를 그림 3에 나타내었다. 트리요오드사이로닌(triiodothyronine, T_3)은 말초조직에서 탈요오드효소에 의해 티록신(thyroxine, T_4)으로부터 합성된다.

병태

갑상선기능항진증: 고령자에게 있어서는 약 30%가 갑상선종이 촉지(觸知)되지 않고 빈맥성 부정맥(심방세동 등)이나 원인 불명의 식욕부진 등을 계기로 발견되는 경우가 있다. 치료는 방사성 요오드 요법이 주체가 된다. 치료 전후에 무기 요오드를 사용하면 가끔 요오드에 의한 갑상선기능항진을 발생시킬 위험성이 높아진다.

갑상선기능저하증: subclinical hypothyroidism(잠재성 갑상선기능저하증)의 빈도는 일반 인구에서 1~10%이며, 노화와 동시에 증가한다. 본 증상에서는 FT_4가 정상 범위 내에 있으면서 TSH가 상승한다. 이 상승에 관해서는 2.5μU/mL와 4~5.0μU/mL를 컷오프(cutoff)로 하는 경우의 2가지의 생각이 있다. 어쨌든 임부는 즉시 치료를 시작하고, 지질대사장애를 수반하는 50세 이상의 여성도 적극적으로 치료하는 것이 바람직하다.[82)]

보통의 기능 저하보다 노화에 수반하는 본 증상은 더욱 진단이 곤란하여 경도 인지능력 저하, 뮤코다당 축적에 의한 특이한 피부 증상, 원인 불명의 흉수, 심낭액 저류, 특발하는 저나트륨혈증이나 고콜레스테롤혈증 등을 계기로 발견되는 경우가 있다. 또한 Roberts 등은 노화에 수반하는 잠재성 갑상선기능장애는 우울증이나 인지능력 저하와는 관계가 없다는 것을 나타내었다.[83)]

갑상선호르몬의 보충은 T_4에서 12.5μg/일(日) 전후의 소량으로 개시한다.

컨디션 불량이나 노화 등에 수반하는 갑상선의 변화를 NTI(nonthyroidal illness)라고 부르고 저T_3, 저T_4증후군으로 부르는 경우가 있다. 저T_3증후군에서는 TSH는 증가하는 경우가 적고 rT_3이 증가한다.

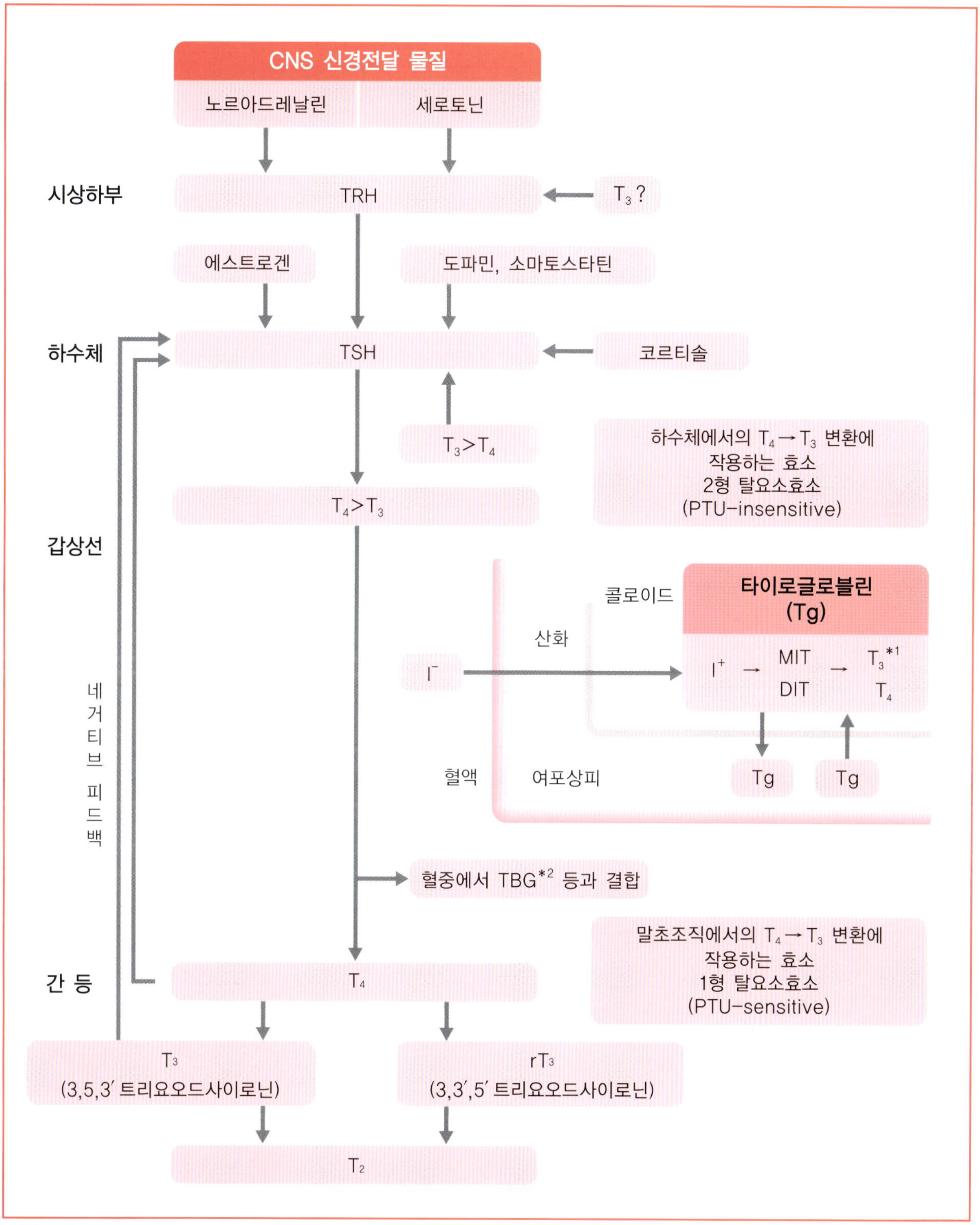

그림 3 갑상선호르몬의 분비 기구

*1: $T_4 \cdot T_3$은 콜로이드(colloid) 내의 Tg〔타이로글로불린(thyroglobulin)〕로서 저장되어 필요에 따라 수해되어 유리하고 혈중으로 방출된다. 혈중의 T_3의 3분의 2는 T_4로부터 변환된다.

*2: TBG는 MW 54,000, $T_{1/2}$=약 5일의 당단백으로, $T_4 \cdot T_3$의 약 75%를 결합한다. T_4에 대한 친화력은 T_3에 비해 강하다. 순환 혈중의 갑상선호르몬 중 T_3은 0.3%, T_4는 0.03%가 유리의 형태로 존재하고 FT_3, FT_4라고 불린다. T_3의 65~70%, T_4의 70~75%는 TBG에 결합하고 있다.

3 부신호르몬

기준치–혈중 코르티솔(cortisol): 4.0~18.3㎍/dL
혈중 아드레날린: 170pg/mL 이하(요중: 1~23㎍/일)
혈중 노르아드레날린: 150~570pg/mL(요중: 29~120g/일)

부신은 신장의 위쪽에 있는 내분비조직이며, 외측의 피질과 내측의 수질로 나누어진다. 피질로부터는 부신피질호르몬인 코르티솔(당질 코르티코이드, 광질 코르티코이드), 망상층으로부터는 부신성 성호르몬인 DHEA〔디히드로에피안드로스테론(dehydroepiandrosterone)〕가 분비되고, 수질로부터는 부신수질호르몬인 카테콜아민(catecholamine, 아드레날린, 노르아드레날린, 도파민)이 분비된다. 코르티솔은 하수체에서 분비되는 부신피질자극호르몬(adrenocorticotropic hormone, ACTH)에 의해 조절되고 있다. ACTH는 더욱 시상하부에서 분비되는 부신피질자극호르몬 방출호르몬(corticotropin releasing hormone, CRH)에 의한 분비 제어를 받는다. 시상하부–부신계에서는 ACTH는 기초 수치, CRH에 대한 반응 모두 노화에 의한 변화는 보이지 않는다. 한편 코르티솔은 노화에 의해 분비는 저하하지만, 청소율(clearance) 저하도 동시에 있기 때문에 혈중 코르티솔 농도는 변하지 않는다. 한편 CRH에 대한 코르티솔의 증가 반응은 저하하므로 ACTH에 대한 부신의 반응은 저하하고 있다고 생각된다. 덱사메타존(dexamethasone) 억제 시험에 대한 코르티솔 분비의 저하는 노화함에 따라 다양하다.

노화에 의해 해마 영역의 신경세포 수 감소와 동시에 신경세포에 있어서의 글루코코르티코이드 수용체(glucocorticoid receptor)의 감소가 발생한 결과 본래의 네거티브 피드백(negative feedback) 기구가 장애를 받아 부신피질에 있어서의 글루코코르티코이드 분비가 항진한다는 것이 상정되고 있다.

한편 부신수질호르몬인 혈중 카테콜아민 농도에 관해서는 노르아드레날린 수치는 고령자에서 유의하게 높아(약 50%) 아드레날린 수치는 변하지 않는다고 일컬어지고 있다. 고령자에서는 appearance rate가 증가하고 있거나, 또는 청소율가 저하하고 있고, 또는 동시에 보인다는 보고가 있다. 또한 카테콜아민의 표적 장기에서의 반응성에 관해서는 수용체 이후의 프로세스에 있어서 노화에 수반되는 저하가 발생한다.

5-B 성호르몬

검/사/해/설

1 여성호르몬

그림 4와 같이 콜레스테롤로부터 합성되는 스테로이드호르몬으로, 그림 5와 같이 제어되고 있다. 월경 주기와 각종 지표를 그림 6에 나타내었다(연령별 데이터는 「제4장 안티에이징 · 미

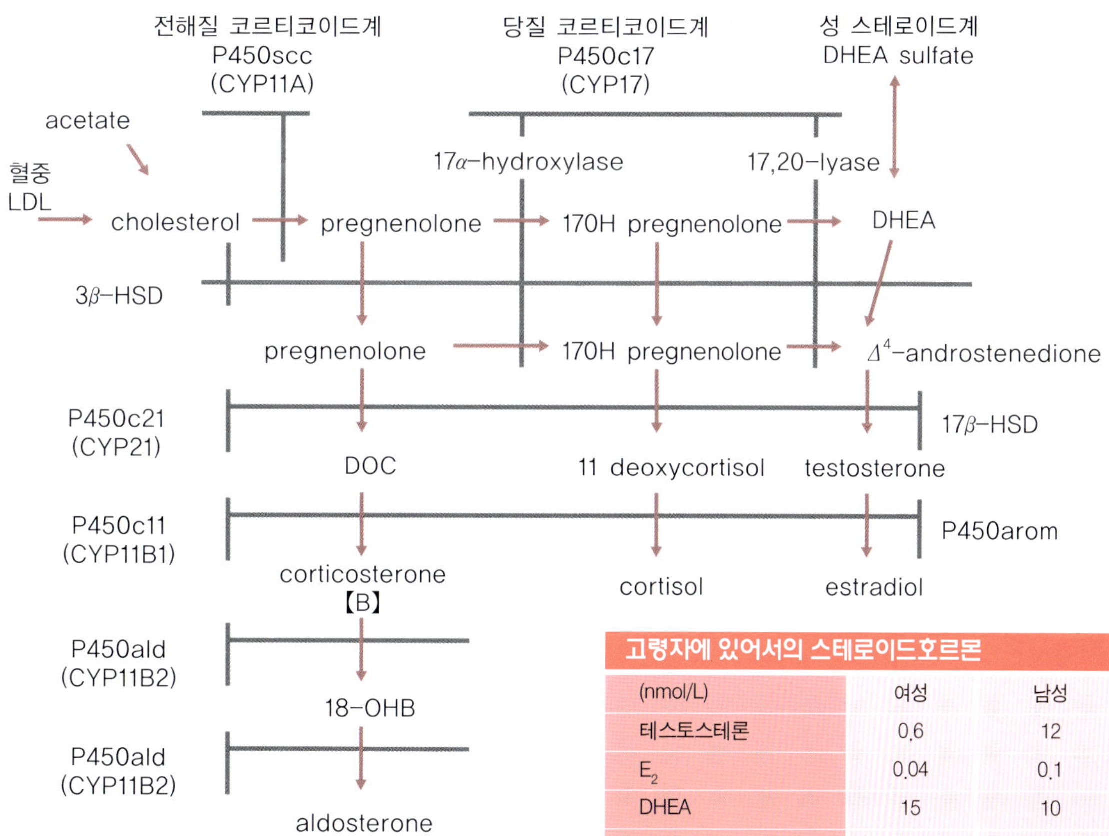

고령자에 있어서의 스테로이드호르몬

(nmol/L)	여성	남성
테스토스테론	0.6	12
E_2	0.04	0.1
DHEA	15	10
DHEA-S	2,500	2,000

그림 4 부신피질 · 성선에 있어서의 스테로이드호르몬 합성 그림

HSD: hydroxysteroid dehydrogenase, 괄호 안은 유전자명
P450ald는 구상층만으로 발현하고 있다.
폐경 후 난소는 순환 혈중 테스토스테론의 3분의 1을 분비하고 있다.

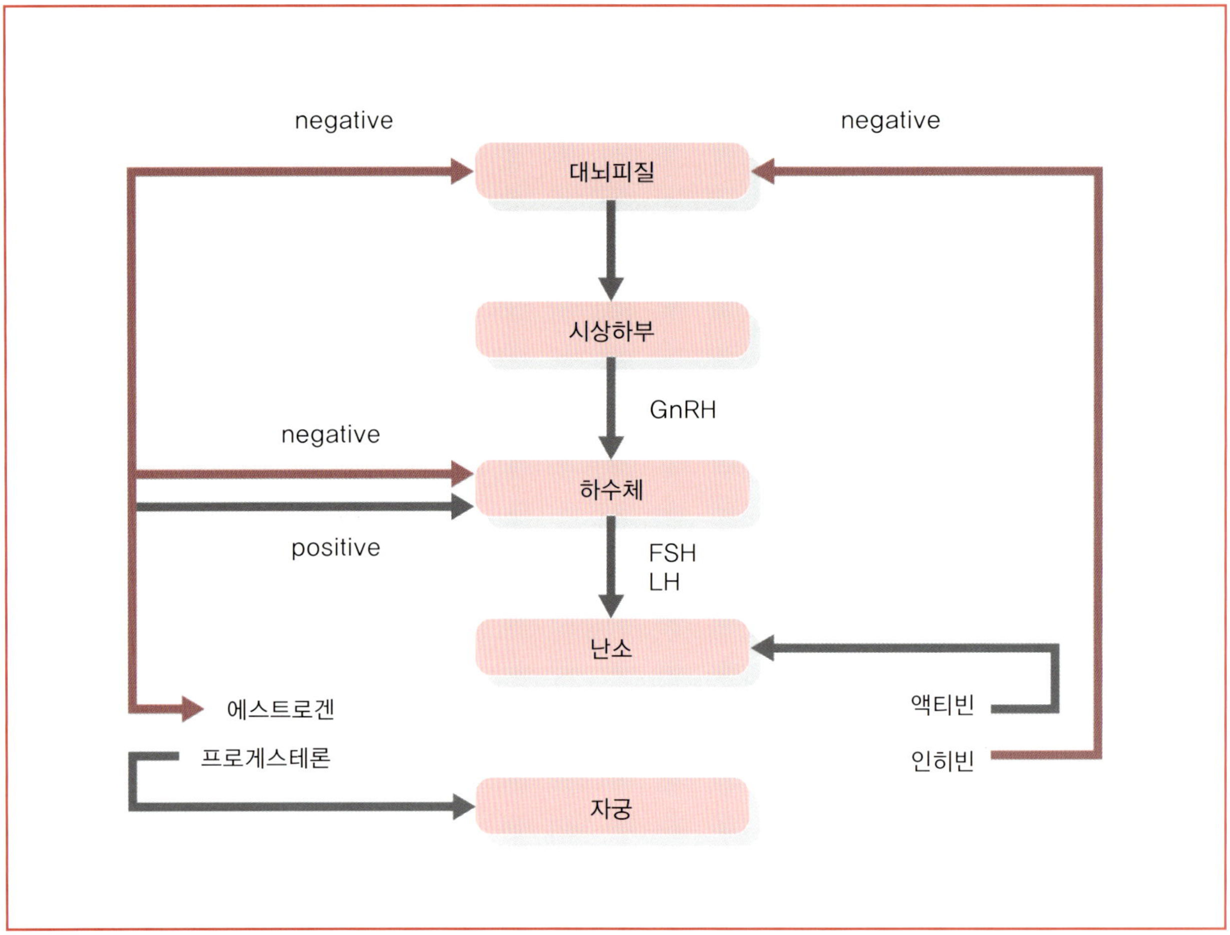

그림 5 여성호르몬의 분비 기구

액티빈(activin) · 인히빈(자유라디칼): 난포에서 분비되는 당단백
GnRH: gonadotropin releasing hormone(LHRH라고도 부른다)
LH: luteinizing hormone
FSH: follicle−stimulating hormone
LH, RH의 2가지를 성선자극호르몬(gonadotropin)이라고 부른다.
에스트로겐: E_1: 에스트론(estrone)(난소 외 조직 등에서 합성)
E_2: 에스트라디올(estradiol)(난소에서 만들어지고 가장 활성이 강하다)
E_3: 에스트리올(estriol)(태반에서 만들어진다)
난소내의 국소 조절로서 폴리스타틴(follistatin)이 작용한다.

병의학 검사 데이터 파일」도 참조).

에스트로겐(estrogen)은 난소뿐만 아니라 지방조직, 시상하부 등 P450 아로마타제(aromatase)가 발현하고 있는 조직에서 생성된다. 난소에서는 two−cell system에 의해 협막세포(theca cell)의 LH 수용체에 LH가 결합함으로써 만들어진 남성호르몬을 재료로서 과립막세포상의 FSH 수용체의 FSH를 통해 에스트로겐이 생성된다. 또한 난소, 부신에서 생성된 안드로스텐디온(androstenedione)(3mg/일 생성)은 말초조직에서 에스트론(estrone, E_1)이 에스트라디올(estradiol, E_2)로 전환된다〔메모(112쪽)〕.

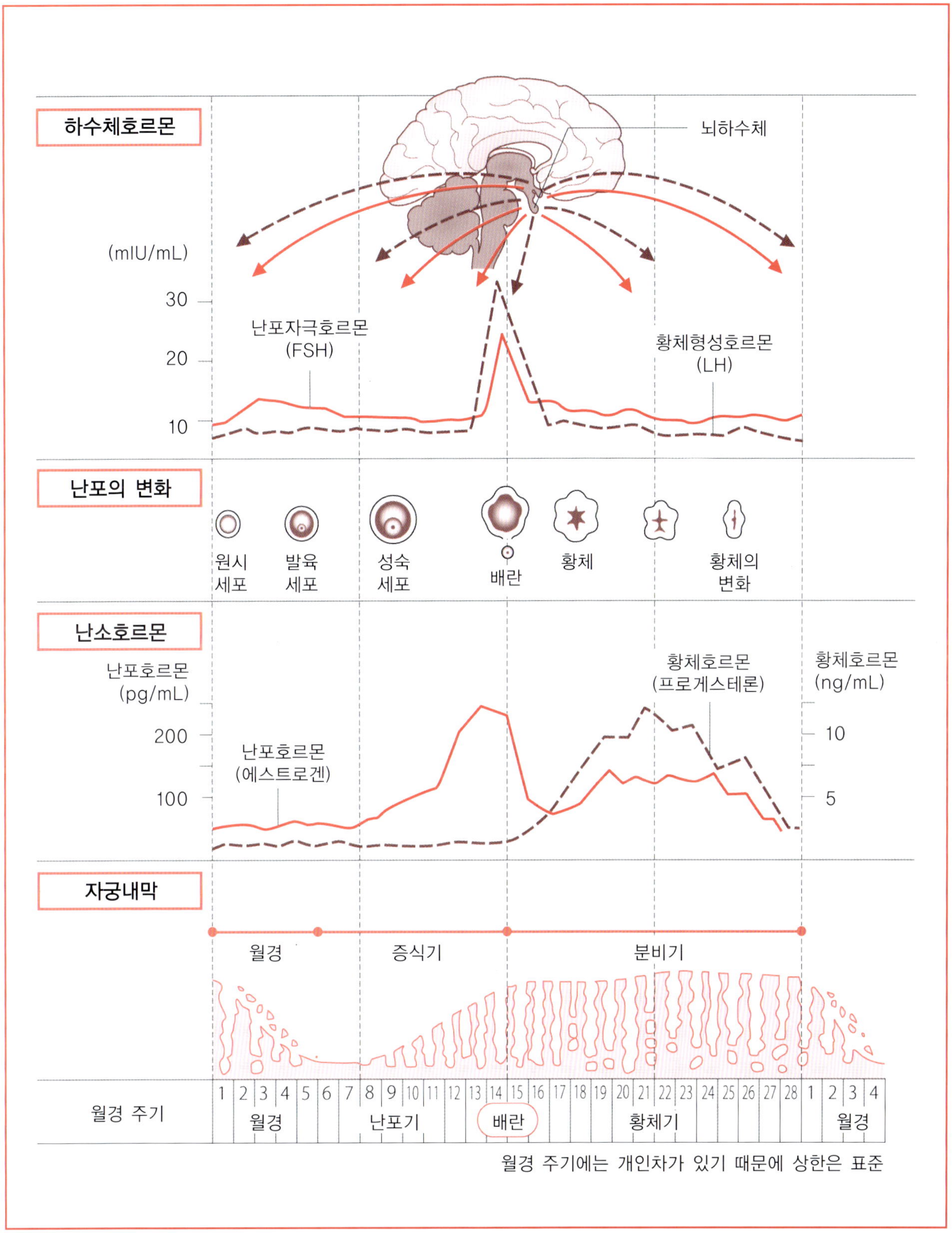

그림 6 월경 주기와 각종 지표

출생 시 200만개의 난포는 폐경에 의해 제로가 된다.
에스트로겐이 200~350pg/mL에 달하면 LH 서지(surge)를 일으켜 LH 서지의 정점인 8~12시간 후에 배란이 발생한다.

메모

에스트론(estrone, E_1)은 에스트라디올(estradiol, E_2)의 8분의 1의 활성
에스트리올(estriol, E_3)은 E_2의 100분의 1의 활성

지방조직의 안드로스텐디온, 난소의 테스토스테론(testosterone), 태반의 DHEA-S는 아로마타제의 작용에 의해 각각 에스트론, 에스트라디올, 에스트리올(estriol)로 변환된다.

병태: 에스트로겐 농도의 변화와 연령에 대응한 갱년기장애의 증상을 표 3에 정리하였다. 뼈에 대한 작용은 가장 저농도에서도 유지되므로 그 결핍 증상으로서의 골다공증은 60세 이후가 되어 밝혀진다. 최근에는 에스트로겐의 다면적 작용이 주목을 받고 있어(그림 7) 폐경 후 조기(early)에 투여하면 혈관 확장, 염증 억제에 작용하고, 폐경으로부터 시간이 지나(delayed) 투여하면 혈관 수축, 염증 야기, 플라크 불안정화 등이 동맥경화를 오히려 진행시키게 된다는 것이 시사되고 있다.[84] 호르몬 보충 요법(HRT)에 대한 상세한 것은 성서를 참고하길 바란다. 표 4에 적응과 금기를 실었다.

결합형 에스트로겐인 프레마린(premarin), 패치제인 에스트라덤 M(estraderm-M) 등은 혈중 에스트라디올 수치에 반영되지만, 메스트라놀〔mestranol, 데보신(devocin)〕, 포스페스트롤〔fosfestrol, 혼반(honvan)〕은 혈중 에스트라디올 수치에 반영되지 않는다. 경구 합성 프로게스

표 3 에스트로겐 농도와 갱년기장애의 각 증상

에스트라디올 농도(pg/mL)와 그 농도에 달하지 않는 경우의 여러 증상	40대	50대	60세~
0	(월경불순 개시)		
20 뼈			○ (골다공증, 골절)
40 혈관 운동(화끈거림, 발한, 동계) 신경 증상(불면, 불안)	○	○	
60 질상피(질염 · 외음소양증)			○
80 지질대사(동맥경화)		○	
100 간장 단백 합성(SHBG 등)			

SHBG: sex hormone-binding globulin
관동맥 연축은 황체 말기부터 월경 기간에 걸쳐 빈도가 증가한다.

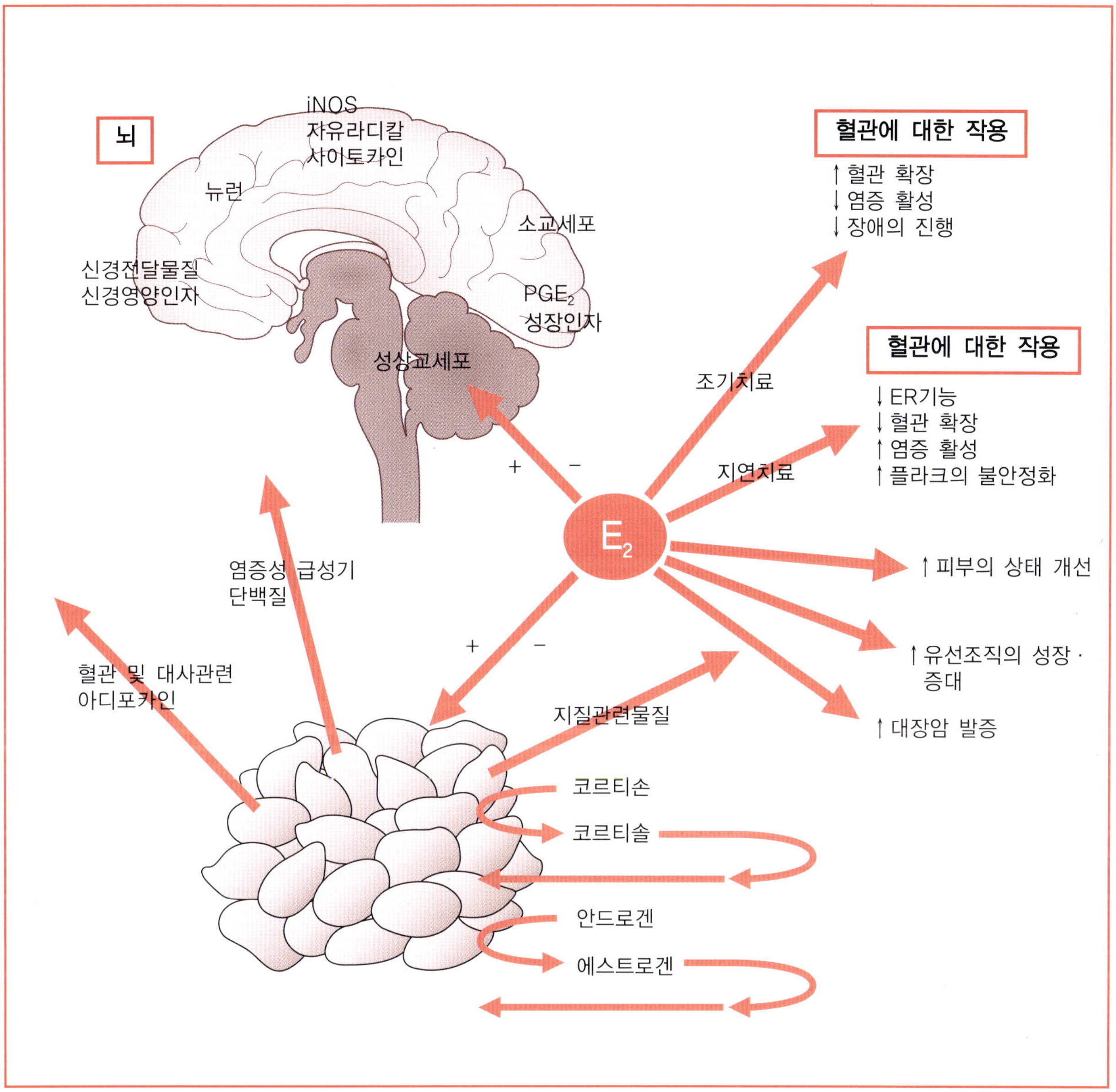

그림 7 에스트로겐의 다면적 작용

ERα가 우위: 하수체, 유선, 간, 자궁
ERβ가 우위: 방광, 전립선
ER$\alpha=\beta$: 난소, 뼈(골아세포에서는 OPG, TGF-β등을 유도)
에스트로겐 세포에서의 작용은 핵 내의 에스트로겐 수용체(ER)를 통한 것 외에 ERE 비의존적 전사 제어, 증식인자의 신호를 통한 경로 등이 있다. SERM이란 selective ER modulator의 약자로, 전신에 의존하는 ER과 결합은 하지만, 특정 조직의 ER만을 선택적으로 저해하는 약제를 말한다.

(Turgeon JL et al : Complex actions of sex steroids in adipose tissue, the cardiovascular system, and brain: insights from basic science and clinical studies. Endocr Rev 27 : 575-605, 2006)

테론(progesterone)은 혈중 프로게스테론 수치에 반영되지 않는다.

월경전증후군(PMS)을 표 5에 나타내었다.

표 4 HRT의 적응과 금기

[대증적 적응] 1) 갱년기장애의 각 증상 2) 비뇨기생식 점막 위축성 증상 3) 양측 난소 적출수술 후(폐경 전) 4) 조기 폐경 5) 우울한 상태* [예방적 적응] 1) 골다공증 2) 고지혈증 3) 알츠하이머병	[절대적 금기 예] 1) 에스트로겐 의존성 악성 종양(자궁체암, 유방암 등) 2) 원인불명의 부정 성기 출혈 3) 혈전성 질환 4) 중증 간기능장애 [주의하여 투여해야 할 경우] 1) 에스트로겐 의존성 양성 종양(자궁체암, 유방암 등) 2) 혈전성 정맥염의 기왕 3) 담석증 4) 당뇨병

*: WHI 후에는 삭제

표 5 월경 전 증후군

사회적 증상	정신 증상	신체 증상
[사회활동] · 여느 때처럼 일을 할 수 없다. · 정리정돈을 하고 싶지 않다 · 자신의 건강관리를 할 수 없다. · 모든 일이 귀찮아진다. · 여성이라는 것이 싫어진다. · 월경이 싫어진다. [대인관계] · 타인과 말다툼을 한다. · 집 안에 틀어박힌다. · 누구도 이해하거나 도와주지 않는다고 생각한다. · 혼자 있고 싶다. · 가족이나 친구에게 맞선다. · 타인과의 교제가 나빠진다.	· 초조함 · 분노하기 쉽다. · 공격적이게 된다. · 무기력 · 우울 · 자신을 하찮은 인간이라고 생각한다. · 무기력해진다. · 눈물을 잘 흘린다. · 불안이 높아진다. · 기분이 고양된다. · 집중할 수 없다. · 감정을 억제할 수 없다. · 능률이 저하한다. · 성욕이 높아진다. · 성욕이 감퇴한다.	[하복] · 하복통, 요통, 하복부가 뻐근하다. [혈관 · 신경] · 두통, 머리가 무겁다. · 어깨결림, 현기증, 수족 냉증 [수분대사] · 부종, 목이 건조하다. [기타] · 쉽게 지침, 졸음이 온다. · 분비물이 증가한다. · 몸이 순조롭게 움직이지 않는다. [알레르기 증상](코, 눈 등) [유방] · 유방이 아프고, 유방이 팽팽해진다. [피부] · 여드름이 생기기 쉽다. · 거친 피부, 화장이 잘 먹지 않는다. [소화기] · 식욕이 증가, 식욕이 없어진다. · 설사, 변비 · 음식 기호의 변화

월경의 5~10일 전에 발생하는 경우가 많다.

2 남성호르몬

기준치—20대: 8.5~27.9pg/mL
30대: 7.6~23.1pg/mL
40대: 7.7~21.6pg/mL
50대: 6.9~18.4pg/mL
60대: 5.4~16.7pg/mL
70세 이상: 4.5~13.8pg/mL
저하 경향: 8.5~11.8pg/mL
저안드로겐혈증(hypoandrogenism): 8.5pg/mL 미만
〔총 테스토스테론에서는 8nmol/L(231ng/dL) 미만〕

일본에 있어서 통일적 기준은 없지만, 최근에는 프리 테스토스테론(free testosterone) 8.5pg/mL 미만을 저안드로겐혈증〔후기발현 남성성선기능저하증후군(late-onset hypogonadism)〕이라고 부른다. 본 증후군에서는 성욕, 발기의 질의 저하 이외에 피로감, 근력 저하, 체모나 골밀도의 저하 등을 일으킨다. 임상 상에서는 ADAM(androgen decline in the aging male) 또는 PADAM(partial androgen deficiency of the aging male)과의 명확한 구별은 어렵다. 또한 타액 중의 테스토스테론 농도 측정도 시도되고 있다.

그림 4와 같이 콜레스테롤로부터 합성되는 스테로이드호르몬으로, 그림 8에 나타낸 것과 같이 LH의 작용에 의해 정소의 라이디히세포(Leydig cell)에서 합성(테스토스테론으로서 1일 5~7mg 생성), 분비되는 것 외에 부신, 난소에서도 합성, 분비되어 직접 장기에 작용하는 경우(근육 등)와 DHT나 에스트라디올로 변환되어 작용하는 경우의 3가지로 나뉜다. 안드로겐 수용체는 핵내 수용체 슈퍼패밀리의 하나이다. 그림 4의 아래쪽에 고령자에 있어서의 각종 스테로이드호르몬의 혈중농도를 나타내었다.

노화에 의해 총 테스토스테론은 저하, 결합 글로불린은 증가한다. 이것은 성선자극호르몬 Gn-RH 저하와 정소의 라이디히세포의 질 · 양 저하 등에 의한다. 하루 동안에 변동이 있어 오후에 저하한 후 상승하기 때문에 채혈은 안정되어 있는 오전 중이 바람직하다. 이 총 테스토스테론 저하에 Cox-2 활성 증가가 관계하고 있을 가능성이 시사된다.

또한 안드로겐은 단구의 혈관내피 점착을 촉진하여 혈관평활근의 증식, 유주를 증가시키는 것과 동시에 안지오텐신 II를 통한 AT1 수용체에 의한 혈관 수축이나 산화 스트레스 증대, 엔도텔린(endothelin) 증가를 통해 혈압 상승에 작용할 가능성이 있다. 표 6에 테스토스테론 요법의 위험성을 나타내었다. 한편 에스트로겐은 안지오텐신 변환효소(ACE)나 AT1 수용체에 억제적으로 작용한다.

Orwoll 등에 따르면 혈중 테스토스테론 수치가 낮은 남성은 전도하기 쉽다는 것이 밝혀졌다. 이것은 테스토스테론이 근육에 미치는 작용과 관련이 있다고 추측된다. 또한 Rosner 등은 혈중 테스토스테론 측정에 관한 미국 내분비학회의 Position Statement를 발표하고 Kaufman 등은 치료의 방향성을 정리하였다.

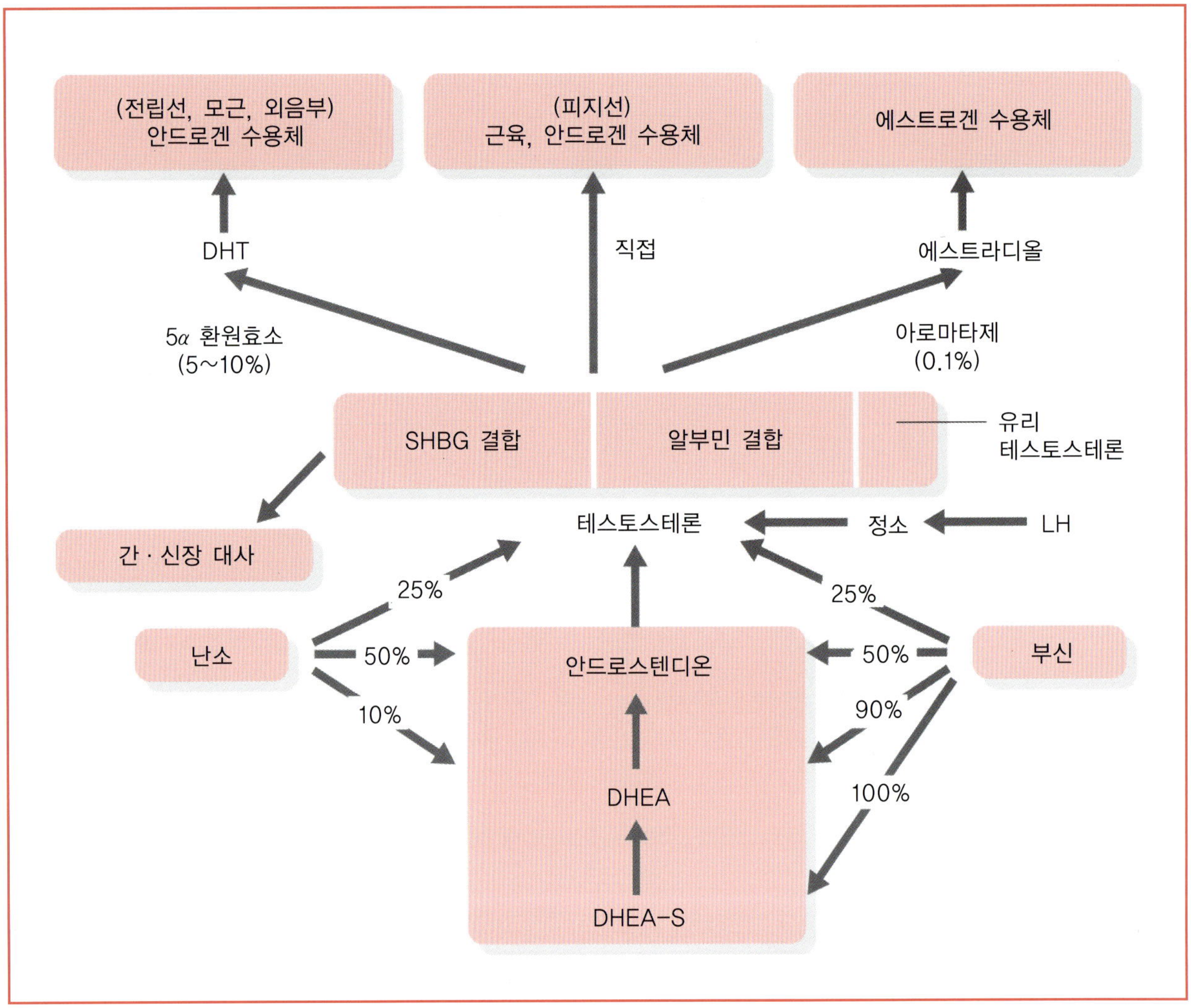

그림 8 테스토스테론의 분비 기구와 작용

테스토스테론은 5~7mg/일 생성. 유리 테스토스테론과 알부민 결합형 테스토스테론을 합쳐 생물활성 테스토스테론이라고 칭한다.

(Wu FC et al : Endocrine Rev 24 : 183-217, 2003)

총 테스토스테론 수치로서는 300ng/dL 미만 또는 프리 테스토스테론 5ng/dL 미만의 경우 성선 기능 저하로 하고, 하수체 검사를 포함한 정밀검사를 권장하고 있다. 테스토스테론 치료의 경우 적혈구 증다, 여드름, PSA 상승(1년에 1.4ng/mL 이상의 상승은 중지) 등에 유의한다는 것은 말할 나위도 없다.[85,86]

표 6 테스토스테론 요법의 위험성

심혈관장애	대부분 영향을 미치지 않거나 바람직한 작용도 보고되고 있다.
지질대사장애	보통량으로는 임상적 의의는 적다.
적혈구 증다	투여 경로에 따라 다양하다. 경피 투여에서 3~18%, 주사에서 ~44%로, 모두 사용 중에는 임상 검사가 필요하다.
체액 저류(貯留)	임상적으로 그다지 문제가 되지 않는다.
양성 전립선 비대	임상적으로 그다지 문제가 되지 않는다.
전립선암	긍정 · 부정 다양하다.
간기능장애	경구 투여로 발생해도 빈도는 적다.
수면시무호흡	많지는 않다.
여성화 유방	드물다(가역적).
피부장애	패치 제제에서 고빈도(~66%), 젤 제제에서는 적고(5%), 주사에서는 드물다.
여드름 등	많지는 않다.
정소 위축, 불임	약간 많다. 특히 젊은 남성에서 위험성이 높아지는데 요법 중지에 의해 회복한다.

(Rhoden EL, Morgentaler A : N Engl J Med 350 : 482-492 2004)

3 DHEA(dehydroepiandrosterone)

기준치(DHEA-S)—20대: 남성 1,650~5,420ng/mL, 여성 850~2,990ng/mL
30대: 남성 1,200~4,410ng/mL, 여성 640~2,030ng/mL
40대: 남성 830~3,960ng/mL, 여성 250~1,950ng/mL
50대: 남성 620~2,820ng/mL, 여성 110~1,160ng/mL
60세 이상: 남성 140~2,240ng/mL, 여성 50~1,000ng/mL

부신피질 망상층에서 분비되는 성호르몬이다. 부신피질자극호르몬(ACTH)에 의해 조절되어 6~7세부터 증가, 12~13세경에 최고 수치가 된다. 20세 이후 노화와 함께 감소한다. 노화에 의해서도 비교적 유지되고 있는 코르티솔과 달리 17,20-hydroxylase 활성이 노화에 의해 저하하기 때문에 노화의 영향을 강하게 받는다. DHEA-S가 혈중 반감기가 약 10시간 길어 DHEA의 100배 이상의 농도이다. DHEA 고유의 수용체가 있다고 여겨지고 있다.

생체 내에서의 작용을 표 7에 나타내었다. 남성호르몬 작용은 테스토스테론의 약 5%, 말초조직에서 아로마타제의 작용으로 에스트로겐으로 변환되어 작용한다. 동맥경화 진전을 일반적으로 억제한다고 여겨지고 있지만 반론도 있다.

임상 응용: 940만명을 27년간 추적 조사한 久留米대학의 데이터에서는 혈중 DHEA 농도가 높은 남성에서는 사망률이 낮았다. 한편 144예의 고령자에 대해서 DHEA를 투여한 Nair 등의

표 7　DHEA의 생체 내 기능

[중추신경계]
· 기분↑, 건강↑, 불안↓, 우울 증상↓, 피로감↓
· 성욕→(↑여성), 성에 있어서의 만족감→(↑)
[대사계]
· 인슐린 감수성→, 공복 시 혈당→
· HDL 콜레스테롤↓(→), 총 콜레스테롤→
· IGF-1→(↑)
[근육계]
· 근력→(↑), 근육량→
· lean body mass→(↑)
[골계]
· 골염량→(↑여성)
· 골대사 지표→(↑↓)
[피부]
· 피지 생성↑
· 보습성↑
· 여드름↑
[면역계]
· 당질 스테로이드의 수요(↓)
· 면역계 세포의 분포→(B세포, T세포, 자연살해세포)

(Patton PE, Battaglia DE : Office Andrology, Human Press, New Jersey, 2005)

연구에서는 2년간의 투여 후에 있어서 체조성, 인슐린 감수성 등에 변화는 보이지 않았다.[87)]

이와 같이 노화와 함께 감소하는 인자는 에이징(노화)의 마커로서는 적절할지도 모르지만, 보충함으로써 안티에이징 · 미병의학의 실천은 시기상조일지 모른다. 단면 연구와 개입 연구에 있어서의 gap solution에는 견실한 작업이 필요하게 될 것이다.

4　ED(erectile dysfunction)

발기의 발현과 그 소퇴는 자율신경에 의한 혈류 동태에 근거한 현상이다. 비발기 시에는 음경해면체에 유입하는 동맥 및 해면체의 평활근은 교감신경에서 방출되는 신경전달물질 노르에피네프린(norepinephrine)에 의해 수축하고 있다.

시각 · 청각 · 후각 · 공상 등의 심인성 자극(심인성 발기)이나 외음부에 대한 접촉 자극(반사성 발기)이나 REM 수면(야간 발기)에 의해 부교감신경 우위가 되어 NANC(nitric noncholinergic, 비아드레날린 비콜린 작동성)신경과 해면체 내피세포에서 NO(nitric oxide, 일산화질소)가 방출된다. NO는 세포 내의 가용성 구아닐산 시클라제(soluble guanylate cyclase, sGC)를 활성화하여 세포내 2차 전령(second messenger)인 고리 GMP(cyclic GMP, cGMP)를 생성한다. 평활근세포 내에 축적된 cGMP는 세포 내의 Ca 농도를 저하시키고 그 결과 해면체로 유입하는 동맥 및 해면체의 평활근이 이완되어 해면체로의 유입 혈액량은 증가하여 해면체동에 혈액이 가득 찬다. 이 발기 과정의 장애가 ED이다. ED의 체크를 하기 위한 것을 표 8에, 또한 ED의 위험인자를 표 9에 실었다〔메모(120쪽)〕.

표 8 국제 발기 기능 지수 5(IIEF5)

최근 6개월						
1) 발기를 유지할 자신의 정도는 어느 정도 있습니까?		매우 낮음 1	낮음 2	보통 3	높음 4	매우 높음 5
2) 성적 자극에 의한 발기의 경우, 몇 회 삽입 가능한 발기의 경도가 됩니까?	성적 자극 한 번도 없음 0	전혀 없음 또는 거의 없음 1	어쩌다가 (절반보다 상당히 하회하는 횟수) 2	가끔 (반 정도) 3	대략 매회 (절반보다 상당히 웃도는 횟수) 4	매회 또는 거의 매회 5
3) 성교 중 삽입 후 몇 회 발기를 유지할 수 있었습니까?	성교 시도 한 번도 없음 0	전혀 없음 또는 거의 없음 1	어쩌다가 (절반보다 상당히 하회하는 횟수) 2	가끔 (반 정도) 3	대략 매회 (절반보다 상당히 웃도는 횟수) 4	매회 또는 거의 매회 5
4) 성교 중에 성교를 종료할 때까지 발기를 유지할 수 있었습니까?	성교 시도 한 번도 없음 0	거의 곤란 1	상당히 곤란 2	곤란 3	약간 곤란 4	곤란하지 않음 5
5) 성교를 시도했을 때 몇 회 만족적으로 성교할 수 있었습니까?	성교 시도 한 번도 없음 0	전혀 없음 또는 거의 없음 1	어쩌다가 (절반보다 상당히 하회하는 횟수) 2	가끔 (반 정도) 3	대략 매회 (절반보다 상당히 웃도는 횟수) 4	매회 또는 거의 매회 5

합계 점수(　점) 합계 점수가 21점 이하인 경우, ED가 의심된다. (Impotence 13 : 35-38, 1998에서 개변)

표 9 ED의 위험인자

· 당뇨병	· 골반 손상	· 어떤 종류의 약물
· 동맥경화증	· 척수 손상	· 내분비질환
· 말초동맥질환	· MS 등의 신경질환	· HDL-C 낮은 수치, LDL-C 높은 수치
· 심혈관 병변	· drug abusers	· 분노, 불안, 우울
· 고혈압	· 알코올이나 약물 중독	
· 신부전, 투석	· 흡연	

최근 대사증후군에서도 hypogonadism, ED를 생성한다고 여겨진다.

메모

• **AGA(남성형 탈모증)**: 40대의 약 30%가 이환(罹患)하는 전두(前頭), 두정부(頭頂部)의 모발이 연모화하여 가늘고 짧아지는 탈모증의 하나이다. 테스토스테론이 5α 환원효소 II형의 작용으로 변환된 디히드로테스토스테론(dihydrotestosterone)이 모모세포에 작용하여 모주기의 성장기를 단축함으로써 발생한다. 피나스테리드〔finasteride, 프로페시아(propecia)〕가 특이적으로 효과를 나타낸다.

5-C 기타 호르몬

검/사/해/설

1 멜라토닌(melatonin)

뇌 안에 존재하는 송과체(pineal gland)에서 그림 9와 같이 트립토판(tryptophan)으로 만들어져 분비된다. 혈중에서는 대부분이 알부민과 결합, 간장에서의 first-pass 효과가 커서 반감기는 10~40분으로 비교적 짧다.

뇌, 정소, 난소 등에서 고친화성인 ML-1타입, 저친화성인 ML-2타입의 수용체와 결합한다. 그 밖에 항산화 작용도 추측되고 있다.

연령에 따른 변화: 10세 전후에 최고 수치(100pg/mL 이상), 20대 이후 급격히 저하, 특히 60세 이후에 최저 수치가 된다.

1일에 있어서의 변화: 20시경부터 증가, 오전 2~4시경에 최고 수치(100pg/mL 이상)가 된다.

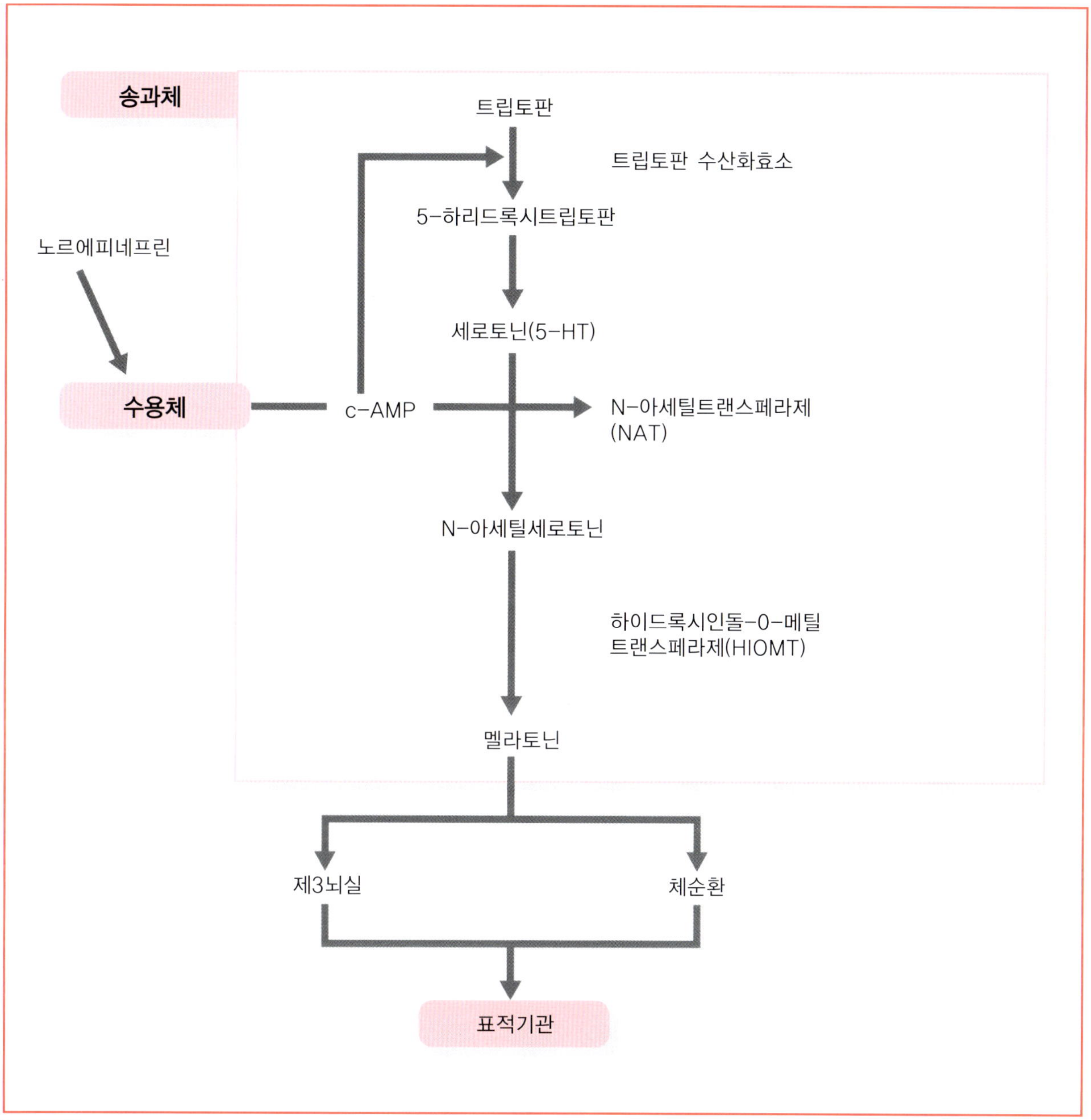

그림 9 멜라토닌의 대사

임상 응용: 불면증이나 시차증(jet lag) 등 24시간 리듬(circadian rhythm)의 장애나 계절적인 감정의 변화(동계 우울증) 등에 이용하기는 하지만 개인차가 크다. 미국에서는 보충제(supplement)로서 사용되고 있어 0.5~3mg을 취침 전에 복용한다. 또한 항산화 작용에 의해 스트레스 대책이나 암 발증에 대한 예방적 수단으로서 이용되는 경우도 있지만, 그 결과는 분명치 않다. 그 밖에 항성선 작용이나 체중 감소성 무월경 등에도 관련하고 있다.

2. 뇌내호르몬

뇌내호르몬은 신경전달물질로서의 작용도 있다. 그림 10에 Smith 등이 정리한 노화에 수반하는 뇌내호르몬 및 신경전달물질의 변화를 나타내었다.[88] IGF-1은 뇌 내에 있어서의 작용도 흥미로워 에스트로겐이나 FGF-2, 에리스로포이에틴(erythropoietin), BDNF 등과 관련하면서 신경계의 발생, 분화 등에 관여하고 있다.

표 1(102쪽)에 주요 호르몬 농도의 SI 단위로의 변환을 나타내었다〔메모(123쪽)〕.

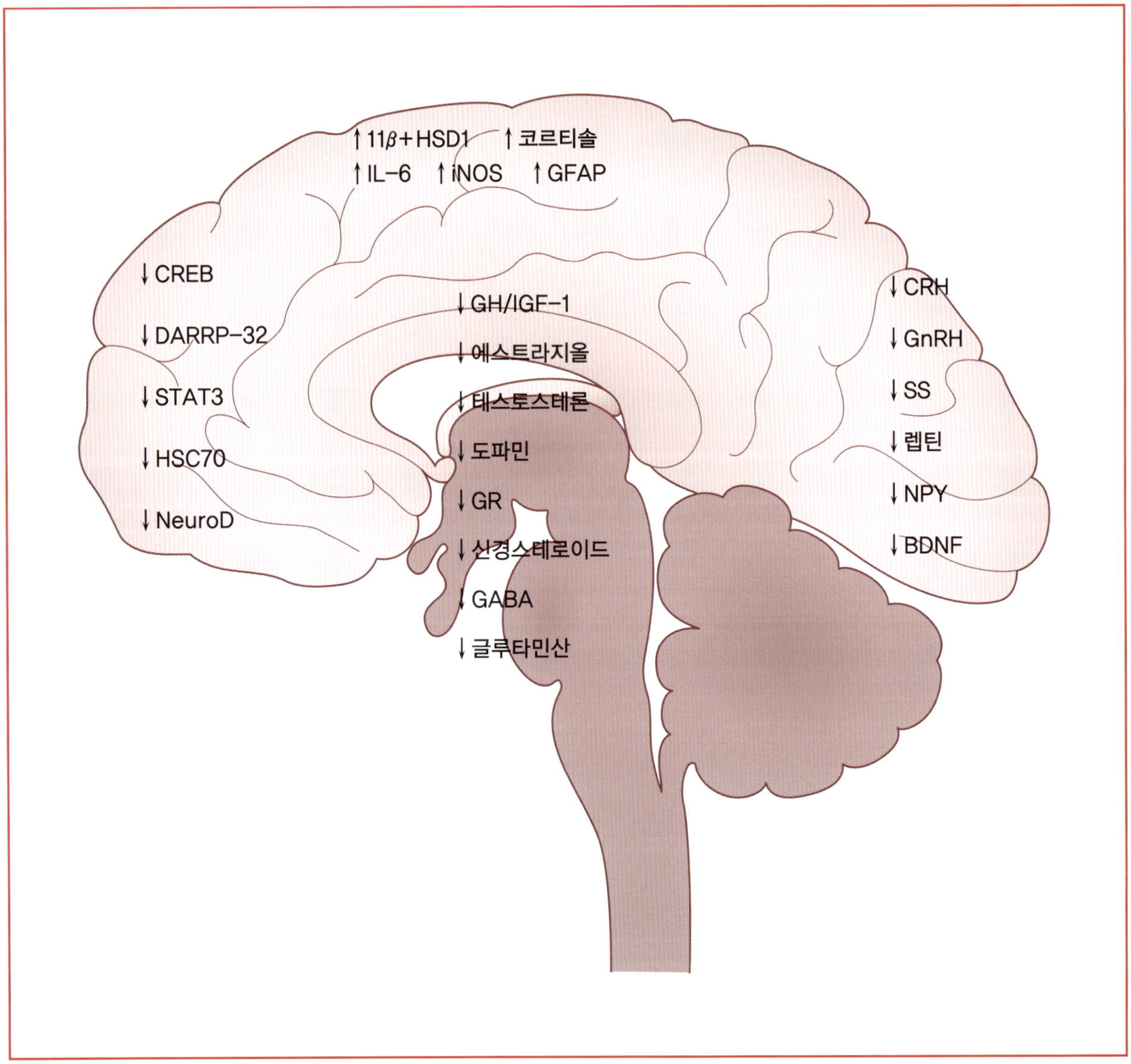

그림 10 노화에 수반하는 뇌내호르몬, 신경전달물질의 변화

(Smith RG et al : Endocr Rev 26 : 203-250, 2005)

메모

- **세로토닌**(5–hydroxytryptamine, 5–HT)(기준치: 전혈(全血): 57~230ng/mL, 혈장: 40~350ng/mL): 세로토닌(5–HT)은 중요한 생리활성물질의 하나로서 알려져 있는데, 그 특징의 하나는 많은 수용체가 존재하고 있다는 것이다. 그렇기 때문에 세로토닌은 다채로운 작용을 나타낸다. 혈소판에서는 얼마 되지 않지만 항상 생리적 자극을 받아 세로토닌이 방출되고 있는데, 이것은 5–HT1 수용체를 통해 혈관을 확장하는 방향으로 작용한다. 정상적인 혈관에서는 피드백의 메커니즘이 작용하여 혈소판 응집을 억제하고 있는데, 혈관 내피장애가 있으면 그 제어는 작용하지 않게 되어 세로토닌은 내피세포를 관통하여 혈관 평활근에 도달한다. 혈관평활근에는 5–HT2A 수용체가 존재하여 수축으로 작용한다. 건강한 사람인 경우 노화에 의해 혈장 중의 세로토닌 농도가 상승한다. 한편 전혈 중(혈소판 중)의 세로토닌 농도는 노화와 함께 저하한다. 이 둘의 비율(혈장 중 농도/전 혈중 농도)을 보면 관계가 보다 고감도로 나타난다.
- **클로토**(klotho) **단백질**: 노화 모델 마우스의 원인 유전자로 β–글루쿠로니다제(β–glucuronidase)와 상동성(相同性)을 가진 막단백이다. 그 수용체는 Na^+/K^+ ATPase의 기능과 관련, 인슐린의 세포내 신호를 억제한다. 클로토 단백질 유전자는 신장 원위세뇨관, 부갑상선, 뇌의 맥락막 등에서 강하게 발현하고 있다. 이 유전자를 결손한 Klotho 마우스는 대동맥 중막, 기관, 피부 등의 이소성 석회화, 혈청 인의 높은 수치를 초래한다.

PART 6

면역

1 면역의 성립

병원미생물이나 이물에 대한 방어 기구를 「면역」이라고 부른다. 이 작용이 지나치게 되면 자가면역성 질환이나 알레르기성 질환을 일으킨다.

방어 기구로서의 면역은 비교적 단시간에 기능하여 항원 비특이적인 자연 면역과, 수일 후부터 작용하는 획득 면역으로 나눌 수 있다. 각각에 관여하는 성분을 포함하여 아래에 나타내었다. 또한 병원미생물이 생체 내에 침입했을 경우 신속하게 간장으로 흡수되어 간장은 T세포 생성을 향해 기능한다.

림프구 중 B세포는 골수에서 발생되어 성숙하면 형질세포(plasma cell)가 되어 항체(그림 1)를 생성한다. 한편 T세포는 전구세포가 골수에서 발생된 후에 흉선으로 이동하여 선별되고 나서 말초에 출현한다. 세포막에 존재하는 단백질(CD)에 의해 아래와 같이 나눌 수 있다.

- **$CD4^{+}$: 조력 T세포(helper T cell)**
  Th1: 대식세포나 살해 T세포(killer T cell)를 활성화
  Th2: 항체 생성을 보조
- **$CD8^{+}$: 살해 · 억제 T세포(killer suppressor T cell)**

그 밖에 T세포에는 Treg(제어성 T세포)를 더하는 경우도 있다. Treg는 $CD4^{+}CD25^{-}$세포나 B세포에 작용하여 세포 증식을 제어하여 IL-10, TGF-β 생성을 증가시킨다〔메모(128쪽)〕.

Toll형 수용체(TLR)에 의해 미생물을 인식, 탐식한 조직 대식세포 등 항원제시세포(APC)로

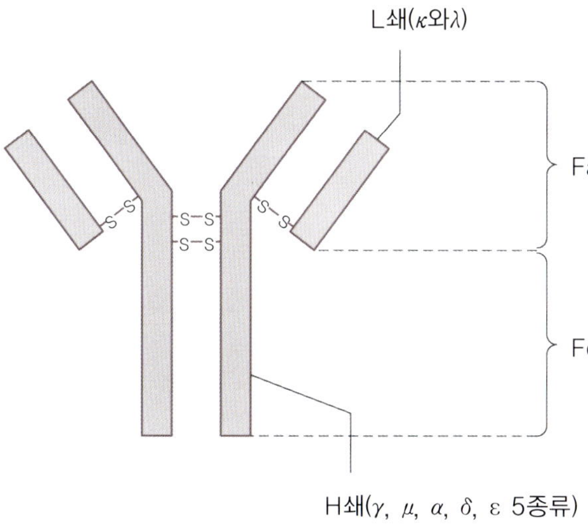

그림 1 항체의 기본 구조

부터의 정보는 T세포가 가진 T세포 수용체(T cell receptor, TCR)에 의해 실시된다. 또한 병원 미생물 등이라고 초기 단계에서 인식하는 대식세포는 만노오스 수용체(mannose receptor), 글루칸 수용체(glucan receptor) 등과 함께 미생물에 공통 분자 구조를 인식하는 TLR이 발현하고 있어 PAMP(pathogen-associated molecular pattern)라고 부른다.

2 자연살해세포(natural killer cell)(NK세포)

기준치—20~50%(^{51}Cr 유리법)

NK세포는 T세포, B세포와 달리 항원 비특이적으로 표적세포를 상해하는 능력을 가진 림프계 세포이다. 세포 표면에 CD16, CD56, NKRP-1, Ly49 등의 마커를 갖는다. 대식세포가 생성하는 IL-12에 의해 활성화한 NK세포는 IFN-γ를 생성한다. 또한 NK세포는 야간 및 동기(冬期), 또한 정신적 스트레스에 의해서도 감소한다.[89)] NK세포가 바이러스 감염세포를 공격하는 방법은 아래의 3가지이다.

- NK세포의 표면에 있는 수용체 CD161이 표적 분자의 당쇄를 인식한다.
- MHC 클래스I 분자 수용체 NKTA가 표적 분자의 MHC 클래스I 분자를 인식한다.
- Fc 수용체가 표적세포의 항원을 인식한다.

NKT세포는 약 30%가 간장으로 분포하여 세포 표면에 T세포 수용체 외에 NKR-P1 분자가 발현하고 있다. CD에서는 CD4가 발현하고, 종양의 면역학적 감시나 이식 면역 관용에 관여하고 있다. 말초 T세포의 약 5%를 차지하고 노화에 의해 약간 증가한다.

3 Thl · Th2 세포의 상호 조절

Th1과 Th2는 그림 2에 나타내는 것 같은 상호 조절을 실시하면서 각각 다른 사이토카인(백혈구, 수상세포 등에서 분비되는 체액성인자로 대부분은 당단백)을 분비한다. 사이토카인에는 IL, IFN, 종양괴사인자(TNF) 등의 있다(표 1).

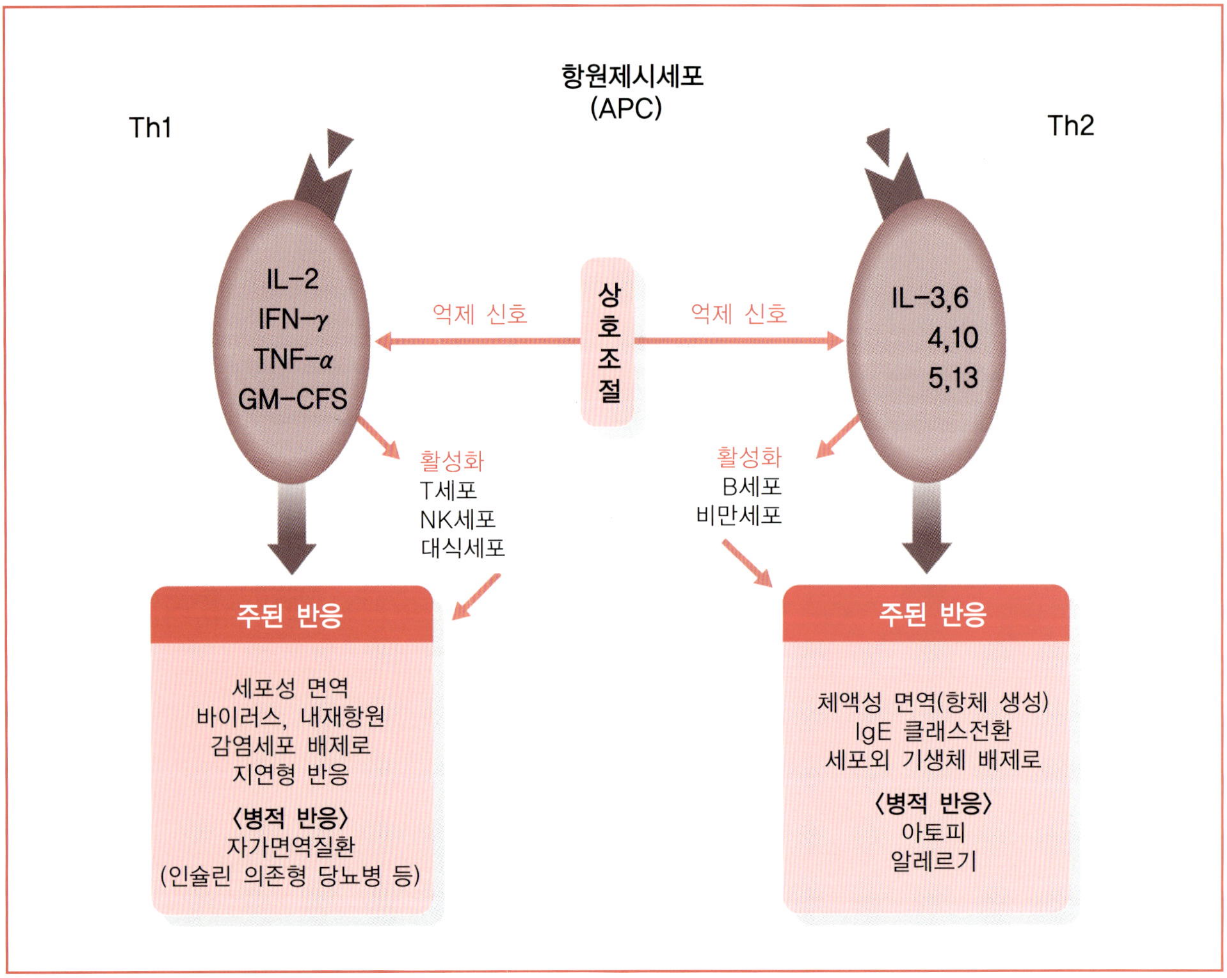

그림 2 Th1 · Th2세포의 상호작용

항원제시세포(APC)에는 대식세포, B세포, 수상세포(dendritic cell, DC)의 3종류가 있다. DC는 더욱 골수 유래, 단구 유래, 림프구 유래의 다른 소단위로 구성되어 노화에 의해 APC 활성, IL-12 생성능력은 모두 저하한다.

(山中武志: 앞으로는 면역학, 永末書店, 京都, 2006)

표 1 사이토카인의 종류와 그 역할

사이토카인	주된 생성세포	표적세포와 생물활성
IL-1	대식세포 섬유아세포 혈관내피세포	① T세포: 항원 자극의 증강, IL-2 수용체의 발현 유도 ② B세포: 분화 유도 · 증식의 증강 ③ 중추신경계: 발열 작용(내인성 발열물질) ④ 간세포: 급성기 단백 합성을 유도
IL-2	T세포	① T세포: 증식 촉진 ② B세포: 증식 촉진 ③ NK세포: 증식 촉진
IL-3	T세포	① 조혈간세포: 증식 분화 유도 ② 비만세포: 증식 촉진
IL-4	T세포	① T세포: 활성화, 증식 유도 ② B세포: 분화 촉진 ③ 비만세포: 증식 촉진
IL-5	T세포	① 살해T세포: 분화 유도 ② B세포: 증식 · 분화 유도 ③ 호산구: 분화 유도
IL-6	T세포 대식세포 섬유아세포	① T세포: IL-2 생성 증강 ② B세포: 분화 유도 ③ 골수종세포: 증식 촉진 ④ 간세포: 급성기 염증 단백(CRP 등)
IL-7	골수 간질세포	① T세포: 증식 유도 ② 전B세포: 증식 분화 유도
IL-8	단구	① 호중구: 주화성 유도
IL-10	T세포 대식세포	① Th1세포: 사이토카인 생성 억제, 증식 억제 ② 단구 · MHC 클래스 II 분자 발현 억제, 사이토카인 생성 억제
IFN-α	백혈구	① 모든 세포: 바이러스 증식 억제, 세포 증식 억제, MHC 클래스 I 발현 증강
IFN-β	섬유아세포	① 모든 세포: 바이러스 증식 억제, 세포 증식 억제, MHC 클래스 I 발현 증강

(계속)

표 1 *(계속)* 사이토카인의 종류와 그 역할

사이토카인	주된 생성세포	표적세포와 생물활성
IFN-γ	T세포	① 대식세포: 활성화 ② NK세포: 활성화 ③ 혈관내피세포: 활성화 ④ 모든 세포: MHC 클래스I 및 클래스II 분자 발현 증강 ⑤ 자유라디칼 생성
TNF-α	단구 · 대식세포	① 종양세포: 세포 상해 ② 호중구: 활성화 ③ 혈관내피세포: 백혈구 접착성 유도
TNF-β	T세포 · 단구	① T세포: 증식 억제 ② 대식세포: 활성화 억제

IL은 이 밖에도 11~29까지 존재한다. 자가분비(autocrine)→생성세포 자체에 작용한다, 주변분비(paracrine)→근방의 표적세포에 작용한다 등의 작용 경로가 있다.

(山中武志: 앞으로는 면역학, 永末書店, 京都, 2006/永田和宏 외: 세포생물학, 東京化學同人, 東京, 2006에서 개변)

메모

	자연 면역(비특이적)	획득 면역(특이적)
체액성인자	리소자임(lysozyme), 락토페린(lactoferrin), 보체, IFN-γ, TNF-α	각종 항체
세포 성분	대식세포, 수상세포*, 호중구, NK세포	B세포, T세포, NK세포, NKT세포, K세포

*: 수상세포는 단구계와 Langerhans계로 나눌 수 있다.

4 사이토카인과 동맥경화

동맥경화를 진행시키는 염증성 사이토카인과 염증을 억제하는 사이토카인으로 나눈 것이 그림 3이다. 대식세포와 사이토카인은 그림 4에 나타내는 것 같은 메커니즘으로 동맥경화 진전에 관여한다.[90] 혈중 IL-10 증가는 불안정 협심증 증례의 재발 위험성 감소와의 관련이 나타나 있다.[91]

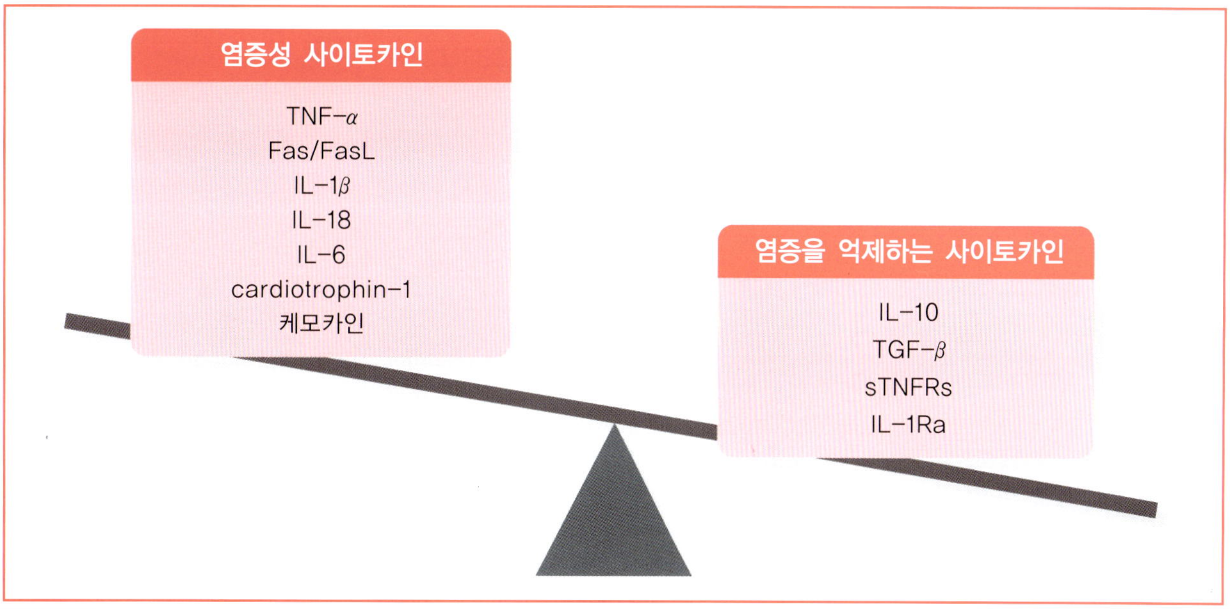

그림 3 염증성 사이토카인과 염증을 억제하는 사이토카인

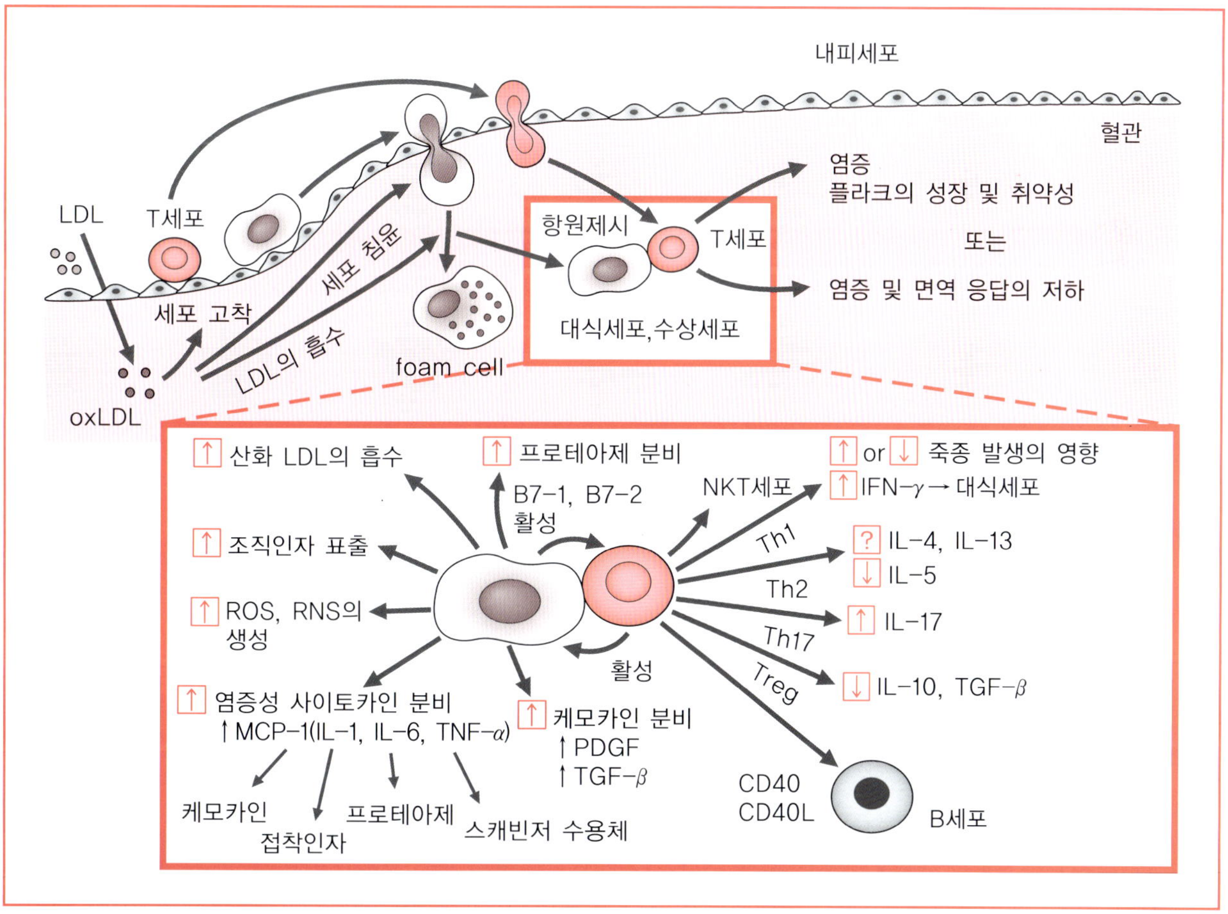

그림 4 면역과 동맥경화: 대식세포와 림프구의 작용

(Goronzy JJ et al : Circulation 114 : 1901-1904, 2006)

5 노화에 수반하는 면역 기능의 변화

노화에 수반하는 면역 기능의 변화를 표 2에 정리하였다. 노화에 수반하는 면역 기능의 저하는 흉선 위축에 의한 T세포의 감소가 주체가 되어 T세포 수는 10대를 최고 수치로 하여 20세 이후 감소하고 70세에서는 3분의 2 정도(1,000/mm^3)가 된다. $CD8^+$의 살해 · 억제 T세포는 일반적으로 감소한다고 여겨져 $CD4^+$에 관한 보고는 일정하지 않다. 이것은 $CD4^+$에 포함되는 미성숙 T세포(naive T cell, CD45RA)가 감소, 기억 T세포(memory T cell, CD45RO)가 증가하는 것의 균형에 의해 데이터가 다르다는 것을 생각할 수 있다. 또한 $CD4^+$, $CD8^+$ T세포로부터의 IL-2 생성능력은 저하하고, IL-4 생성은 증가한다. 이와 같이 Th1에서 Th2로의 치우침이 분명해진다.

B세포의 변화는 T세포의 변화에 수반하는 것이 중심으로 생각되며, 인플루엔자나 폐렴구균에 대한 백신접종으로 불충분한 항체 생성으로 발생한다.

표 2 노화에 수반하는 전신의 면역 기능의 변화

[탐식세포]
- 대식세포 기능 → 또는 ↓
- 호중구 기능 → 또는 ↓

[항원 제시능력] →

[NK세포활성] ↓

[체액성 면역]
- 혈중 면역 글로불린(특히 IgG, IgA) ↑
- 특이적 면역 글로불린 생성 ↓
- 자가항체 생성 ↑

[흉선 위축]
- 호중구 활성화 기능 ↓
- 중량(약 20g) ↓

[세포성 면역]
- T세포 수의 변화
  - $CD3^+$세포 ↓
  - $CD4^+$세포 → 또는 ↑
  - $CD8^+$세포 ↓
  - CD4/CD8 비율 ↑
  - 자가반응성 T세포 ↑
- T세포의 증식능력 ↓
- T세포의 기능 변화
  - IL-2 생성능력 ↓
  - IFN-γ생성능력 ↑
  - IL-4, IL-6 생성능력 ↑
  - Th1, Th2 비율 ↓
- T세포의 반응성 ↓
- T세포의 세포자멸사 ↑

말초혈중의 백혈구 수, 림프구 수도 저하 경향이 된다.

6 면역 · 내분비 · 신경 네트워크

활성화한 대식세포가 분비한 IL-1, IL-6, TNF-α는 시상하부의 CRH를 통해, 또한 하수체에 직접 작용하여 ACTH를 분비시킨다. 이 ACTH가 부신피질 코르티솔 등의 당질 스테로이드 생성을 높여 당질 스테로이드는 대식세포에 네거티브 피드백을 걸어 IL-1, IL-6 등의 생성을 억제한다.

PART 7

뼈

1 뼈의 리모델링

뼈는 미네랄, 수산화인회석(hydroxyapatite), 단백질(콜라겐 등)로 이루어져 있어 석회화가 발생하는 기반이 되는 단백의 집합을 기질이라고 부른다. 기질은 90%가 콜라겐(I형)이며 3가지의 단백질 사슬이 효소적 가교를 형성하고 있다. 그 밖에 오스테오칼신(osteocalcin) 등이 있다.

뼈는 골아세포, 파골세포를 중심으로 하여 리모델링이라는 흡수-형성을 반복하고 있으며, 거기에는 그림 1과 같이 많은 인자가 관여하고 있다. 이 골대사는 일반적으로 밤부터 이른 아침까지 활발하게 이루어진다. 또한 혈중 Ca는 장관에서 흡수되어 부갑상선호르몬(PTH), 활성형 비타민 D〔1,25-디히드록시비타민 D_3(1,25-dihydroxyvitamin D_3)〕, 칼시토닌 등의 작용에 의해 일정한 농도로 유지되어 대변 소변으로의 배설이 실시되고 있다.

비타민 D 중에서 25-디히드록시비타민 D(25-OH-D)는 영양의 지표가 되고, 1,25$(OH)_2$D는 신장 기능, 부갑상선 기능, Ca 조절 기능의 지표가 된다. 25-OH-D는 40~60ng/mL가 정상 범위이다. 노화에 수반하여 비타민 D 대사는 그림 2와 같이 변화한다.

콜라겐은 글리신(glycine)과 프롤린(proline)에 풍부한 폴리펩티드(polypeptide)의 3중 나선(triple helix)으로 구성되어 있다. 포유류의 신체를 만드는 단백질 중에서 가장 풍부하게 존재하고, 19종류로 나눌 수 있다.

- I형 콜라겐: 뼈, 힘줄, 피부의 주성분
- II · IV형 콜라겐: 연골에 포함된다.
- III형 콜라겐: 뼈, 힘줄에는 존재하지 않고, 그 밖에는 I형과 비슷한 분포를 나타낸다.

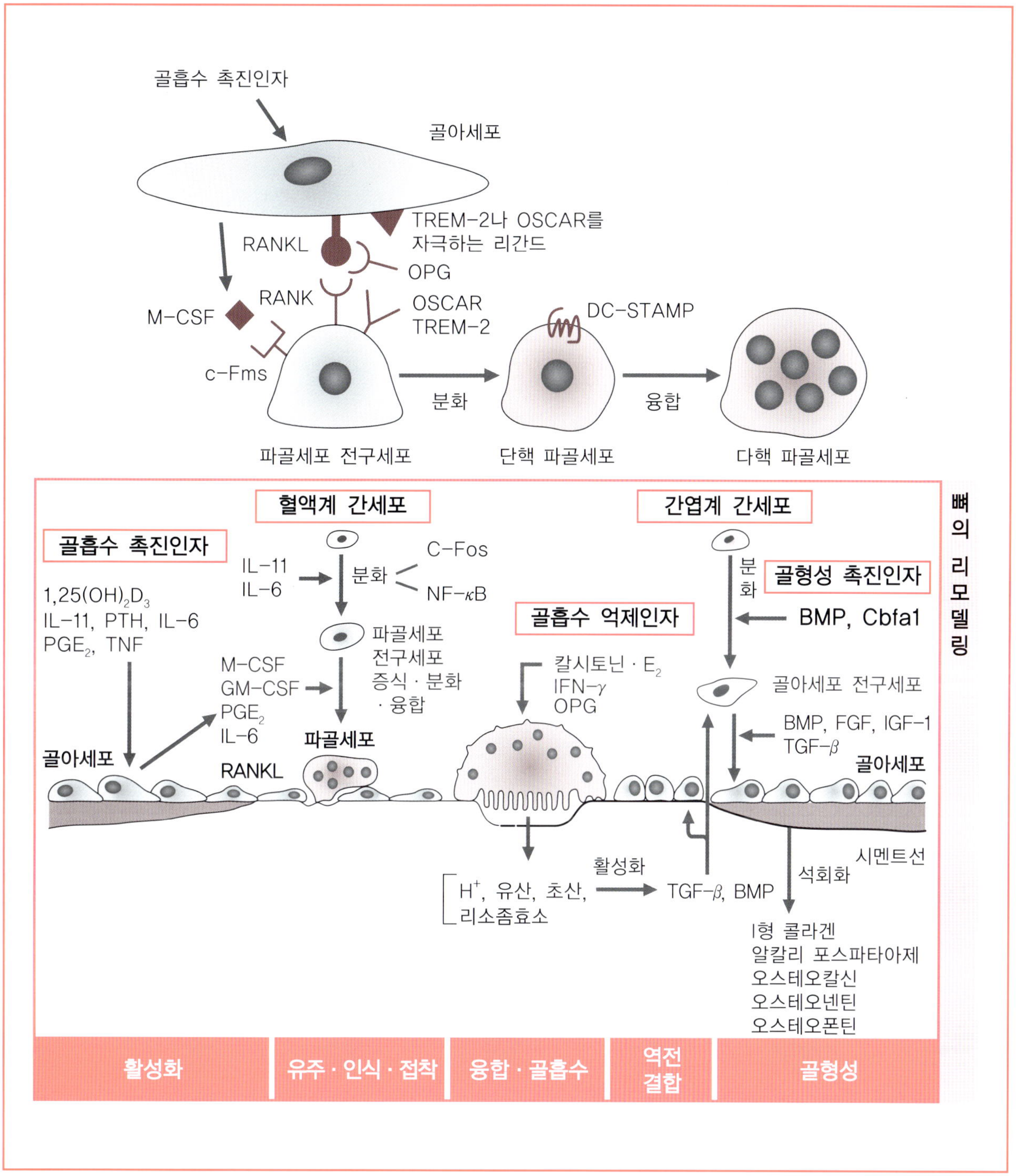

그림 1 골아세포에 의한 파골세포의 분화 · 유도와 뼈의 리모델링

DC-STAMP: dendric cell-specific transmembrane protein, M-CSF: macrophage corony-stimulating factor, OPG: 오스테오프로테그린(osteoprotegerin), OSCAR: osteoclast-associated receptor, RANK(L): receptor activator of NF-κB(ligand), TREM-2: triggering receptor expressed by myeloid cells-2

(山中正義: 식품성분과 골다공증의 예방. 건강과 장수에의 도전: 식품영양과학으로부터의 접근, 木苗直秀(편저), 南山堂, 東京, p105, 2006)

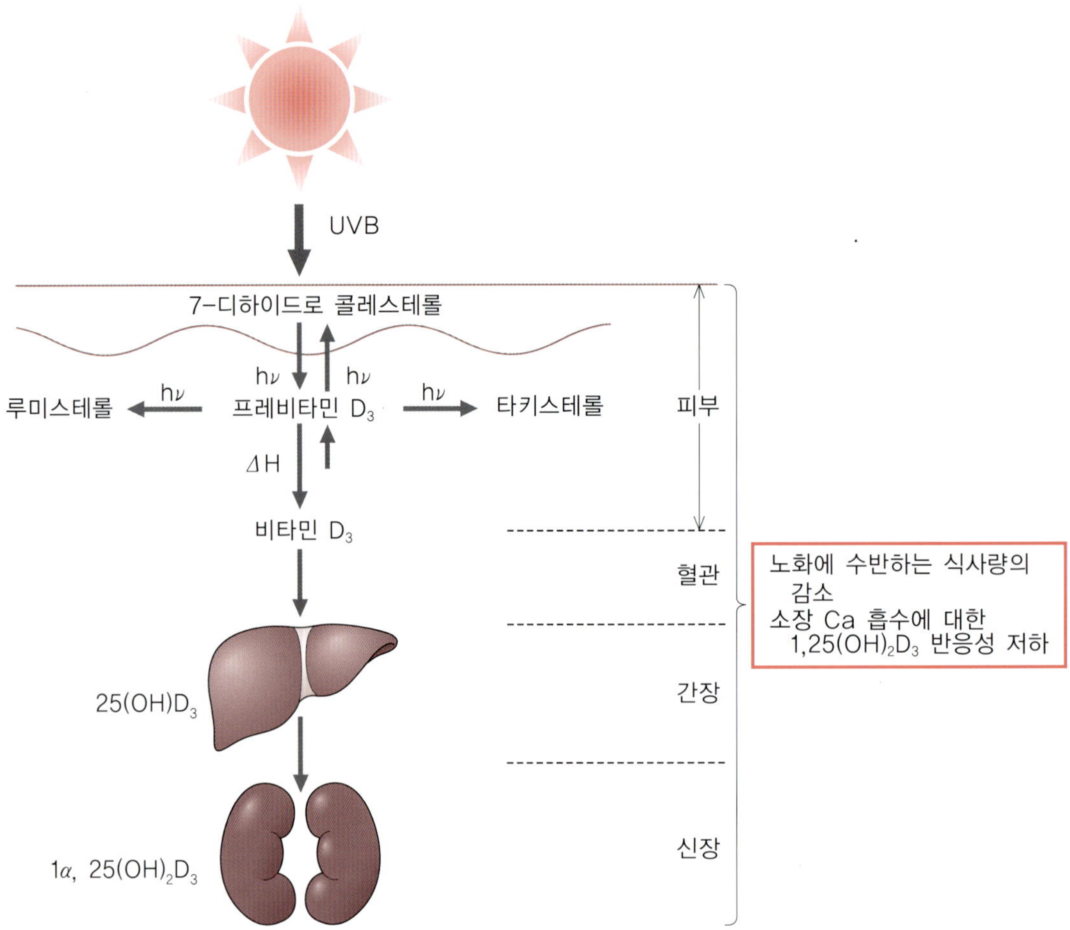

그림 2 노화와 비타민 D 대사

2 골다공증〔메모(135쪽)〕

2006년에 발표된 「골다공증의 예방과 치료 가이드라인」(일본 골다공증학회 등)에 따르면 그 병태는 골강도의 저하로 파악되어 골절의 위험성이 증대한다.[92,93] 골강도를 규정하는 인자로서는 입체 구조, 골기질 분포, 골대사 회전, 미소 상해, 골미세 구조, 석회화도가 있다.

또한 여성의 골다공증 진단 기준은 아래와 같이 정한다.

- 취약성 골절〔저골량{골밀도(BMD)가 YAM의 80% 미만}, 또는 척추 X선상에서 골다공화가 있는 경우〕이 원인으로, 경미한 외력에 의해 발생하는 비외상성 골절(골절부위는 척추, 대퇴골경부, 요골원위단 등)이 있다면 골다공증이라고 진단한다.
- 취약성 골절이 없는 경우

① 정상은 BMD가 YAM의 80% 이상 또는 척추 X선상에서의 「골다공화 없음」

② 골량 감소는 BMD가 YAM의 70% 이상~80% 미만 또는 척추 X선상에서의 「골다공증이 의심됨」

③ 골다공증은 BMD가 YAM의 70% 미만 또는 척추 X선상에서의 「골다공화 있음」

한편 남성에서는 대퇴골경부 BMD 또는 대퇴골근위부 전체와 대퇴골경부의 BMD를 이용하는 방법 등이 있으며, YAM의 70% 미만이 골다공증이 된다.

이와 같이 뼈의 화상 진단은 안티에이징 · 미병의학의 점에서도 매우 중요하다. 표 1에 각종

표 1 각종 뼈의 화상 진단 비교

DXA (이중 에너지 X선 흡수 측정)	QUS (정량적 초음파)	X선
· 골량 감소의 조기 발견 · BMD의 경과 관찰 · 치료의 모니터 · 골절 위험성 체크 등 (골질의 평가에 곤란) ↓ 전신 · 말초골, 체간골 ↓ 전체적으로는 정확하지만, 골경화가 강도인 증례나 요추에 골절, 변형이 있는 예에서는 BMD가 과대 평가된다.	· 골 내를 전파하는 초음파의 감쇠(BUA)나 속도(SOS)를 계측하여 골량을 측정 · 아직 평가는 정해지지 않았지만, 골구조 · 탄성에 관한 정보를 얻을 수 있다. ↓ 골절 위험성의 평가	· 노화에 수반하는 척추의 병변, 퇴행성 척추관 협착, 골증식 등이 체크 가능 · 후종인대 골화증도 진단 · 골다공증에서는 X선 투과성이 증가하여 세로의 골량이 눈에 띈다. · 추체의 변형

젊은 성인의 BMD 평균치를 100%로 하면 50~54세에서 90% 전후, 60~64세에서 80% 전후, 70~74세에서 70~75%가 된다.

메모

《골다공증의 분류》

<table>
<tr><td rowspan="3">골다공증
(일본에는 추정 1,075만 명의 환자가 있다고 여겨지고 있다.)</td><td rowspan="2">원발성 골다공증</td><td>유년기 골다공증</td><td>1차성: 특발성
2차성: 속발성</td></tr>
<tr><td>퇴행기 골다공증</td><td>폐경 후 골다공증
노인성 골다공증</td></tr>
<tr><td colspan="3">속발성 골다공증</td></tr>
</table>

표 2 골대사 마커의 종류

구분	검체	마커
골형성 마커		BAP(골형 알칼리 포스파타아제)* PINP(I형 프로콜라겐 가교 N-프로펩티드) PICP(I형 프로콜라겐 가교 C-프로펩티드) OC(오스테오칼신)
골흡수 마커	혈청	NTX(I형 콜라겐 가교 N-텔로펩티드)* CTX(I형 콜라겐 가교 C-텔로펩티드)* TRACP5b(주석산 저항성 산성 포스파타아제) 최근 단일클론항체에서 측정 일내 변동, 식사의 영향을 받지 않는다. 폐경 후의
	소변	NTX(I형 콜라겐 가교 N-텔로펩티드)* CTX(I형 콜라겐 가교 C-텔로펩티드)* DPD(디옥시피리디놀린) 유리형 DPD* 총 DPD

*: 골다공증에 보험 적용이 있는 검사
골형성 마커는 혈청, 골흡수 마커는 혈청 또는 소변을 측정한다.
소변은 크레아티닌으로 보정하여 표시된다.

표 3 골대사 마커의 기준치, 컷오프치, 최소 유의 변화, 이상 고치(高値)

항목	기준치	컷오프치	최소 유의 변화	이상 고치	
혈청 BAP(EIA)	7.9~29.0[#1] U/L	29.0	23.1%	75.7 <	6개월
혈청 NTX(ELISA)	7.5~16.5[#2] nmolBCE/L	16.5	14.2%	24.0 <	
소변 NTX(ELISA)	9.3~54.3[#1] nmol/mmol · Cr	54.3	35.0%	89.0 <	3~6개월
소변 CTX(ELISA)	40.3~301.4[#1] μg/mmol · Cr	301.4	51.1%	564.8 <	
소변 DPD(ELISA)	2.8~7.6[#1] nmol/mmol · Cr	7.6	29.6%	13.1 <	

#1: 30~44세의 폐경 전 여성의 기준치, #2: 40~44세 폐경 전 여성의 기준치
컷오프치: 미폐경 여성 평균 + 1.96SD에 해당, 괄호 안은 측정법을 나타낸다.

뼈의 화상 진단을 정리하였다.[94] 최근에는 CT〔quantitative CT(QCT) ; 공간 분해능력 0.3mm, 골량은 100~300μm〕도 이용된다.

한편 골다공증의 진단에 있어서 화상 진단과 함께 중요한 것이 골대사 마커이다. 표 2에 골대사 마커의 종류를,[95] 표 3에 각 골대사 마커의 기준치, 컷오프치 등을 나타내었다. 또한 문진, 이학적 소견을 포함한 골다공증 진단의 흐름을 그림 3에 나타내었다. 연간 전도율은 35~49세의 약 20%와 비교하여 85세에서는 약 절반이 되고 골다공증을 수반하면 와병생활의 위험성이 증대한다〔메모(138쪽)〕.

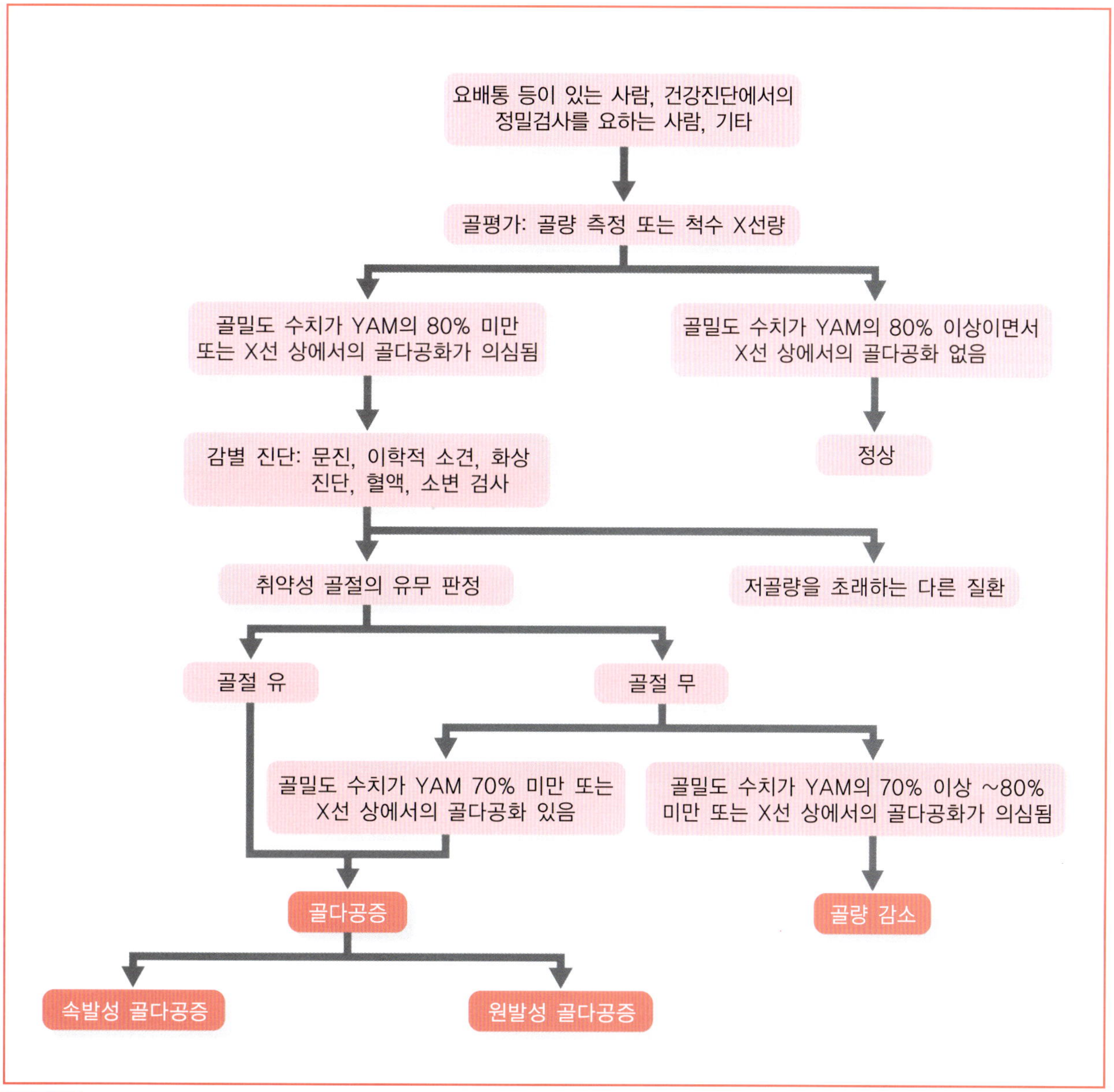

그림 3 일본 골대사학회의 진단 기준에 근거한 골다공증 진단의 흐름

(일본 골대사학회: 골다공증의 예방과 치료 가이드라인 2006년판)

골다공증이 안티에이징 · 미병의학에 있어서 중요한 것은 대퇴골경부 골절이 와병생활의 유인이 된다는 점이다. 일본에 있어서의 2002년의 대퇴골경부 골절 발생 환자 수는 117,900예(남성 25,300예, 여성 92,600예)로, 40세 미만과 40대에서는 남성이 많고 그 이후는 여성의 비율이 높아진다. 남성의 골다공증은 2차성 비율을 무시할 수 없어 검사가 중요하다.

메모

- **WHO가 10년간의 골다공증에 의한 골절을 생각한 위험인자(2005년)**: 골밀도, 연령, 50세 이후의 기왕 골절, 흡연, 알코올, 스테로이드 복용, 류마티스 관절염, 저BMI, 우유 섭취

검/사/해/설

1 골형 알칼리 포스파타아제(bone alkaline phosphatase, BAP)

골아세포의 분화가 낮은 상태를 나타내는 골형성 마커이다. 골아세포에 의해 합성되고 포스포리파아제 D(phospholipase-D)에 의해 유리되어 혈중으로 방출된다.

total ALP로서는 뼈, 간장, 신장 유래의 것이 존재하고 정상적인 간 기능을 가진 경우에는 total ALP의 90%가 간장과 뼈 유래이다.

혈중 BAP는 유아기, 사춘기에 최고가 되고 해면골의 양과도 상관관계가 있다.

2 I형 프로콜라겐 가교 N-프로펩티드(procollagen type I N-terminal propeptide, PINP), I형 프로콜라겐 가교 C-프로펩티드(procollagen type I C-terminal propeptide, PICP)

골아세포의 비교적 분화가 낮은 상태에서 분비되는 콜라겐 합성 중에 절단되는 말단 프로펩티드로, N단이 PINP(분자량 35kDa, 혈중농도 20~80ng/mL), C단이 PICP(분자량 100kDa, 혈중농도 40~200ng/mL)이다.

혈중 PINP는 음식물 섭취에 의한 영향을 받지 않아 골다공증의 치료 효과 판정의 지표로 여겨지지만, 보험 적용은 되지 않는다. 한편 혈중 PICP는 전이성 골종양의 지표로서 보험 적용이 된다.

3 오스테오칼신(osterocalcin, OC)

골아세포의 분화가 진행된 성숙 시에 분비되는 분자량 5,900의 골형성 마커이다. 골아세포에 의해 합성되는 비콜라겐성 단백의 약 4분의 1을 차지하고 γ-카르복시글루탐산(γ-carboxyglutamic acid, Gla)을 포함한다.

혈중 OC는 완전(intact), N단, 중앙~C단 등 몇 가지의 단편으로서 존재하여 건강한 사람에 있어서의 완전형 농도는 2.59nM으로 여겨진다. 원발성 부갑상선기능항진증, 갑성선기능항진증이나 활성형 비타민 D 투여 등으로 혈중농도가 증가한다.

4 I형 콜라겐 가교 N-텔로펩티드(collagen type I N-telopeptide, NTX)

카텝신 K(cathepsin-K) 또는 MMP(matrix metalloproteinase)에 의한 파골세포의 골흡수를 반영하는 지표이다.

혈청 NTX는 식사에 의한 영향은 받지 않지만, 하루 동안에 약간의 변동이 있을 수 있기 때문에 동일한 증례의 추적 조사(follow up) 등에서는 동일한 시각의 채혈이 권장된다. 또한 약간이기는 하지만 신장 기능에도 영향을 미친다.

소변 NTX는 1일의 NTX 총 배설량과 가장 상관관계가 좋은 2번째 소변을 이용하는 것이 권장된다. 또한 일내 변동, 일차 변동이 있는 것에도 주의를 요한다.

5 I형 콜라겐 가교 C-텔로펩티드(collagen type I C-telopeptide, CTX)

카텝신 K에 의한 파골세포의 골흡수를 반영하는 지표이다. CTX는 오전 2시부터 8시까지가 최고 수치가 되고, 오후 1시부터 11시까지는 비교적 낮은 수치가 되기 때문에 소변 CTX의 평가에도 이런 일내 변동을 고려해야 한다. 노화에 의한 변화는 소아기에 현저히 증가하고 30대에는 그 5분의 1 이하 정도의 낮은 수치로 추이되고 40대 후반부터 점감된다.

6 디옥시피리디놀린(deoxypyridinoline, DPD)

콜라겐 구조에 있어서 나선 구조를 만들지 않는 텔로펩티드(N말단, C말단)에 존재하여 콜라겐 내의 각 사슬을 연결하고 있다. 피리디늄 가교(pyridinium crosslink)가 간장에서 대사되어 신장으로부터 배설된 것이다.

DPD는 식사에 의한 영향은 받지 않지만 일내 변동을 갖기 때문에 이른 아침 2번째 소변을 이용하여 크레아티닌으로 보정한다.

PART 8

신경계

1 뇌의 기능

뇌를 각 부위로 나누면 각각의 작용은 아래와 같이 된다.

- 대뇌…전두엽: 행동 개시나 억제. 주의 · 집중력 · 판단 등
  측두엽: 청각, 언어 이해, 후각
  두정엽: 공간, 시각 인지
  후두엽: 시각 중추
- 소뇌: 균형, 협조 운동
- 뇌간: 의식(각성 · 수면), 호흡, 심박 등

2 노화에 수반하는 신경계의 변화

노화에 수반하는 신경계의 변화를 그림 1에 정리하였다. 뇌 용량은 20대에 최대가 되고 60대 전반까지 거의 유지되다가 80대에 용량 · 중량 모두 10% 전후로 감소한다. 특히 신경세포가 모여 있는 회백질은 10대부터 감소가 시작되는 것에 반해 신경섬유가 주행하는 백질은 30대까지 증가한 후에 감소한다. 또한 노화에 수반하는 혈류 저하는 전부의 대상회(gyrus cinguli)에서 알

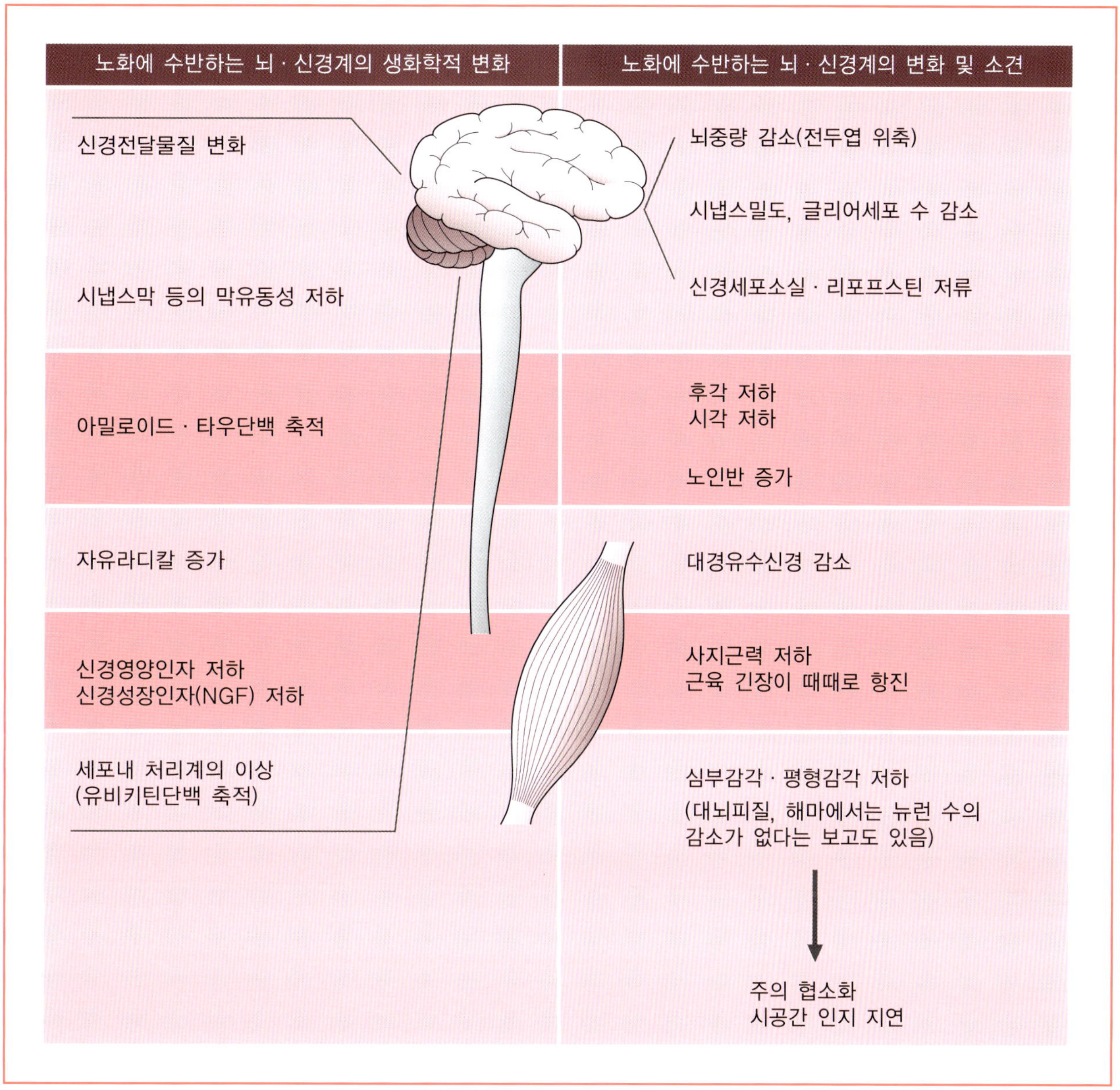

그림 1 노화에 수반하는 신경계의 변화

NGF: nerve growth factor

수 있다. 또한 에피소드 기억 기능은 40대부터 저하가 시작하여 70대 이후에 그 저하가 현저해진다. 이 중에서 안티에이징 영역과 깊은 관계를 갖는 것이 인지증(치매)이다.

3 인지증(치매)·알츠하이머병[96,97]

인지증(치매)은 후천적으로 발생한 뇌의 기질적 병변의 결과 정신 기능의 쇠퇴 또는 붕괴가 초래되는 것이다. 분류를 그림 2에, 개정 長谷川식 간이 지능 평가 척도(HDS-R)를 표 1에 나타내었다. 기억력장애뿐만 아니라 고차 피질 기능(사고, 이해, 계산, 언어 등)도 장애를 받는다. 증상으로부터 본 고차 뇌 기능장애로서는 쉽게 피로를 느끼고, 탈억제(이른바 '분노하기 쉽다'), 주의장애, 판단력 저하, 지남력장애(disorientation), 실인증(agnosia), 실어증(aphasia), 실행증(apraxia) 등이 있다. 지남력장애는 시간→장소→인물 순으로 진행되는 경우가 많고 발증 5~8년에 작화증(confabulation), 우울증 등의 정신 증상이나 실어증, 실인증 등을 보이는 경우도 있

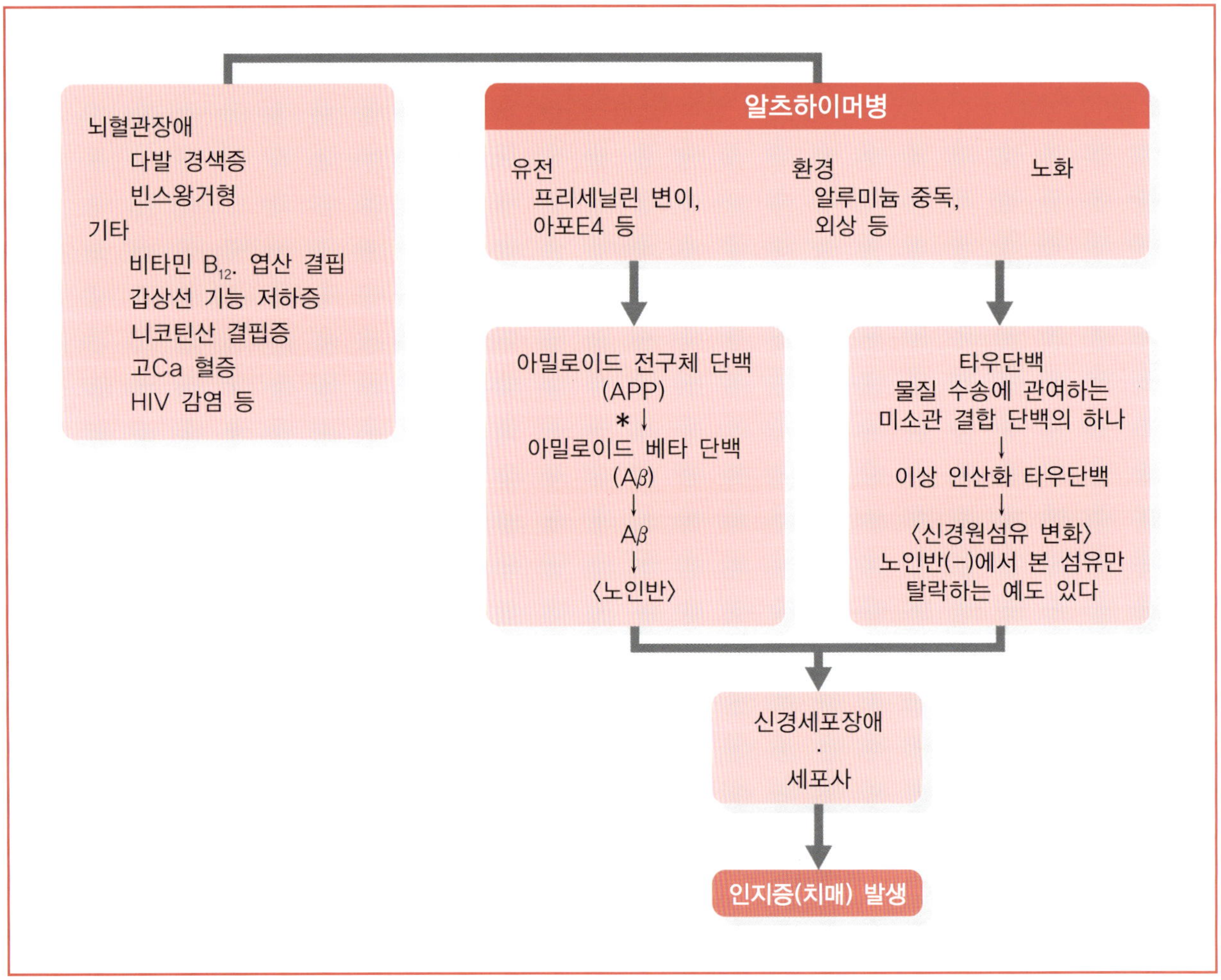

그림 2 인지증(치매)의 분류

아포 E는 뇌 내의 성상세포(astrocyte)에서 분비되어 노인반에 침착한다.
*부분의 잘라진 β, γ-세크레타제(secretase)가 필요하게 된다.

표 1 개정 長谷川식 간이 지능 평가 척도(HDS-R)

(검사일 : 년 월 일)		(검사자 :)
성명 : 생년월일 : 년 월 일 연령 : 세		
성별 : 남 / 여 교육년수(연수로 기입) : 년 검사 장소 :		
DIAG : (비고)		
1	몇 살입니까?(2살까지의 오차는 정답으로 인정)	0 1
2	오늘은 몇 년 몇 월 몇 일 무슨 요일입니까? (년, 월, 일, 요일이 정답으로 각각 1점씩) 년 월 일 요일	0 1 0 1 0 1 0 1
3	우리가 지금 있는 곳은 어디입니까? (자발적으로 가능하다면 2점, 5초를 두고 집입니까? 병원입니까? 시설입니까? 중 정확한 선택을 한다면 1점)	0 1 2
4	지금부터 말하는 3가지의 단어를 말해 주십시오. 나중에 다시 물어볼 테니 잘 기억해 두십시오(아래의 계열 중 하나에서 채용한 계열에 ○표시를 해 둔다). 1: a) 벚꽃 b) 고양이 c) 전철 2: a) 매실 b) 개 c) 자동차	0 1 0 1 0 1
5	100에서 7을 차례대로 빼 주십시오(100-7은? 그리고 다시 7을 빼면? 이라고 질문한다. 처음의 답이 틀린 경우, 중단한다. 각각 1점). (93) (86)	0 1 0 1
6	내가 지금부터 말하는 숫자를 거꾸로 말해 주십시오(6-8-2, 3-5-2-9를 거꾸로 말하게 한다. 3자리수를 실패하면 중단한다). 2-8-6 9-2-5-3	0 1 0 1
7	좀 전에 기억하게 한 단어를 다시 한 번 말해 주십시오(자발적으로 회답이 있다면 각 2점, 만약 회답이 없을 경우, 아래의 힌트를 주고 정답이라면 1점). a) 식물 b) 동물 c) 탈 것	a: 0 1 2 b: 0 1 2 c: 0 1 2
8	지금부터 5개의 물건을 보여드립니다. 그것을 감출 테니 무엇이 있었는지 말해 주십시오(시계, 열쇠, 담배, 동전 등 반드시 서로 관계가 없는 것).	0 1 2 3 4 5
9	알고 있는 야채의 이름을 가능한 한 많이 말해 주십시오(대답한 야채의 이름을 오른쪽 칸에 기입한다. 도중에 막히거나, 약 10초간 기다려도 말을 하지 않는 경우에는 거기에서 중단한다). 0~5=0점, 6=1점, 7=2점, 8=3점, 9=4점, 10=5점	0 1 2 3 4 5
	합계 득점	

다. 또한 발증 전후의 가벼운 증상의 시기를 MCI(건망증성 경도 인지장애)라고 칭한다. 자각적인 기억장애가 있고 가족도 그것을 확인하고 있는데 자동차 운전 등의 일상생활 능력은 유지되고 있다. 이와 같은 기억장애를 전두엽 · 후두엽장애로 인해 발생되어 언어의 의미나 물체의 이름 등을 기억하는 '의미 기억'과 스포츠를 하는 방법이나 자동차 운전 등 경험에 근거한 '수속 기억'으로 나누는 경우도 있다.

알츠하이머병의 화상에는 아래와 같은 특징을 들 수 있다.

- 해마를 포함하는 측두엽 내면(상측두회, 특히 궁내측 영역부터 시작한다), 계속해서 측두 · 두정엽 피질에서 혈류 · 대사가 저하한다.
- 측뇌실 확대, 뇌 위축, 해마 위축, MRI T2 강조 화상에서의 두정엽부위에 있어서의 신호 강도 저하

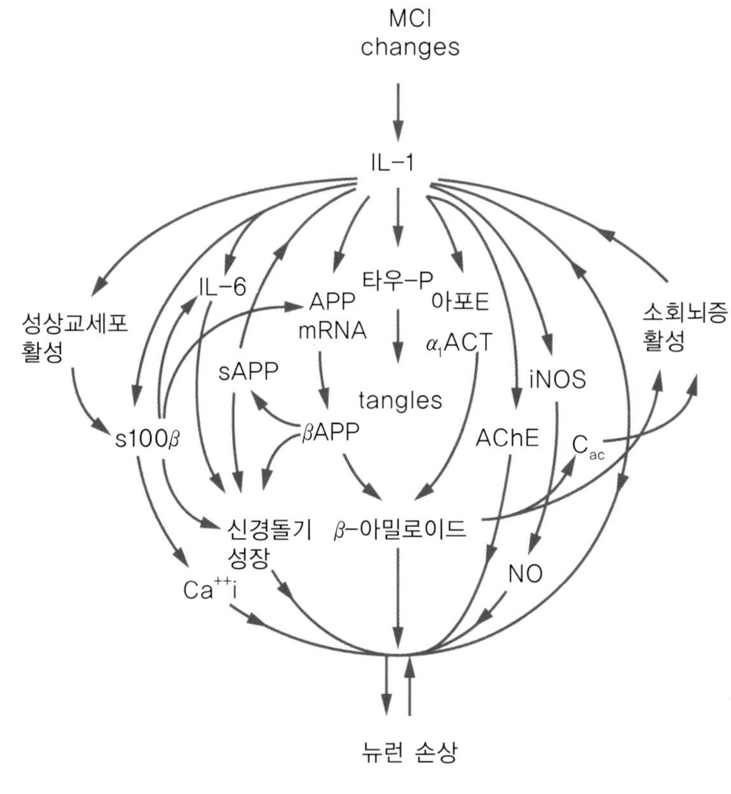

그림 3 알츠하이머병의 바이오 리스크 마커

뇌척수액의 Aβ40, Aβ42, 타우(tau), 181p-tau 등, 최근에는 혈장중 Aβ, Aβ올리고머(oligomer) 등도 임상 진단이나 발증 예측의 바이오 마커로서 이용되고 있다.

(Thal LJ et al : Alzheimer Dis Assoc Disord 20 : 6-15, 2006)

또한 양전자방사단층촬영장치(PET)나 자기공명화상장치(MRI) 등의 화상 진단을 이용한 알츠하이머병의 진단 기준 연구(Japanese Alzheimer's Disease Neuroimaging Initiative, J-ADNI)가 2007년부터 시작되었다.

알츠하이머병의 바이오 리스크 마커로서 확정된 것은 아직 없지만, 그림 3에 나타낸 것과 같은 염증성 사이토카인과 β-아밀로이드 단백(β-amyloid protein) 생성과의 관계가 밝혀지고 있다.[98] Aβ42란 Aβ의 C말단이 42번째 Ala까지 늘어난 것이다. 정상세포가 분비하는 Aβ는 40번째의 Val에서 끝나는 Aβ40이 90%를 차지한다.

4 스트레스

생체에 스트레스가 부하되었을 때 생체에 발생하는 여러 가지 변화는 스트레스 반응으로서 정리할 수 있다(그림 4).

안티에이징 · 미병의학의 정신 영역에 있어서 스트레스 반응을 이해하는 것은 매우 중요하다. 이러한 스트레스 반응이 불안, 우울, 학습 · 기억력 등에 작용함으로써 경우에 따라서는 에이징(노화)을 가속화하기 때문이다. 스트레스 반응을 검사하는 것은 혈중, 요중의 코르티솔 농도, 타액 중의 크로모그라닌 A(chromogranin-A) 농도 측정 등인데, 스트레스가 더해지고 난 후의 시간적 경과가 짧아 정확히 파악하는 방법은 적다.

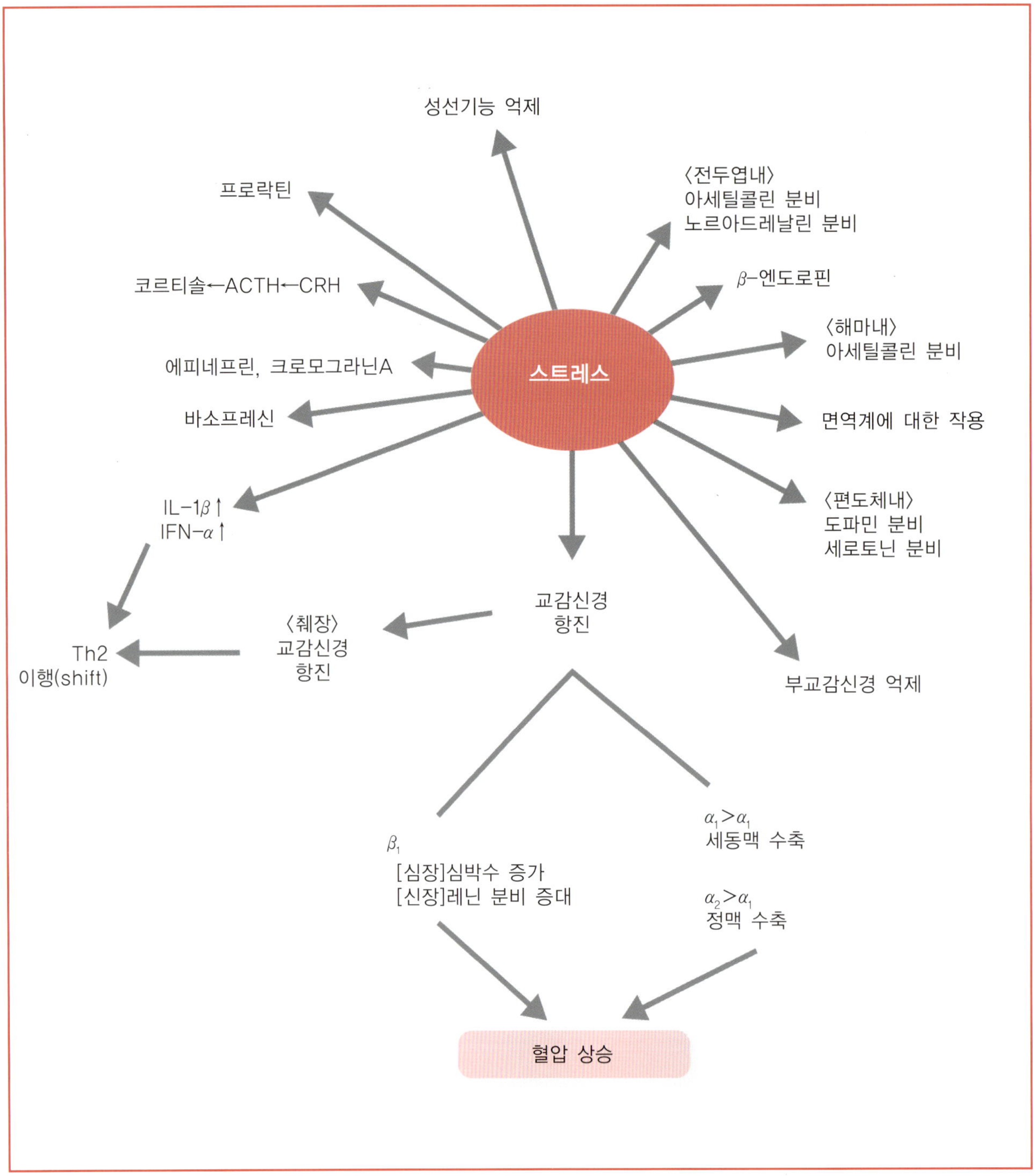

그림 4 스트레스에 대한 생체 반응

PART 9

유전자

1 게놈(genome) · DNA

생명의 기본적 설계도라고 할 수 있는 게놈(genome)은 30억의 염기대로 이루어진 DNA(디옥시리보핵산)이다. DNA는 22종류의 상염색체로 X · Y의 성염색체 속에 존재하여 유전 정도를 담당하고 있다. DNA는 핵산이며 아래와 같은 구성 성분으로 이루어져 있으며 고분자 DNA에서는 오른쪽으로 회전하는 나선 구조로 되어 있다〔메모(148쪽)〕.

RNA와의 차이는 오탄당(pentose)의 차이〔DNA: 2-디옥시리보스(2-deoxyribose), RNA: 리보스(ribose)〕와 염기의 차이에 의한다. 염기 중 A, C, G는 DNA, RNA에 공통이지만 T는 DNA, U는 RNA에만 포함된다.

- 퓨린(purine): 아데닌(adenine, A) · 구아닌(guanine, G)
- 피리미딘(pyrimidine): 시토신(cytosine, C) · 티민(thymine, T) · 우라실(uracil, U)

상염색체 상의 유전자는 반드시 2개가 있다(때문에 유전자형을 2자로 나타낸다). 또한 대립유전자를 allele이라고 부른다.

DNA의 배열은 전사되어 mRNA가 되고 번역되어 단백질이 된다. mRNA에 있어서 특정 3개의 염기 배열은 코돈(codon)으로 불리고, 1개의 아미노산에 대응한다. 이 RNA도 단백으로 번역되는 RNA와 번역되지 않는(non-coding) RNA로 나누어져 후자가 의외로 많다는 것이 주목을 받고 있다. 또한 DNA의 배열 모두가 단백질을 만드는데 필요한 정보를 가지고 있는 것이 아니라 그와 같이 단백질을 만드는 근원이 되는 부분을 엑손(exon), 그렇지 않은 부분을 인트론

(intron)이라고 부른다.

또한 번역된 단백질에서 실활(失活)한 것은 샤페론(chaperone)의 작용으로 재생하거나 유비퀴틴 · 프로테아좀(ubiquitin · proteasome)계에 의해 분해된다. 결과적으로 사람의 유전자 수는 약 25,000종으로 여겨진다.

이 30억개나 되는 유전 정보는 많은 부분에서 다르다.

- 유전 정보(암호)의 차이: 유전자 다형(polymorphism). 일반적으로는 1% 이상의 빈도
- SNP(single nucleotide polymorphism). 수백 염기에 1개의 비율로 발생. 염기의 치환(점돌연변이)에 의한 유전자 다형

2형 당뇨병 등 다인자가 관여하는 유전병에 있어서는 발생하는 단백질의 양적, 질적 변화에 기인하는 기능장애, 환경 요인의 작용, 질환 자체의 발증 빈도 등에 의해 최종적인 발증이 결정되기 때문에 유전자 검사=발증 진단이 될 수 없다.

메모

뉴클레오티드(nucleotide)

핵산 = 염기 + 오탄당 + 인산

뉴클레오시드(nucleoside)

2 유전자 검사의 실제

필자 등은 「건강 수명 검사」에 있어서 Geno Marker(G&G사)를 사용하여 유전자 검사를 실시하고 있다. 그 한 예를 그림 1에 나타내었다.

하단에 나타내는 18개의 SNPs를 해석함으로써 심근경색증에 관한 유전자로부터 본 위험성을 교차비(odds ratio)로 나타낸 것이다. 자각 증상을 수반하는 경우가 적은 대사증후군이나 생활습관병의 위험성도 같이 나타나 있다. 이것은 생활습관 개선을 향한 동기 부여에 효과적인데, 기초 연구나 역학적 해석에 의해 위험성은 변동한다는 것을 진찰자에게 설명하여 유전자 검사에 의해 질병 발증이 결정되는 것은 아니라는 것을 이해시킬 필요가 있다.

현재 심근경색, 뇌경색, 대사증후군, 고혈압, 당뇨병, 미토콘드리아 유전자 등을 사전동의(informed consent)를 철저히 한 후에 검사를 실시하고 있다.

《심근경색 세트》

검사 번호: A　　　　　　　　　　　　　　　　　　　접수일: 2008년 ●월 ●일

조회 번호: TMC00117　　성별: 남　　연령: 52세　　　　보고일: 2008년 ▲월 ▲일

머리말

이 검사에서는 심근경색 발증과 연관을 보인 18개의 SNPs(일염기다형) 유전자형을 검사하고 그 결합을 가지고 심근경색 발증 리스크를 예측한다. 개인에 따라 유전인자는 평생 변하지 않지만 노화와 생활습관, 기타 질환으로 종합적인 리스크는 크게 변한다. 이 검사로 심근경색 발증에 있어 유전 요인을 인식하고 의사의 지도를 근거로 생활습관의 개선과 위험인자의 조기 치료를 행하여 심근경색을 예방하는데 유용하게 사용하십시오.

D

종합평가

예측확률	:	0.48
교차비율	:	3.9배

당신의 심근경색 발증 리스크의 정도「예측확률」은 0.48이고, 이 값은 일본인들의 리스크 평가 중「D(평균보다 다소 높다)」로 판정되었다.

리스크 평가 구분「D」인 당신은 유전인자로부터 보면 심근경색 발증 리스크가 평균보다 다소 높다고 말할 수 있다. 또한 흡연, 과로, 고도의 스트레스나 고혈압, 당뇨병, 고지혈증, 비만 등 생활습관이 있으면 심근경색 발증 리스크는 더욱 높아진다. 거꾸로 유전인자로서는 발증 리스크가 다소 높다 하더라도 그 밖의 요인이 없으면 종합적인 심근경색 발증 리스크는 매우 낮아진다.

따라서, 생활습관에 문제가 있거나 고혈압, 당뇨병, 고지혈증, 비만 등이 있을 경우는 의사의 지도를 바탕으로 생활습관의 개선과 질환의 조기 치료를 적극적으로 행하여 심근경색을 예방하는 것이 중요하다.

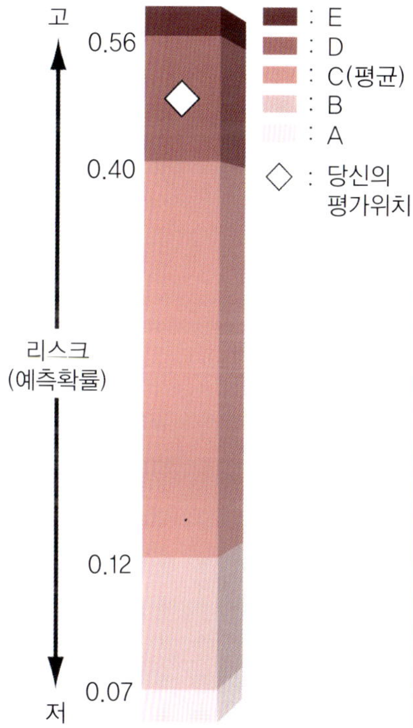

당신의 리스크 평가

마커 SNPs 검사 결과

ID	Symbol	SNPs	Type
M101	ADIPOO	C-11377G	CG
M102	AGER	G268A	GG
M103	AKAP10	A2073G	AA
M104	APOC3	C-482T	CT
M105	APOE	C4070T	CC
M106	CETP	C-629A	AA
M107	F7	G11496A	GG
M108	FABP2	G2445A	GG
M109	GP1BA	C1018T	CC
M110	OPF1	3G-108/4G	3G4G

ID	Symbol	SNPs	Type
M111	LPL	C1595G	CC
M112	MTHFR	C677T	CC
M113	PAX4	C567T	CC
M114	SERPINE1	A/G (Tyr243Cys)	AA
M115	TNF	C-863A	CC
M116	TNF	C-850T	CC
M117	TNF	G-238A	GG
M118	TNFSF4	A/G	AA

그림 1 유전자 검사의 실제

3 심근경색 · 뇌경색의 유전적 위험인자

표 1에 심근경색 · 뇌경색 발증에 영향을 미치는 유전적 위험인자를 나타내었다.[99] 이 밖에 장수에 관한 미토콘드리아 유전자, 고혈압, 비만 등 수많은 병태에 관여하는 유전자가 해명되고 있지만, 해외에서 보고된 결과가 일본인에게 반드시 적용될 수 있다고는 할 수 없기 때문에 임상적 활용, 평가에는 충분한 주의를 요한다.

표 1 심근경색 · 뇌경색의 유전적 위험인자

심근경색의 유전적 위험인자	뇌경색의 유전적 위험인자
· 아포 AV · 아포 B · 아포(a) · 5−리폭시게나제(lipoxygenase) · 5−리폭시게나제 · 활성화 단백 · 림포톡신−α(lymphotoxin−α) · PAI−1 · eNOS · MTHFR · 코넥신(connexin) 간극결합(gap junction)(일본인 남성) 스트로멜리신(stromelysin)(일본인 여성)	[동맥경화 촉진] · 2형 당뇨병 · 가족성 저HDL−C혈증 [응고 · 용해계 이상] · 플라스미노겐 활성인자 이상 · 단백 C, S 결손 · 헤파린인자 결손 [기타] · 가족성 심방점액종 · 승모판 일탈증 · NOS3 · 파라옥소나아제−1(paraoxonase−1)

(Luis AJ et al : Circulation 110 : 1868-1873, 2004)

CHAPTER III

안티에이징 · 미병의학 관련영역 가이드라인

PART 1

동맥경화성 질환 진료 가이드라인

(2007년판)

동맥경화(32쪽), 지질대사(70쪽)에 관해서는 각 항을 참조하길 바란다.

2007년 일본 동맥경화학회는 「동맥경화성 질환 진료 가이드라인 2007년판」을 발표하였다. 이 중에서 지질 이상증의 진단 기준을 표 1, 위험성별 지질 관리 목표치를 표 2에 나타내었다.

여기에서 중요한 것은 총 콜레스테롤 수치에서 LDL 콜레스테롤 수치로 중점이 명확히 옮겨진 점, 기준치를 넘고 있는 점이 곧 치료 개시가 아니라는 점이다.

표 1 지질 이상증의 새로운 진단 기준(공복 시 채혈)

고콜레스테롤혈증	TC≧220mg/dL
고LDL-C혈증	LDL-C≧140mg/dL
저HDL-C혈증	HDL-C＜40mg/dL
고TG혈증	TG≧150mg/dL

이 진단 기준은 약물 요법의 개시 기준을 표기하고 있는 것이 아니다. 약물 요법의 적응에 관해서는 다른 위험인자도 감안하여 결정되어야 한다.
- TC로 판단할 때는 220mg/dL 이상을 고LDL-C혈증의 기준으로 한다.
- 원칙적으로 LDL 수치로 평가하고 TC 수치는 참고 수치로 한다.
- LDL-C는 직접 측정법을 이용하거나 Friedewald 식으로 계산한다.
- TG가 400mg/dL 이상일 경우에는 직접 측정법으로 LDL-C를 측정한다.

(일본 동맥경화학회: 동맥경화성 질환 진료 가이드라인 2007년판)

표 2 위험성별 지질 관리 목표치

치료 방침의 원칙		카테고리		지질 관리 목표치(mg/dL)		
			LDL-C 이외의 주요 위험인자*	LDL-C	HDL-C	TG
1차 예방	우선 생활습관을 개선한 후 약물 치료의 적응을 고려한다.	I(저위험군)	0	<160	≧40	<150
		II(중위험군)	1~2	<140		
		III(고위험군)	3 이상	<120		
2차 예방	생활습관의 개선과 함께 약물 치료를 고려한다.	관동맥질환의 기왕		<100		

· 지질 관리와 동시에 다른 위험인자를 시정할 필요가 있다(금연, 고혈압이나 당뇨병의 치료 등).
· 뇌경색, 폐색성 동맥경화증의 합병은 카테고리III, 당뇨병이 있다면 카테고리III 취급으로 한다.
· 가족성 고콜레스테롤혈증에 관해서는(가이드라인의) 별장을 참조
* LDL-C 이외의 주요 위험인자: 노화(남성: ≧45세, 여성: ≧55세), 고혈압, 당뇨병(내당능력 이상 포함), 흡연, 관동맥질환의 가족력, 저HDL-C혈증(< 40mg/dL)

(일본 동맥경화학회: 동맥경화성 질환 진료 가이드라인 2007년판)

대상자를 전체적으로 파악하여 위험인자를 바탕으로 한 후 예방이나 치료에 연결시키는 생각은 안티에이징 · 미병의학의 실천과도 공통된 것이라고 할 수 있다.

PART 2

당뇨병 가이드라인

당뇨병의 가이드라인을 이해한 후 인슐린의 작용(그림 1) 및 인슐린 분비 · 작용장애와 당뇨병 발증의 병태(그림 2)를 파악하는 것은 중요하다. 대사증후군의 진단 기준에서는 공복 시 혈당치가 110mg/dL 이상이고, 126mg/dL 이상이면 당뇨병의 기준에 해당한다(표 1). 비만은 당뇨병 발증의 유인으로서 분명하며, 고감도 CRP, PAI-1, 또는 성호르몬도 당뇨병 발증과 관련이 있다.[100)]

표 2에 인슐린 분비능력, 표 3에는 인슐린 저항성을 평가하는 임상 검사를 나타내었다. 인슐린 저항성은 비만, 고혈압이 모두 밀접하게 관련되어 있다(그림 3).[101)] 노화에 수반하는 당대사 기능 저하의 기전은 아래와 같이 추측되고 있다.

- 노화에 수반하는 인슐린 분비량, 분비 동태의 변화
- 노화에 수반하는 인슐린 감수성의 저하(인슐린 저항성의 증가)
- 노화에 수반하는 당대사조직(간장, 근육 등)양 및 당대사 기능의 저하
- 노화에 수반하는 식사량, 질의 변화, 신체활동의 저하

어쨌든 당뇨병, 내당능력장애는 동맥경화, 노화를 가속시키는 요인이 된다〔메모(158쪽)〕.

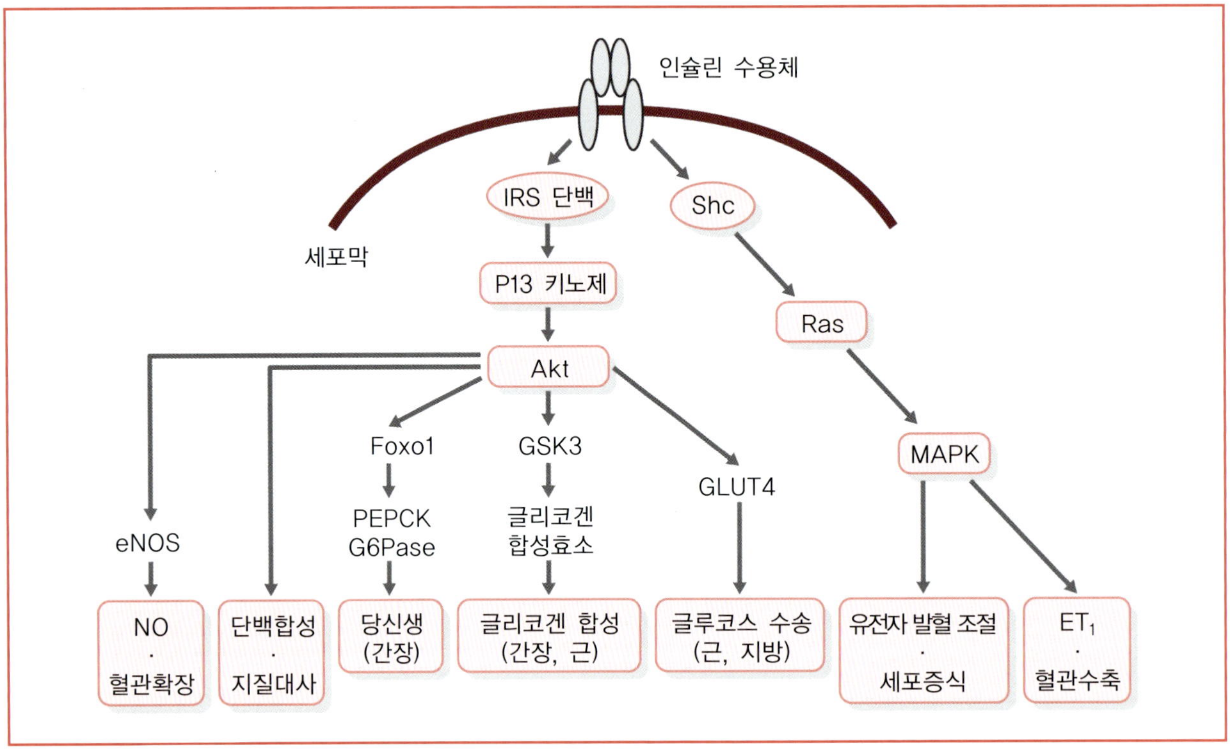

그림 1 인슐린 작용과 세포내 정보전달계

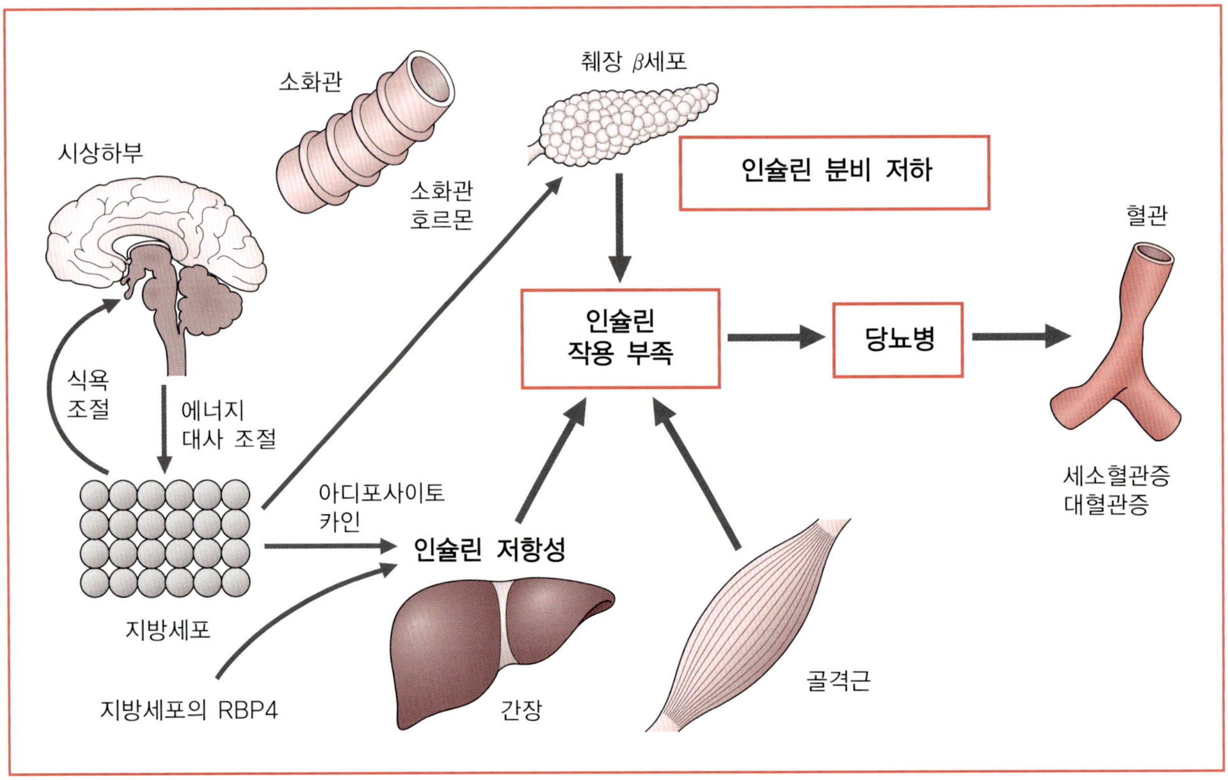

그림 2 당뇨병 발증의 병태

아디포사이토카인에서는 RBP4(retinol binding protein 4) 등이 인슐린 저항성을 증가시킨다.

표 1 당뇨병의 진단 기준

《형태의 구분과 판정 기준》

① 이른 아침 공복 시 혈당치[주1] 126mg/dL 이상
② 75gOGTT에서 2시간 수치 200mg/dL 이상
③ 수시 혈당치 200mg/dL 이상
④ 이른 아침 공복 시 혈당치 110mg/dL 미만
⑤ 75gOGTT에서 2시간 수치 140mg/dL 미만

- ①~③ 중 하나의 혈당치가 확인되었을 경우에는 「당뇨병형」으로 판정한다.
- ④ 및 ⑤의 혈당치가 확인되었을 경우에는 「정상형」으로 판정한다.
- 상기의 「당뇨병형」 「정상형」의 어느 쪽에도 속하지 않을 경우에는 「경계형」으로 판정한다.

《당뇨병의 진단》

- 다른 날에 실시한 검사에서 전 항 「형태의 구분과 판정 기준」 ①~③ 중 하나이고 「당뇨병형」이 재확인되었다면 당뇨병이라고 진단할 수 있다.
- 단, 다음의 1)~4) 중 하나인 경우에는 1회의 검사가 「당뇨병형」이라면 당뇨병이라고 진단해도 좋다.

1) 구갈, 다음(多飮), 다뇨(多尿), 체중 감소 등 당뇨병의 전형적인 증상이 있는 경우
2) 동시에 판정한 HbA_{1c} 수치가 6.5% 이상[주2]인 경우
3) 확실한 당뇨병 망막증이 보였을 경우
4) 과거에 「당뇨병형」을 나타낸 자료(검사 데이터)가 있을 경우

- 현재 검사한 혈당치가 당뇨병의 기준 이하이더라도 상기의 조건을 충족시킨 기록이 있을 경우에는 당뇨병을 의심하고 대응한다.

주1) 혈당치는 특별한 기입이 없을 경우에는 정맥 혈장치를 나타낸다.
주2) HbA_{1c}의 분포는 정상형에서 당뇨병형 사이의 중복(overlap)이 커서 HbA_{1c}가 6.5% 미만이더라도 당뇨병을 부정할 근거는 되지 못한다.

(일본 당뇨병학회: 당뇨병 진단 기준 검토 위원회 보고, 1999)

표 2 인슐린 분비능력의 평가

24시간 요중 C-펩티드 배설량	정상: 60~100 μg/일 분비능력의 현저한 저하: ≦20 μg/일
insulinogenic index (경구 포도당 부가 시험) $= \dfrac{\Delta \text{IRI(30분 혈중 인슐린의 상승면적)}(\mu U/mL)}{\Delta \text{BS(30분 혈당치의 상승면적)}(mg/dL)}$	정상: ≧0.8 분비능력 저하: <0.4
공복 시 혈중 C-펩티드	인슐린 의존 상태: ≦0.5ng/mL

표 3 인슐린 저항성의 평가

공복 시 혈장 인슐린 농도	인슐린 저항성: >15 μU/mL
$\text{HOMA-R} = \dfrac{\text{공복 시 혈장 인슐린 농도}(\mu U/mL) \times \text{공복 시 혈당치}(mg/dL)}{405}$	정상: ≦1.6 인슐린 저항성: ≧2.5

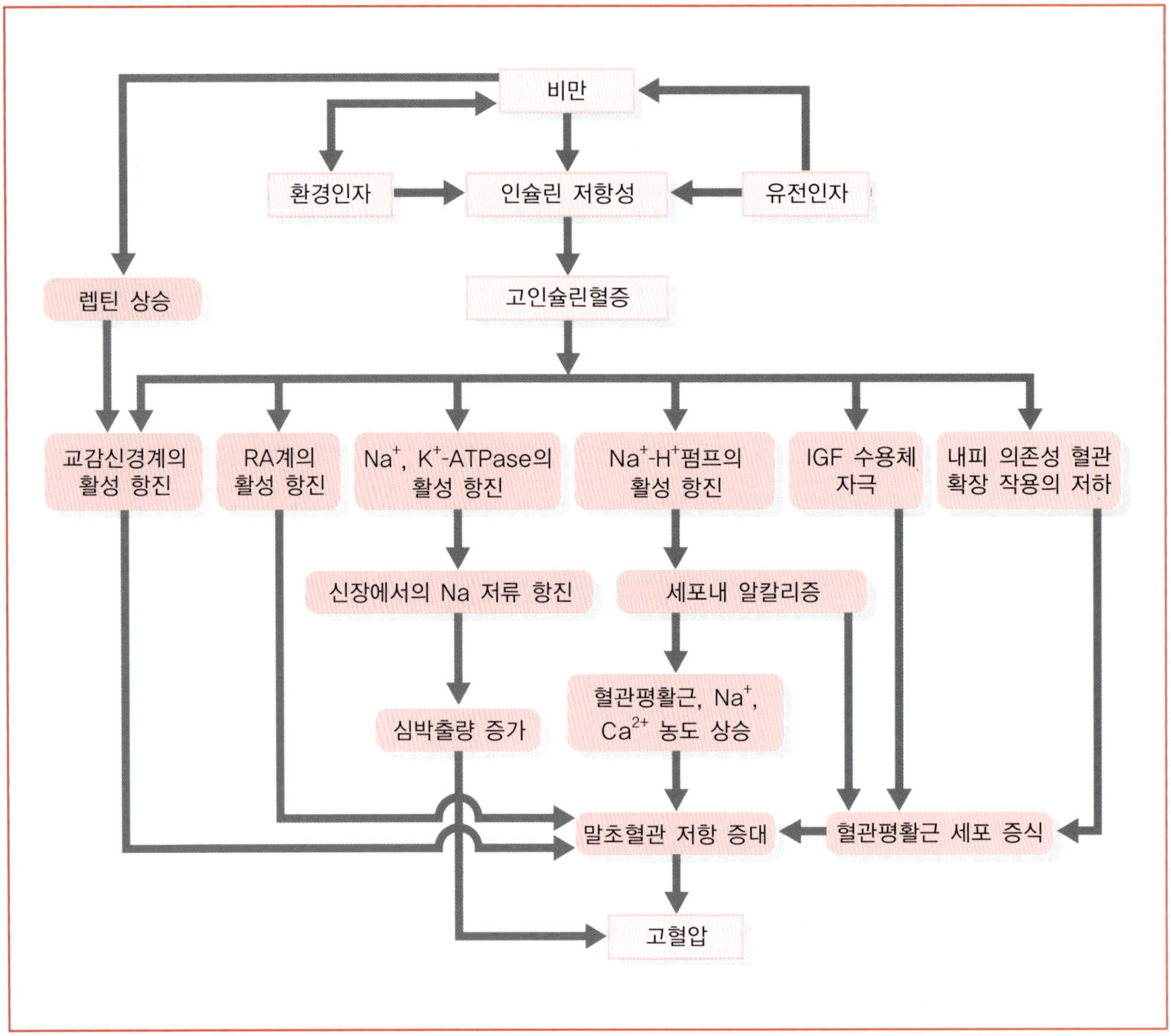

그림 3 인슐린 저항성과 고혈압

(島本和明, 三浦哲嗣: 일본 내과학회지 96 : 9-15, 2007)

메모

- AGE(advanced glycation end-products: **후기 당화 반응 생성물**)[102]: 글루코스(glucose) 등의 환원당과 단백질 사이의 비효소적 당화 반응의 후기 단계에서 생성되는 구조물의 총칭〔펜토시딘(pentosidine), 피라린(pyrraline) 등〕이다. 전기 단계에서는 글루코스의 알데히드기(aldehyde group)가 단백질의 아미노산과 반응하여 쉬프 염기(schiff base)를 거쳐 아마도리 전이 생성물(Amadori rearrangement product)이 된다. AGE 발생 과정에서는 산화 스트레스가 발생하여 동맥경화 진전과 관계를 갖는다. AGE는 RAGE(receptor for AGE)와 결합하여 세포 증식, TNF-α나 VCAM-1 증가, eNOS 활성 저하, 응고 촉진 등에 작용한다.

PART 3

고혈압 가이드라인

1 혈압 조절

고혈압 가이드라인을 이해할 때 혈압조절인자(그림 1)와 레닌-안지오텐신-알도스테론계(renin-angiotensin-aldosterone system, RAA계)(그림 2)를 파악하는 것은 중요하다.[103] RAA계는 조직에도 존재하여 율속인자는 레닌이 아니라 조직 ACE, 비만세포 유래의 카이메이즈(chymase)이다. 조직의 AngII는 세포의 증식, 염증 조직화에 깊이 관여하고 있다. 또한 안지오텐신(1-7)(Ang1-7)은 혈관 확장이나 심장 보호 작용을 갖는다.

안지오텐신 II(1-8) 수용체는 타입 1 수용체(AT1 수용체), 타입 2 수용체(AT2 수용체)로 나누어져 그림 2에 나타낸 것 같은 작용을 나타낸다. RAA계가 활성화하면 IRS 단백이 인산화되어 세포 내 인슐린의 정보 전달이 저해되고 TNF-α나 MCP-1 생성 증대와 함께 인슐린 저항성이 증대한다.

알도스테론은 부신피질 구상층에서 생성되어 신장의 피질 집합관, 심근, 혈관내피, 뇌, 대장 등에 발현하고 있는 광질 코르티코이드 수용체(mineralocorticoid receptor, MR)와 결합하여 세포질에서 열충격 단백질(HSPs)과 복합체를 형성한 후에 해리하고 핵 내에서 MR 표적 유전자의 프로모터(promoter) 영역의 MR 응답 배열과 결합하여 전사 조절로 진행된다. 이 결과 세포 증식 등에 관여하고 있는 신호 분자의 하나인 MAP 키나아제(mitogen activated protein kinase), NADPH 키나아제, Rho 키나아제 등을 활성화함에 따라 혈관장애, 신장장애 진전에 깊게 관여하고 있다. 이들 중 알도스테론이 심혈관조직이나 단구, 대식세포의 MR을 통해 세포

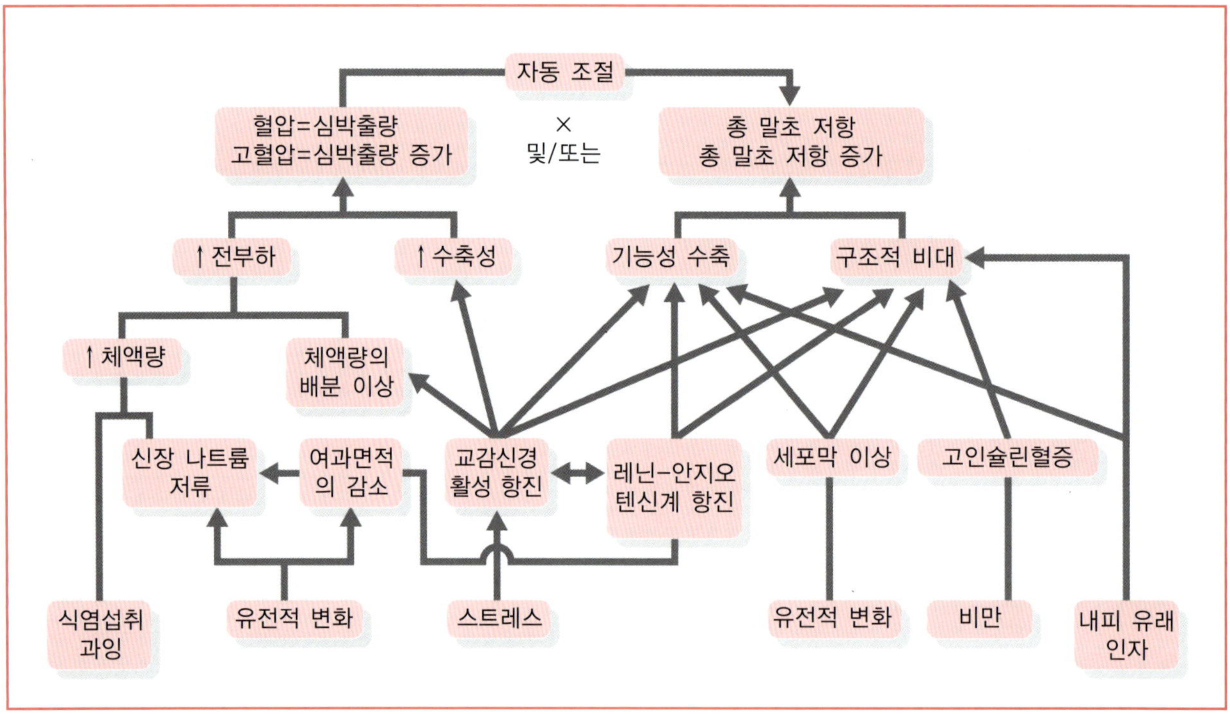

그림 1 혈압 조절에 관계하는 인자

고혈압 발증에 있어서 유전자의 관여는 약 50%라고 여겨지고, 8~16개의 주효과 유전자와 나머지 수백 개의 약한 관여 유전자로 나누어진다.

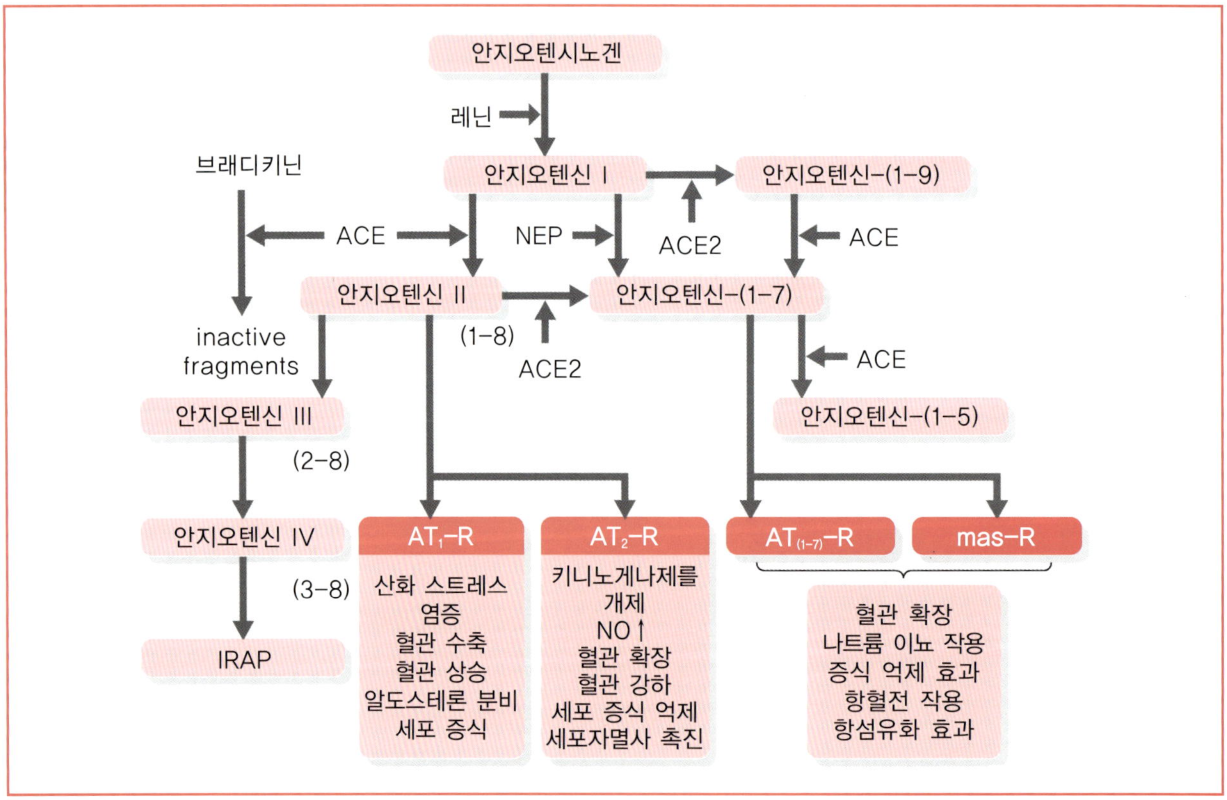

그림 2 RAA계

IRAP: insulin regulated aminopeptidase

내 Na, Ca 농도 상승 등을 일으켜 혈관 벽에 염증을 일으키는 일련의 과정을 '알도스테론 유도성 혈관내염'이라고 칭한다.

한편 신장의 집합관이나 대장 상피 등에서는 11β-hydroxysteroid dehydrogenase type 2(11β-HSD2)가 발현하고 있으며 알도스테론보다도 훨씬 고농도의 코르티솔을 코르티솔로 불활성화함으로써 알도스테론의 작용이 선택적으로 발현한다. 하지만 11β-HSD2가 발현하지 않는 심근 등에서는 MR에 대해 코르티솔도 결합한다.

2 고혈압의 진단 기준(그림 3)

수축기 혈압이 140mmHg 이상 및 확장기 혈압이 90mmHg 이상의 어느 한 쪽이나 또는 두 쪽에 해당하는 경우 대사증후군에 있어서의 혈압 기준은 수축기 혈압이 130mmHg, 확장기 혈압이 85mmHg 이상, 가족 혈압 자가 측정에 있어서의 기준은 24시간 혈압 측정(ambulatory blood pressure monitoring, ABPM)으로 결정된다(주간의 평균 혈압에서는 수축기 혈압

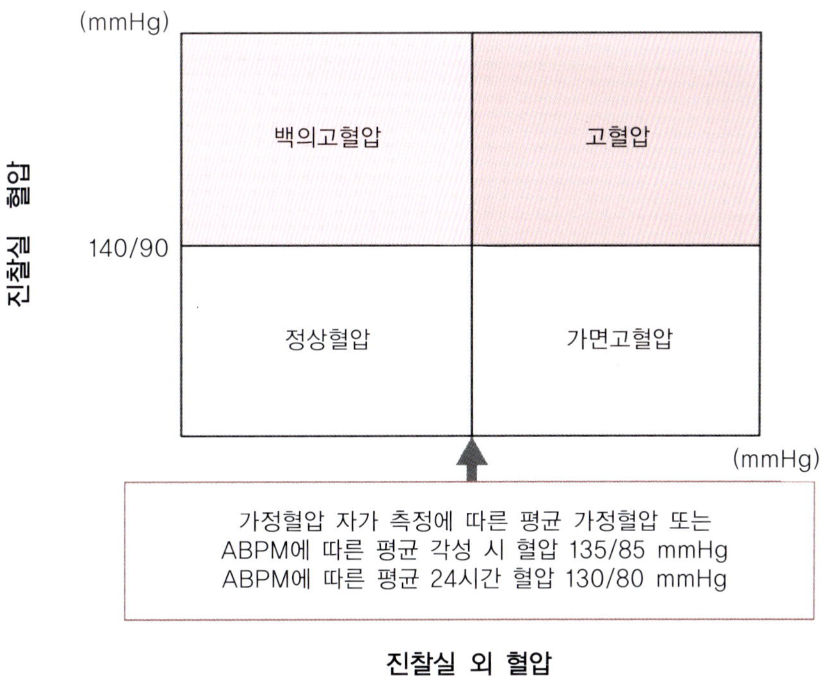

그림 3 진찰실과 혈압 분류

135mmHg, 확장기 혈압 85mmHg, 24시간 혈압의 평균치에서는 수축기 혈압 130mmHg, 확장기 혈압 80mmHg).

안티에이징 · 미병의학으로서 혈압을 파악하는 경우 뇌혈관장애, 심혈관장애 예방의 점에서도 이와 같이 상황에 따라 진단 기준이 다르다는 것을 파악할 필요가 있다.[104] 또한 증례가 있는 위험성에 의해 위험성 분류가 되는 경우도 중요하다(표 1). 고혈압성 안저의 분류를 표 2에 나타내었다.

표 1 고혈압 환자의 위험성 층별화

혈압 이외의 위험요인	혈압 분류		
	경증 고혈압	중등도 고혈압	중증 고혈압
	140~159/90~99mmHg	160~179/100~109mmHg	≧180/≧110mmHg
위험인자 없음	저위험	중등위험	고위험
당뇨병 이외의 1~2개의 위험인자 있음	중등위험	중등위험	고위험
당뇨병, 장기장애, 심혈관병, 3개 이상의 위험인자 중 하나가 있음	고위험	고위험	고위험

정상적인 높은 수치의 혈압이더라도 당뇨병, 심혈관질환의 기왕이 있다면 고위험이라고 판정한다.

(일본 고혈압학회: 고혈압 치료 가이드라인 2004, Life Science 출판, 東京, 2004)

표 2 고혈압성 안저의 분류

Keith–Wagener 분류	
제 I 군	세동맥에 경도의 협소, 경화 안정에 의해 혈압 상승
제 II 군	제I군보다 현저한 변화 지속적 혈압 항진 심장 · 신장에는 거의 이상 없음
제 III 군	제II군보다 더욱 증강하여 망막 출혈, 백반, 망막 부종이 보인다. 경도의 심장 · 신장 기능장애
제 IV 군	제III군에 유두 부종이 더해진다. 중증인 전신 소견(심장 · 신장 기능장애, 뇌장애)

Scheie 분류		
정도	고혈압성 변화	동맥경화성 변화
1도	세동맥의 경도 협소	경도의 반사 항진 경도의 교차 현상
2도	세동맥의 현저한 협소, 혈관 지름의 차이	현저한 반사 항진 중등도의 교차 현상
3도	더욱 현저한 협소, 혈관 지름의 차이, 망막 출혈, 백반	동선동맥 현저한 교차 현상
4도	3도의 소견에 유두 부종	은선동맥 현저한 교차 현상

PART 4

고요산혈증 · 통풍 가이드라인

일본에서는 성인 남성의 약 20%가 고요산혈증, 약 1%가 통풍을 발증한다. 요산은 핵산(RNA, DNA)의 구성단위인 퓨린체의 최종 대사산물이다. 체내의 요산 생성과 배설은 약 700mg(3분의 2가 신장에서, 3분의 1이 장관에서 배설된다)이며 정상 남성의 요산 풀은 1,000~1,500mg이다.

대사증후군과도 관련이 있어 내장지방 축적은 간장에서의 요산 생성 과잉, 소장에서의 퓨린체 흡수 증가 등에 의해 고요산혈증을 초래하기 쉽다. 또한 고요산혈증이 있으면 미래의 고혈압 발증 위험성이 높아져 FMD로 측정한 혈관 기능도 저하한다. Baker 등에 따르면 고위험 증례를 대상으로 한 11개의 연구 중 10개, 건강한 사람을 대상으로 한 10개의 연구 중 6개의 연구에 있어서 혈중 요산 농도가 심혈관장애 발증의 예측인자라는 것을 밝혀냈다.[105)]

고요산혈증과 통풍의 치료 방침을 그림 1에 나타내었다. 통풍 발작은 요산이 높은 수치인 경우와, 급격한 저하에 의해 일어나는 경우가 있어 주의를 요한다.

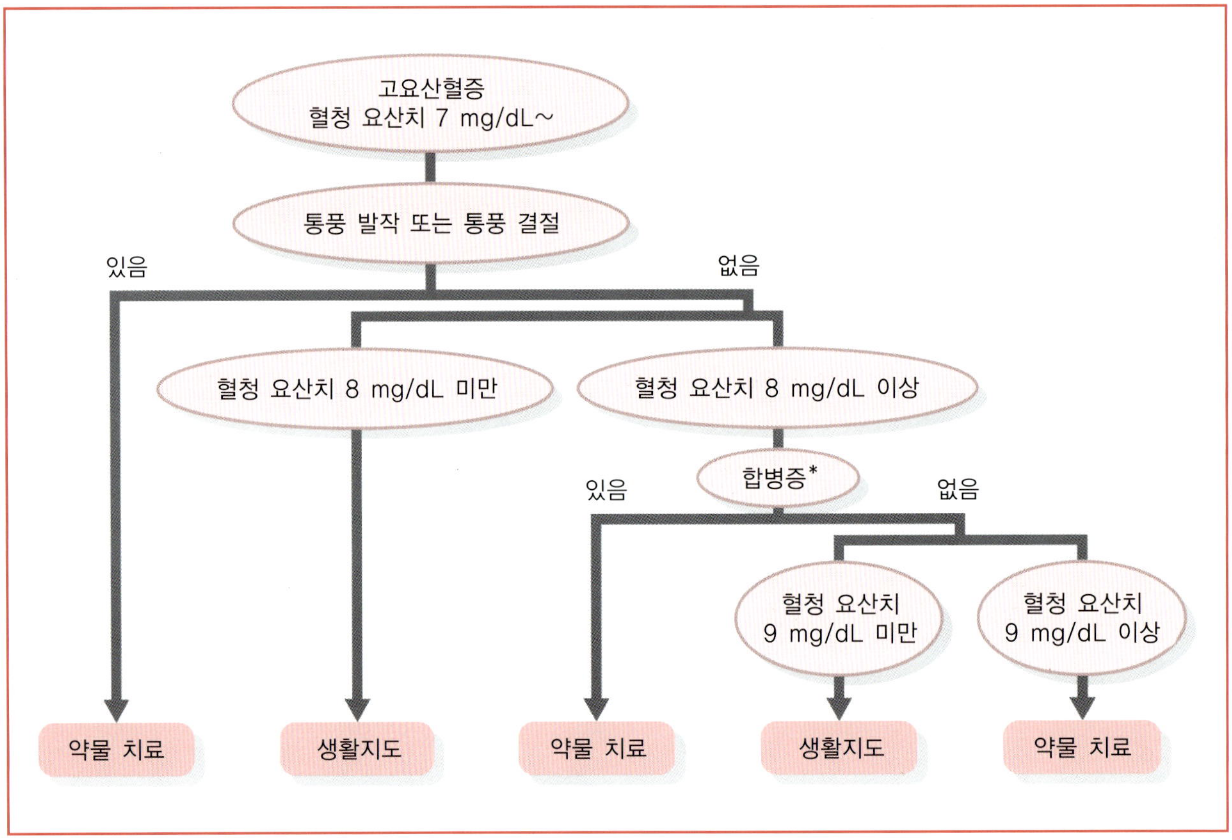

그림 1 고요산혈증과 통풍의 치료 방침

*: 신장장애, 요로결석, 고혈압, 고지혈증, 허혈성 심질환, 내당능력 이상 등

(일본 통풍 · 핵대사학회: 고요산혈증 · 통풍의 치료 가이드라인, 2002)

CHAPTER IV

안티에이징 · 미병의학 검사 데이터 파일

데이터 파일 활용을 위해

- 이 데이터 파일의 평균치, 상 · 하한치는 건강 수명 검사를 받은 1,200명을 넘는 데이터를 기초로 극단적인 이상치를 제외한 예에서 산출한 것이다.
- 연령군별 상 · 하한치에는 예의 수가 적은 항목이 존재한다. 상 · 하한치는 기준치는 아니지만, 기준치를 참고로 하는 경우 n의 수에 주의하길 바란다.
- 예의 수가 적은 연령군에서는 기준 범위에 들어가지 않는 수치가 표시된 경우가 있다.
- 예의 수가 3 미만의 연령군에서는 상 · 하한치 그래프를 표시하지 않았다.
- ADMA, MCP-1, MMP-9, BNP, small dense LDL, Lp(a)의 각 항목은 예의 수가 적기 때문에 남녀별로 표시하였다.
- 산화 스트레스, 항산화인자의 상 · 하한치 및 그래프는 남녀별로 나누고, 또한 보충제(supplement) 섭취군 · 비섭취군 · 부정기 섭취군의 3군별로 비교할 수 있는 표시로 하였다.
- 과산화지질에서는 하한치 설정은 없고 하한치 난에 「~」로 표시하고 있다.
- 이 데이터 파일의 내용을 기초로 각종 학회에 해석 결과를 보고하고 있고(2007년도 제39회 일본 동맥경화학회 총회 등), 그 일부는 논문으로 구성되어 있다〔Factors associated with serum total homocysteine level in type 2 diabetes(in press)〕.
- 향후 東海대학 의학부 부속 東京병원에 있어서의 「노화 방지 검사」 데이터의 통합 및 「건강 수명 검사」의 데이터를 합쳐 각종 지표의 상관성 등이 밝혀지게 될 것으로 기대된다.

ADMA

nmol/mL

성별	연령대	증례수	평균치	하한치	상한치
남 · 여	전 연령	72	2.25	0	17.6
여	전 여성	54	0.47	0.33	0.6
남	전 남성	18	7.57	0	36.4

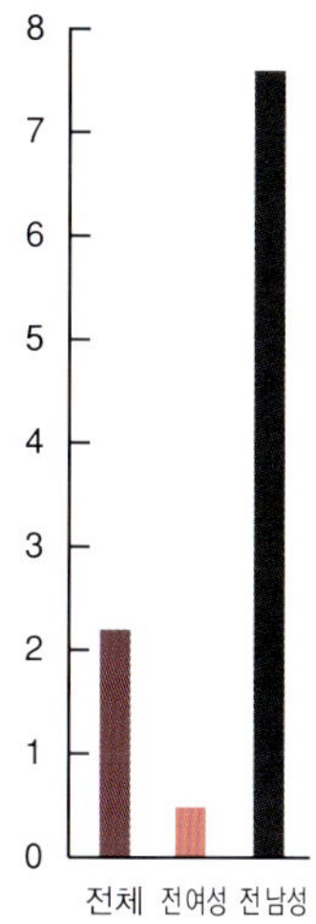

baPWV (우측)

cm/초

성별	연령대	증례수	평균치	하한치	상한치
남 · 여	전 연령	1043	1561.2	758.5	2363.9
여	전 여성	577	1542.1	711.1	2373.1
남	전 남성	466	1584.8	820.3	2349.2
여	20대	6	1062.3	848.0	1276.7
여	30대	39	1119.9	894.9	1344.9
여	40대	80	1218.2	792.1	1644.3
여	50대	140	1381.0	891.7	1870.4
여	60대	192	1624.5	952.3	2296.8
여	70대	110	1946.8	1109.1	2784.5
여	80대	10	2289.9	1615.6	2964.2
남	20대	2	—	1045.7	1266.3
남	30대	43	1285.9	973.9	1597.9
남	40대	65	1385.4	900.9	1869.9
남	50대	114	1427.8	986.5	1869.1
남	60대	148	1665.4	1035.9	2295.0
남	70대	78	1868.8	947.3	2790.4
남	80대	14	2219.6	1294.4	3144.8
남	90대	1	—	—	—

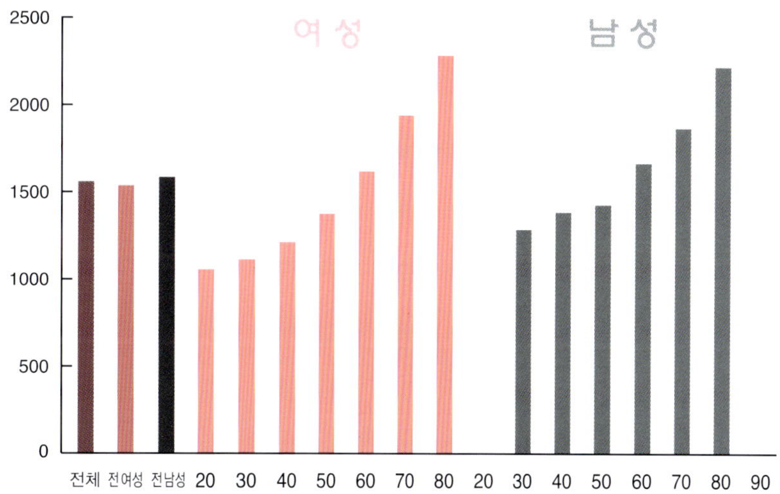

baPWV (좌측)

cm/초

성별	연령대	증례수	평균치	하한치	상한치
남 · 여	전 연령	1042	1573.1	724.6	2421.6
여	전 여성	577	1558.0	670.6	2445.4
남	전 남성	465	1591.8	794.9	2388.8
여	20대	6	1052.3	802.3	1302.4
여	30대	39	1107.2	911.8	1302.6
여	40대	80	1219.8	796.0	1643.6
여	50대	140	1380.8	894.5	1867.1
여	60대	192	1637.0	968.4	2305.5
여	70대	110	2002.6	1060.9	2944.2
여	80대	10	2400.9	1318.4	3483.4
남	20대	2	—	1054.6	1303.5
남	30대	43	1256.4	978.6	1534.3
남	40대	65	1378.0	878.9	1877.0
남	50대	114	1416.8	947.8	1885.8
남	60대	147	1683.0	1069.7	2296.4
남	70대	78	1897.5	983.7	2811.2
남	80대	14	2339.9	1252.7	3427.2
남	90대	1	—	—	—

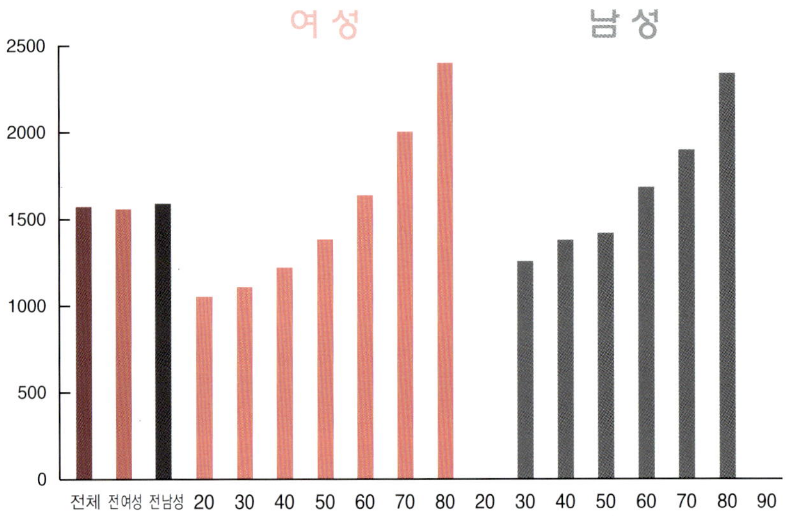

ABI (우측)

성별	연령대	증례수	평균치	하한치	상한치
남 · 여	전 연령	1027	114.3	98.2	130.4
여	전 여성	566	113.4	98.1	128.7
남	전 남성	461	115.4	98.5	132.2
여	20대	6	103.7	82.6	124.7
여	30대	39	109.3	94.6	124.0
여	40대	79	111.6	95.5	127.7
여	50대	138	115.0	99.7	130.2
여	60대	187	114.2	99.6	128.9
여	70대	107	113.4	99.4	127.5
여	80대	10	113.1	103.3	122.9
남	20대	2	—	91.5	139.5
남	30대	43	111.5	91.4	131.5
남	40대	65	113.2	98.4	128.1
남	50대	114	116.3	102.2	130.5
남	60대	145	115.8	98.7	132.8
남	70대	77	117.2	99.0	135.4
남	80대	13	115.2	97.2	133.3
남	90대	1	—	—	—

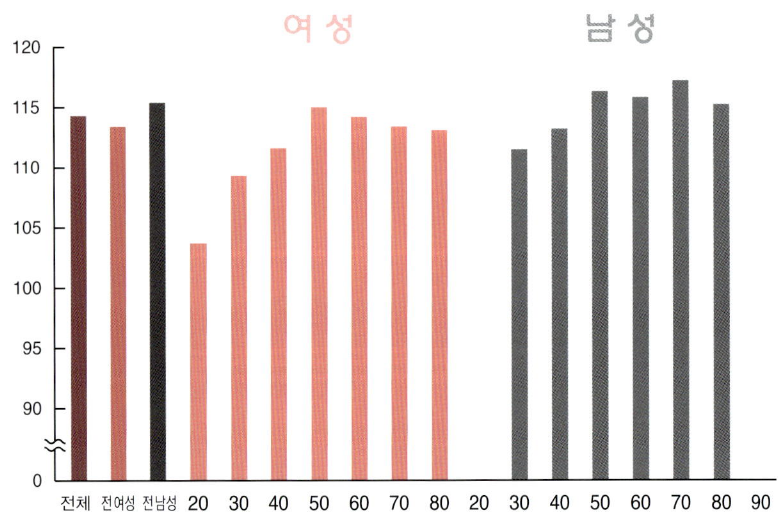

ABI (좌측)

혈관 검사

성별	연령대	증례수	평균치	하한치	상한치
남 · 여	전 연령	1026	108.9	94.2	123.6
여	전 여성	566	108.0	93.9	122.2
남	전 남성	460	110.0	94.9	125.2
여	20대	6	103.3	82.0	124.7
여	30대	39	105.3	90.4	120.2
여	40대	79	106.5	89.3	123.7
여	50대	138	109.1	95.4	122.8
여	60대	187	108.3	94.6	122.1
여	70대	107	108.7	97.6	119.9
여	80대	10	105.7	92.6	118.8
남	20대	2	—	93.7	116.3
남	30대	43	107.1	88.5	125.8
남	40대	65	107.8	94.1	121.5
남	50대	114	111.1	96.5	125.6
남	60대	145	110.8	97.1	124.5
남	70대	77	111.1	95.4	126.8
남	80대	12	108.1	88.7	127.4
남	90대	1	—	—	—

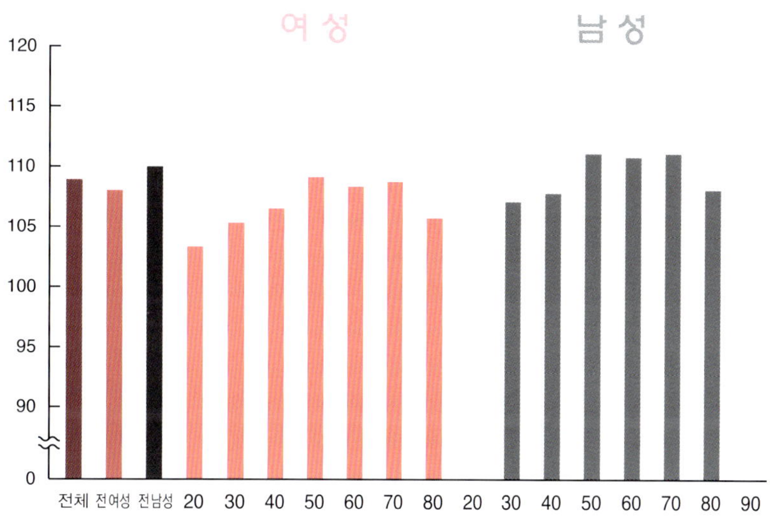

CAVI (우측)

혈관 검사

성별	연령대	증례수	평균치	하한치	상한치
남 · 여	전 연령	516	14.5	8.3	20.6
여	전 여성	297	14.5	7.9	21.0
남	전 남성	216	14.4	8.8	20.1
여	20대	1	—	—	—
여	30대	23	14.2	6.1	22.4
여	40대	42	14.0	9.2	18.8
여	50대	72	14.9	8.2	21.6
여	60대	92	14.8	8.4	21.1
여	70대	65	14.5	8.6	20.5
여	80대	8	15.2	10.9	19.4
남	20대	2	—	10.5	15.0
남	30대	27	13.6	8.6	18.7
남	40대	28	14.0	8.9	19.0
남	50대	52	14.9	8.4	21.5
남	60대	63	14.2	7.5	20.9
남	70대	36	14.0	9.1	18.8
남	80대	5	15.1	6.4	23.8
남	90대	—	—	—	—

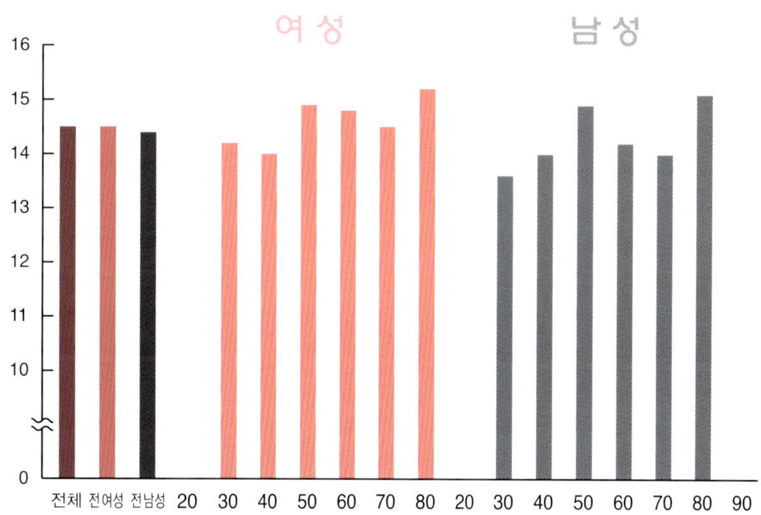

CAVI (좌측)

성별	연령대	증례수	평균치	하한치	상한치
남 · 여	전 연령	515	14.5	7.3	21.7
여	전 여성	298	14.4	8.1	20.7
남	전 남성	216	14.6	6.4	22.8
여	20대	1	—	—	—
여	30대	23	14.1	6.8	21.3
여	40대	42	15.1	0.5	29.8
여	50대	72	14.8	8.2	21.5
여	60대	91	14.7	8.6	20.8
여	70대	65	14.4	8.6	20.2
여	80대	8	15.6	9.8	21.3
남	20대	2	—	0	—
남	30대	27	13.6	8.5	18.7
남	40대	28	13.8	8.9	18.8
남	50대	52	14.7	8.7	20.7
남	60대	63	14.4	7.5	21.2
남	70대	36	14.0	8.9	19.2
남	80대	5	14.9	7.9	21.9
남	90대	—	—	—	—

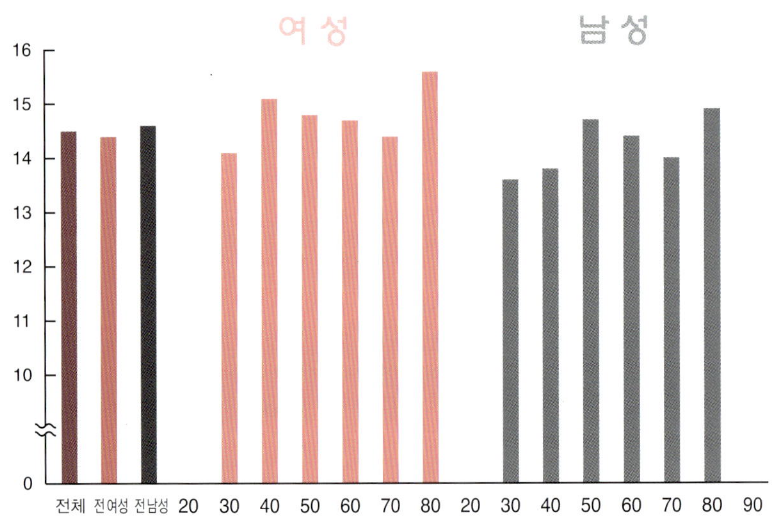

혈관 검사

경동맥 최대 IMT (우측)

mm

성별	연령대	증례수	평균치	하한치	상한치
남 · 여	전 연령	1000	1.19	0.05	2.34
여	전 여성	556	1.12	0.11	2.13
남	전 남성	444	1.28	0.00	2.56
여	20대	5	0.54	0.24	0.84
여	30대	36	0.83	0.46	1.20
여	40대	79	0.87	0.52	1.21
여	50대	130	1.04	0.41	1.68
여	60대	185	1.19	0.18	2.19
여	70대	109	1.38	0.04	2.72
여	80대	12	1.58	0.80	3.35
남	20대	2	—	0.52	1.08
남	30대	37	0.89	0.38	1.40
남	40대	64	1.03	0.26	1.81
남	50대	106	1.17	0.17	2.16
남	60대	145	1.41	0.03	2.79
남	70대	74	1.54	0.06	3.01
남	80대	14	1.67	0.90	3.70
남	90대	1	—	—	—

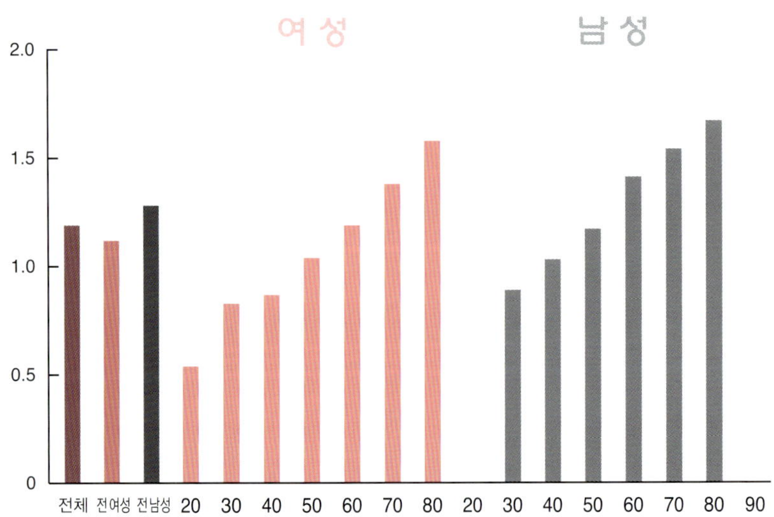

경동맥 최대 IMT (좌측)

mm

성별	연령대	증례수	평균치	하한치	상한치
남 · 여	전 연령	1001	1.20	0.15	2.24
여	전 여성	556	1.15	0.20	2.09
남	전 남성	445	1.26	0.11	2.40
여	20대	5	0.70	0.21	1.19
여	30대	36	0.83	0.47	1.18
여	40대	78	0.90	0.46	1.35
여	50대	131	1.07	0.28	1.87
여	60대	185	1.18	0.25	2.10
여	70대	109	1.41	0.29	2.54
여	80대	12	1.68	0.45	2.92
남	20대	2	—	0.43	1.27
남	30대	37	0.95	0.20	1.70
남	40대	65	1.08	0.28	1.87
남	50대	106	1.10	0.37	1.83
남	60대	144	1.33	0.26	2.41
남	70대	75	1.51	0.50	3.04
남	80대	14	1.97	0.16	3.79
남	90대	1	—	—	—

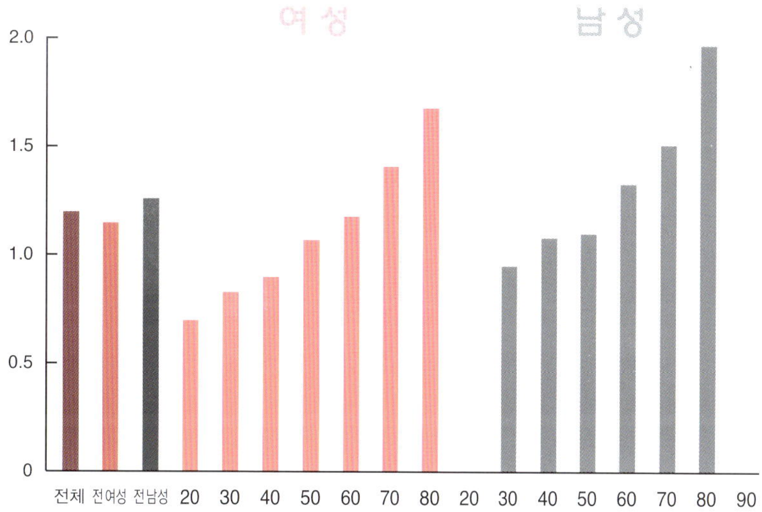

MCP-1

pg/mL

성별	연령대	증례수	평균치	하한치	상한치
남 · 여	전 연령	68	240.6	78.2	403.0
여	전 여성	54	238.1	60.4	415.9
남	전 남성	14	250.0	168.9	331.1

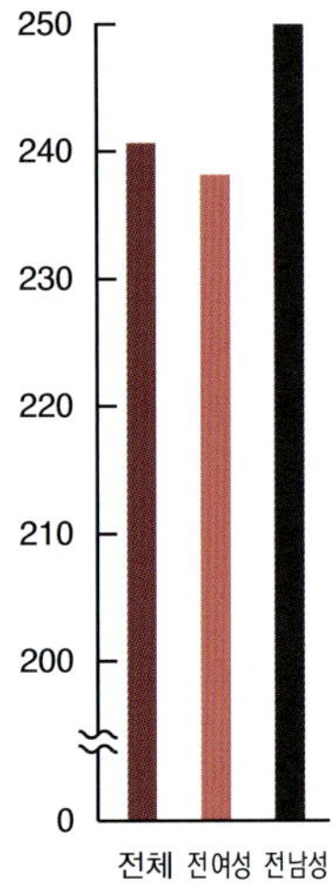

MMP-9

ng/mL

성별	연령대	증례수	평균치	하한치	상한치
남 · 여	전 연령	73	33.3	0	72.6
여	전 여성	55	31.8	0.12	63.6
남	전 남성	18	37.7	0	94.7

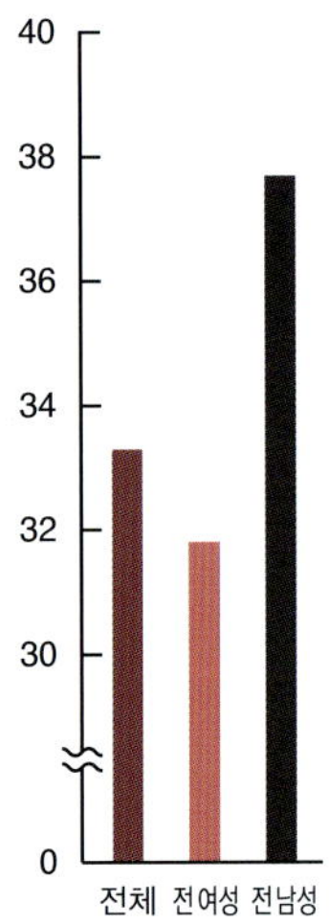

hs-CRP

ng/mL

성별	연령대	증례수	평균치	하한치	상한치
남 · 여	전 연령	1035	477.2	52.0	2252.0
여	전 여성	600	438.5	44.0	2097.0
남	전 남성	435	530.7	68.0	2357.0
여	20대	5	396.0	22.0	3027.0
여	30대	46	297.5	25.0	1419.0
여	40대	92	324.6	27.0	1728.0
여	50대	159	391.8	43.0	1750.0
여	60대	189	522.5	59.0	2319.0
여	70대	97	527.6	66.0	2395.0
여	80대	12	444.3	138.0	1097.0
남	20대	2	—	369.0	749.0
남	30대	41	504.5	34.0	2796.0
남	40대	67	471.4	53.0	2181.0
남	50대	104	495.5	80.0	2036.0
남	60대	131	564.1	69.0	2593.0
남	70대	76	591.1	92.0	2411.0
남	80대	13	517.1	223.0	1038.0
남	90대	1	—	—	—

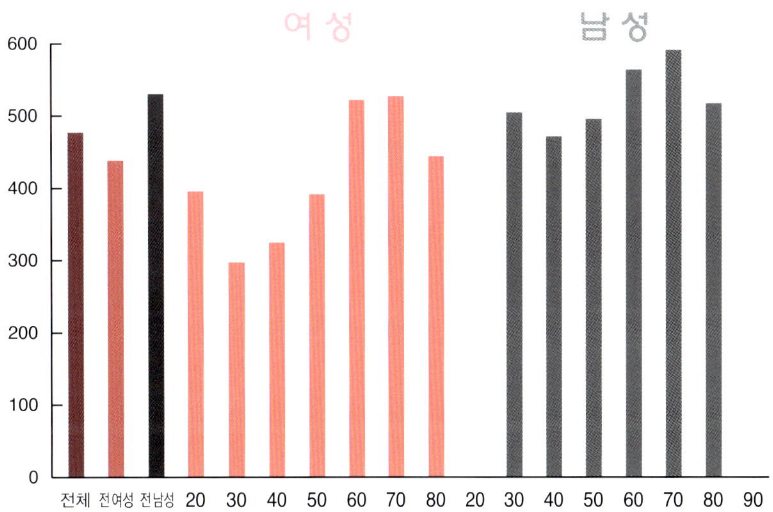

BNP

pg/mL

성별	연령대	증례수	평균치	하한치	상한치
남 · 여	전 연령	62	16.2	1.84	88.4
여	전 여성	49	16.6	2.06	91.5
남	전 남성	13	14.9	1.20	76.3

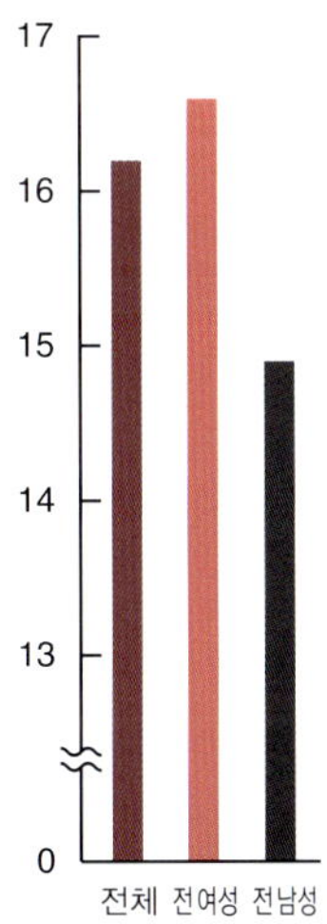

ICAM-1

ng/mL

성별	연령대	증례수	평균치	하한치	상한치
남 · 여	전 연령	291	193.7	67.2	320.3
여	전 여성	179	187.5	61.9	313.2
남	전 남성	112	203.7	77.7	329.8
여	20대	2	—	201.9	216.1
여	30대	17	160.4	80.1	240.6
여	40대	39	167.9	49.6	286.3
여	50대	57	188.0	61.6	314.4
여	60대	38	202.3	78.2	326.4
여	70대	22	214.0	70.8	357.1
여	80대	4	189.5	34.8	344.2
남	20대	—	—	—	—
남	30대	18	184.1	74.3	293.8
남	40대	18	206.0	90.9	321.1
남	50대	30	198.0	98.3	297.6
남	60대	23	198.6	41.2	356.0
남	70대	19	218.9	83.2	354.7
남	80대	2	286.5	200.2	372.8
남	90대	1	—	—	—

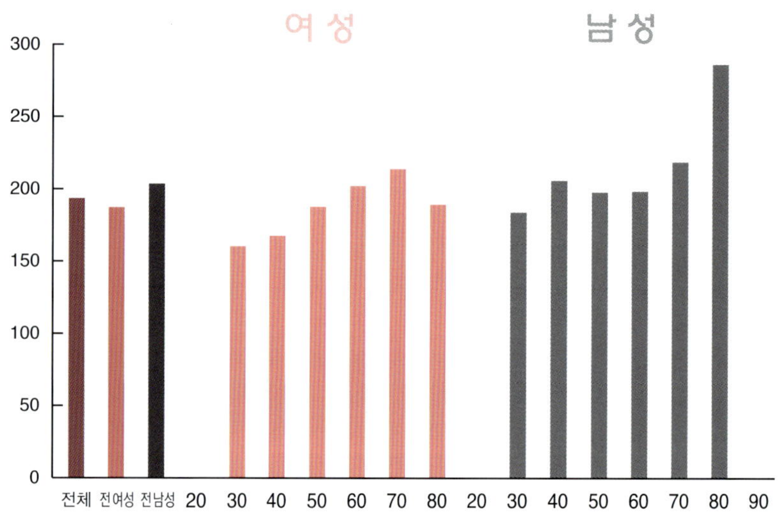

셀렉틴

혈관의 바이오 리스크 마커

ng/mL

성별	연령대	증례수	평균치	하한치	상한치
남 · 여	전 연령	295	65.4	25.6	153.2
여	전 여성	182	56.3	27.1	123.1
남	전 남성	113	79.9	25.3	183.5
여	20대	2	—	33.3	67.8
여	30대	18	47.9	23.3	92.2
여	40대	39	52.8	25.6	119.4
여	50대	57	53.5	25.9	123.1
여	60대	39	63.6	30.7	127.3
여	70대	23	63.1	28.7	125.9
여	80대	4	62.3	15.1	185.6
남	20대	—	—	—	—
남	30대	18	73.8	20.6	181.1
남	40대	18	80.4	32.7	177.7
남	50대	31	80.5	24.8	195.7
남	60대	24	82.4	23.2	179.9
남	70대	18	77.1	25.6	177.1
남	80대	2	—	95.2	117.8
남	90대	1	—	—	—

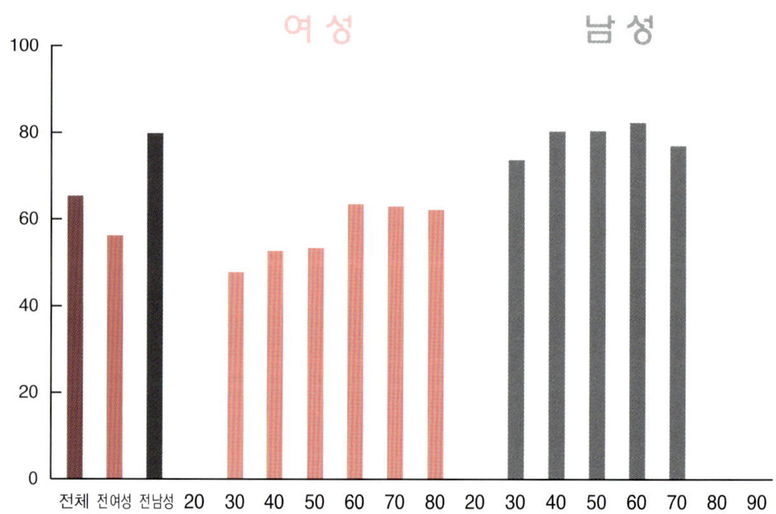

혈소판수

×$10^4/\mu L$

성별	연령대	증례수	평균치	하한치	상한치
남 · 여	전 연령	913	22.6	13.8	31.4
여	전 여성	512	23.4	14.9	31.9
남	전 남성	406	21.6	12.8	30.4
여	20대	6	27.6	11.8	43.3
여	30대	36	26.1	17.8	34.4
여	40대	72	24.6	14.9	34.3
여	50대	130	23.4	14.2	32.6
여	60대	163	23.0	15.5	30.4
여	70대	99	22.6	14.3	30.9
여	80대	10	19.8	10.3	29.3
남	20대	—	—	—	—
남	30대	43	24.9	15.7	34.2
남	40대	57	23.1	14.8	31.4
남	50대	104	22.6	12.8	32.3
남	60대	128	20.6	11.8	29.5
남	70대	65	20.0	13.7	26.4
남	80대	10	15.2	11.7	18.7
남	90대	—	—	—	—

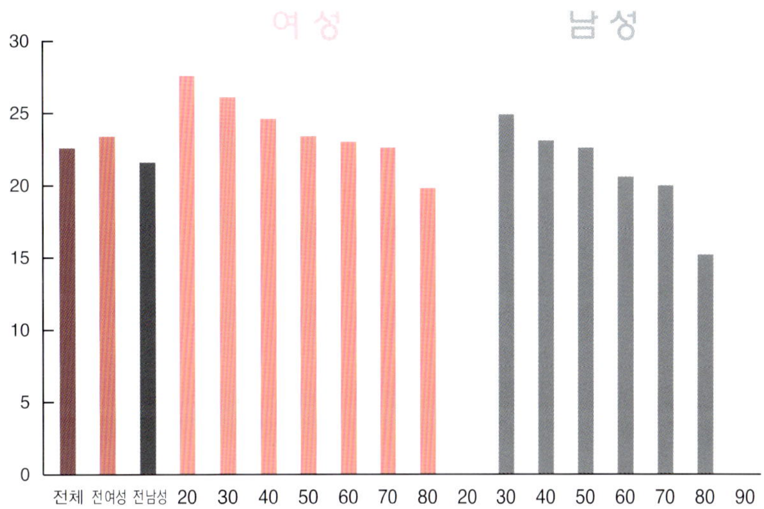

혈관의 바이오 리스크 마커

섬유소원

mg/dL

성별	연령대	증례수	평균치	하한치	상한치
남 · 여	전 연령	892	258.1	191.0	349.0
여	전 여성	503	264.1	198.0	353.0
남	전 남성	388	250.3	184.0	341.0
여	20대	6	226.6	149.0	344.0
여	30대	35	227.4	183.0	282.0
여	40대	69	246.4	182.0	333.0
여	50대	126	259.4	198.0	340.0
여	60대	169	270.8	201.0	364.0
여	70대	96	286.7	217.0	378.0
여	80대	10	267.8	222.0	322.0
남	20대	—	—	—	—
남	30대	40	216.8	160.0	294.0
남	40대	51	223.6	174.0	287.0
남	50대	100	259.8	192.0	351.0
남	60대	122	256.1	192.0	341.0
남	70대	64	265.4	198.0	356.0
남	80대	12	296.3	219.0	401.0
남	90대	—	—	—	—

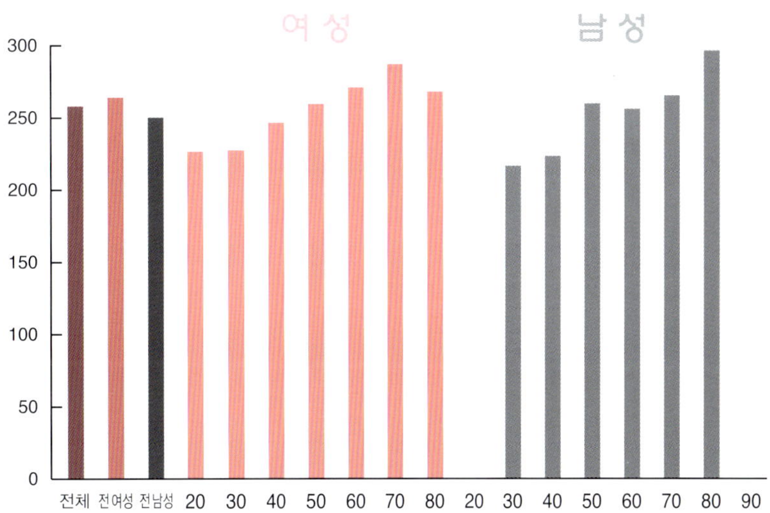

ng/mL

성별	연령대	증례수	평균치	하한치	상한치
남 · 여	전 연령	1112	21.9	6.81	46.9
여	전 여성	639	19.9	6.11	43.0
남	전 남성	473	24.5	6.11	60.6
여	20대	5	22.4	4.36	65.9
여	30대	49	21.6	5.46	55.7
여	40대	98	19.6	4.89	51.2
여	50대	169	18.5	6.11	43.0
여	60대	193	20.5	6.81	46.9
여	70대	113	20.5	6.81	46.9
여	80대	12	17.0	5.47	39.4
남	20대	2	—	3.07	71.6
남	30대	45	24.8	6.11	60.6
남	40대	69	27.0	6.81	65.9
남	50대	114	25.4	6.81	65.9
남	60대	147	23.6	6.11	60.6
남	70대	81	23.3	6.11	60.6
남	80대	15	21.1	5.47	55.7
남	90대	—	—	—	—

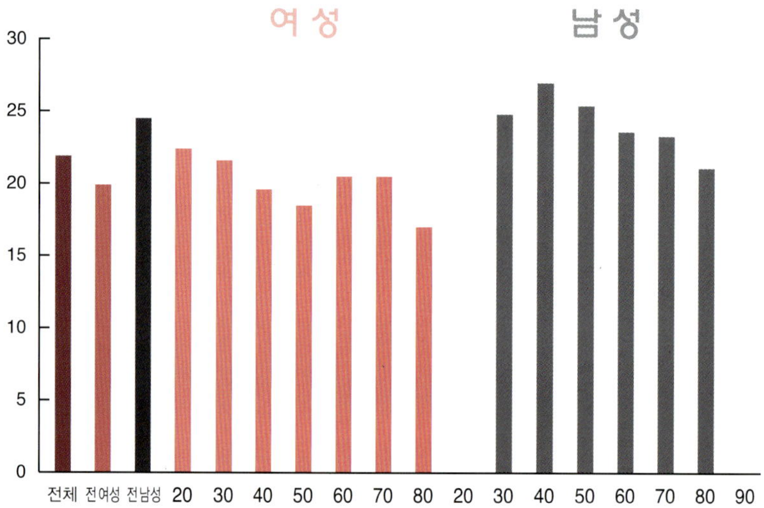

small dense LDL

mg/dL

성별	연령대	증례수	평균치	하한치	상한치
남 · 여	전 연령	72	31.5	9.4	71.2
여	전 여성	55	29.1	9.4	67.4
남	전 남성	17	39.2	13.5	80.5

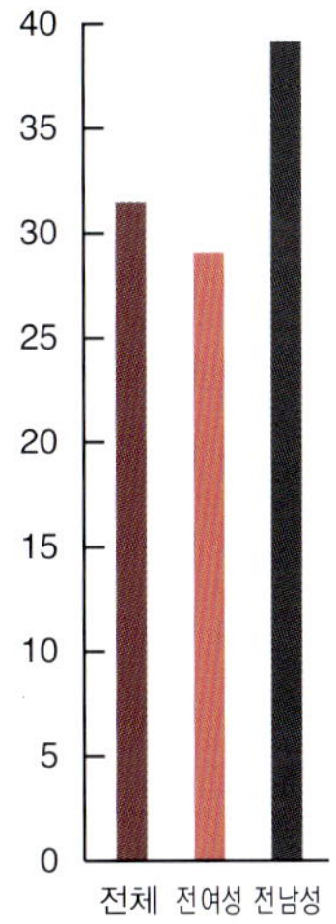

Lp (a)

mg/dL

성별	연령대	증례수	평균치	하한치	상한치
남 · 여	전 연령	933	12.2	1.87	79.8
여	전 여성	512	15.7	2.77	89.0
남	전 남성	395	9.8	1.68	56.7

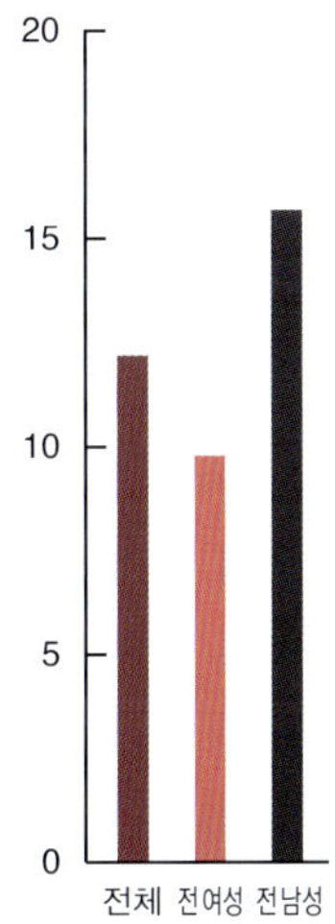

RLP

mg/dL

성별	연령대	증례수	평균치	하한치	상한치
남 · 여	전 연령	913	4.15	1.99	8.6
여	전 여성	520	3.95	2.02	7.7
남	전 남성	400	4.52	1.95	10.5
여	20대	6	2.55	1.42	4.6
여	30대	37	3.07	1.62	5.8
여	40대	69	3.22	1.70	6.1
여	50대	124	4.25	2.48	7.3
여	60대	168	4.37	2.34	8.2
여	70대	94	4.02	2.30	7.0
여	80대	9	5.45	3.87	7.7
남	20대	—	—	—	—
남	30대	38	4.43	1.97	10.0
남	40대	55	5.07	1.97	13.1
남	50대	101	4.96	1.89	13.1
남	60대	120	4.63	2.53	8.5
남	70대	66	4.00	1.90	8.4
남	80대	12	3.21	1.50	6.9
남	90대	—	—	—	—

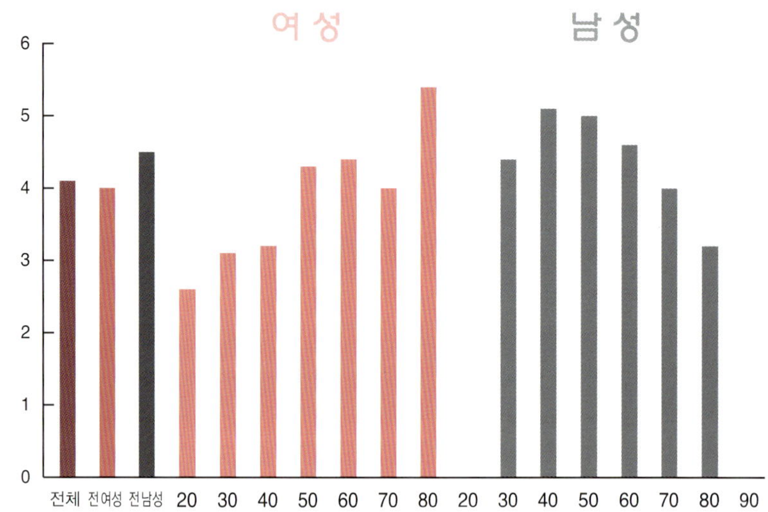

HDL_2

mg/dL

성별	연령대	증례수	평균치	하한치	상한치
남 · 여	전 연령	933	43.5	23.9	79.2
여	전 여성	525	49.7	29.5	83.8
남	전 남성	400	36.1	21.2	61.6
여	20대	6	47.4	28.4	79.3
여	30대	36	53.8	35.8	80.7
여	40대	74	52.8	27.9	99.8
여	50대	133	51.9	30.9	86.9
여	60대	172	48.2	28.4	81.9
여	70대	98	46.6	29.6	73.4
여	80대	10	45.2	21.6	94.2
남	20대	—	—	—	—
남	30대	38	36.1	23.5	55.2
남	40대	55	34.3	21.7	54.4
남	50대	104	38.1	20.9	69.4
남	60대	125	33.7	20.3	56.1
남	70대	71	39.4	21.6	72.0
남	80대	12	49.9	30.1	82.8
남	90대	—	—	—	—

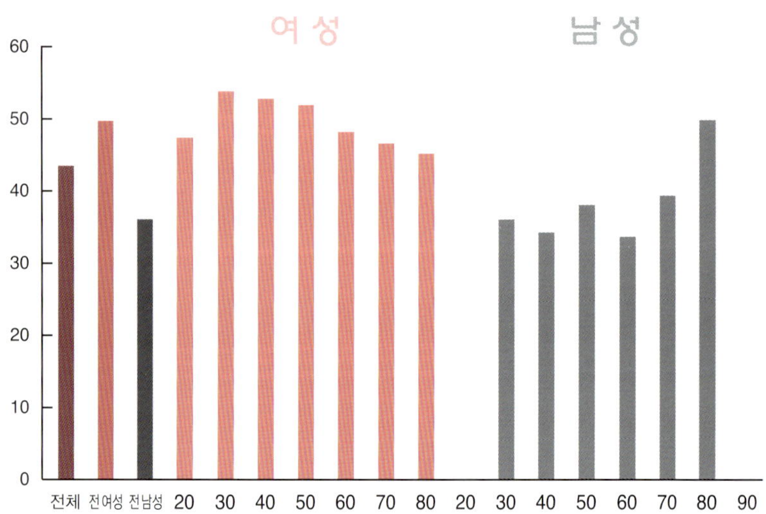

HDL_3

mg/dL

성별	연령대	증례수	평균치	하한치	상한치
남 · 여	전 연령	1133	18.8	11.4	26.3
여	전 여성	651	18.7	11.1	26.2
남	전 남성	479	19.0	11.6	26.4
여	20대	6	16.1	11.8	20.3
여	30대	50	19.3	6.3	32.3
여	40대	99	18.2	12.2	24.2
여	50대	168	19.6	12.6	26.6
여	60대	201	18.6	11.6	25.5
여	70대	115	17.8	11.1	24.6
여	80대	12	17.1	12.1	22.0
남	20대	2	—	7.1	21.6
남	30대	45	20.3	13.3	27.2
남	40대	71	20.1	12.3	27.9
남	50대	114	19.4	12.2	26.6
남	60대	149	19.0	11.6	26.4
남	70대	83	17.7	11.2	24.2
남	80대	14	16.1	12.8	19.4
남	90대	1	—	—	—

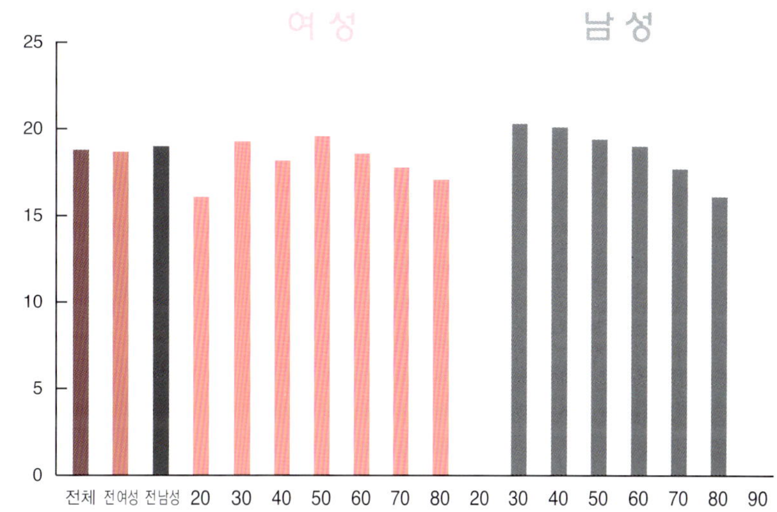

FFA

mEq/L

성별	연령대	증례수	평균치	하한치	상한치
남 · 여	전 연령	916	0.68	0.29	1.07
여	전 여성	519	0.72	0.35	1.10
남	전 남성	397	0.63	0.24	1.01
여	20대	6	0.65	0.12	1.18
여	30대	34	0.66	0.31	1.02
여	40대	71	0.68	0.32	1.04
여	50대	132	0.68	0.28	1.09
여	60대	168	0.76	0.39	1.14
여	70대	100	0.76	0.41	1.11
여	80대	8	0.68	0.51	0.84
남	20대	—	—	—	—
남	30대	40	0.53	0.13	0.92
남	40대	52	0.55	0.17	0.93
남	50대	98	0.57	0.21	0.93
남	60대	126	0.69	0.33	1.05
남	70대	66	0.69	0.34	1.05
남	80대	12	0.72	0.24	1.21
남	90대	—	—	—	—

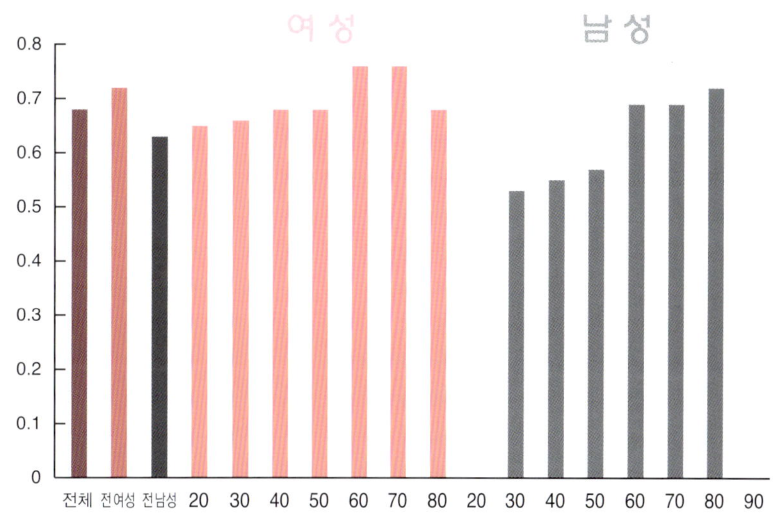

중성지방 (TG)

mg/dL

성별	연령대	증례수	평균치	하한치	상한치
남 · 여	전 연령	1119	100.6	29.3	263.9
여	전 여성	647	86.3	28.3	207.8
남	전 남성	472	120.2	34.7	324.6
여	20대	6	52.7	26.9	94.5
여	30대	49	64.0	24.5	153.3
여	40대	98	75.4	23.4	198.2
여	50대	169	83.4	28.9	186.9
여	60대	199	95.9	30.2	234.4
여	70대	114	93.4	34.0	212.5
여	80대	12	99.8	45.7	192.6
남	20대	2	—	45.0	246.0
남	30대	45	120.2	28.2	332.0
남	40대	67	128.0	33.0	422.7
남	50대	113	130.5	35.4	361.4
남	60대	147	117.2	42.0	274.2
남	70대	82	109.1	33.3	280.9
남	80대	15	101.5	25.2	271.8
남	90대	1	—	—	—

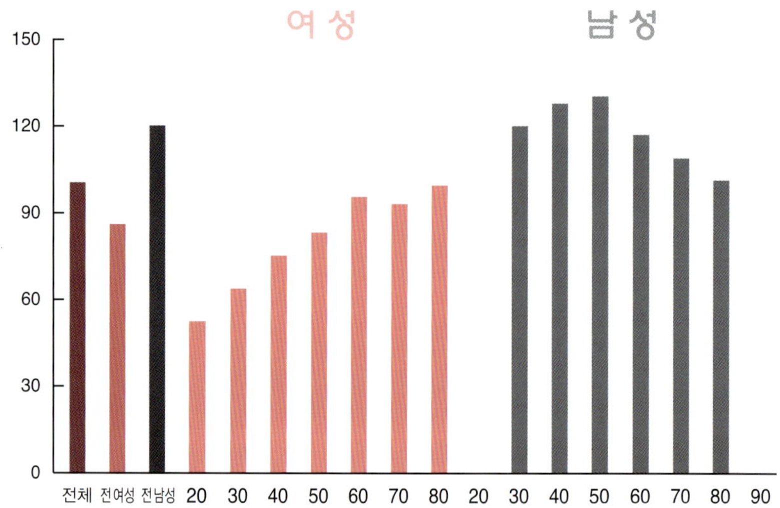

호모시스테인

지질대사

nmol/mL

성별	연령대	증례수	평균치	하한치	상한치
남 · 여	전 연령	1076	9.0	4.3	13.6
여	전 여성	631	8.2	4.1	12.3
남	전 남성	445	10.1	5.6	14.6
여	20대	5	8.5	1.2	15.8
여	30대	50	7.6	3.4	11.8
여	40대	96	7.6	4.4	10.9
여	50대	166	8.1	3.9	12.4
여	60대	195	8.1	4.3	11.9
여	70대	108	8.9	4.6	13.2
여	80대	11	9.3	4.5	14.2
남	20대	2	—	11.4	12.0
남	30대	41	10.6	5.9	15.2
남	40대	64	9.6	5.0	14.1
남	50대	108	9.9	5.2	14.5
남	60대	138	9.9	5.6	14.1
남	70대	76	10.7	6.7	14.8
남	80대	15	10.4	5.3	15.5
남	90대	1	—	—	—

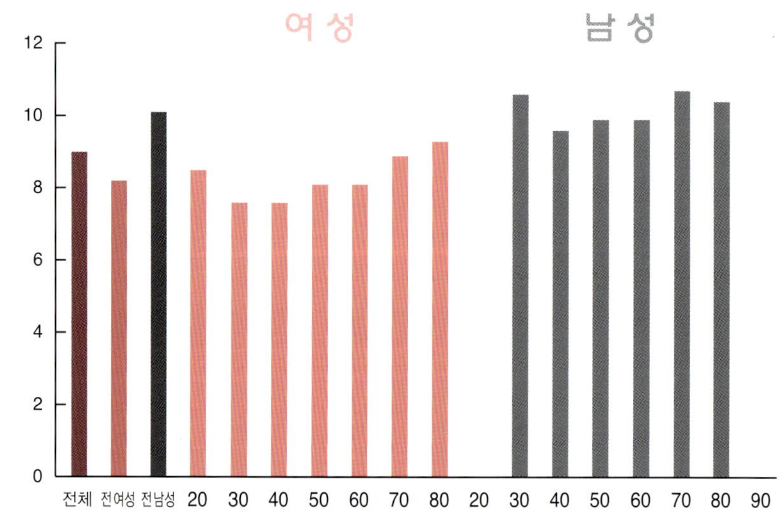

아디포넥틴

μg/mL

성별	연령대	증례수	평균치	하한치	상한치
남 · 여	전 연령	450	10.4	2.9	22.6
여	전 여성	267	12.2	3.7	26.0
남	전 남성	183	7.8	2.2	16.9
여	20대	3	12.5	7.1	19.6
여	30대	20	11.3	3.9	23.4
여	40대	52	12.9	2.7	32.7
여	50대	75	12.4	4.4	25.1
여	60대	66	11.4	3.5	25.1
여	70대	45	12.6	4.4	25.1
여	80대	6	13.9	3.5	32.7
남	20대	1	—	—	—
남	30대	22	7.8	2.7	16.3
남	40대	29	6.9	2.5	13.3
남	50대	47	6.7	2.3	12.8
남	60대	46	7.1	2.3	15.0
남	70대	33	10.4	2.9	22.6
남	80대	3	13.6	10.3	16.9
남	90대	1	—	—	—

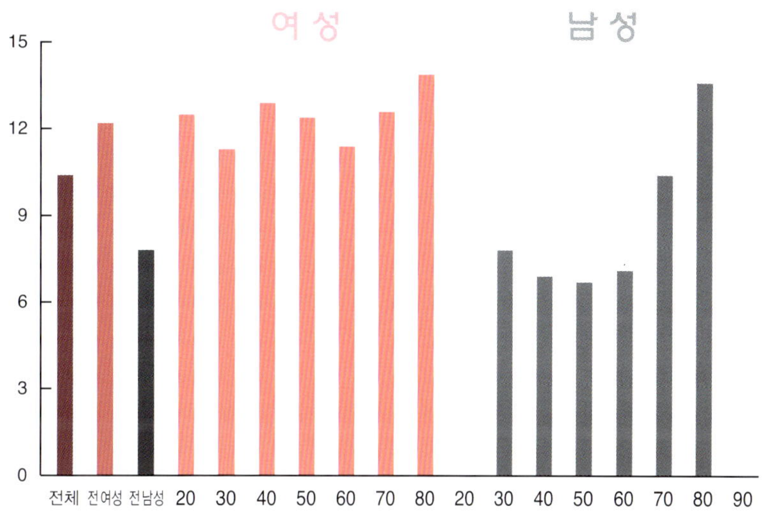

IL-6

pg/mL

성별	연령대	증례수	평균치	하한치	상한치
남 · 여	전 연령	462	2.18	0.21	6.53
여	전 여성	279	1.85	0.21	5.30
남	전 남성	183	2.68	0.22	8.65
여	20대	3	1.20	0.18	4.39
여	30대	21	1.69	0.14	4.53
여	40대	52	2.11	0.13	5.94
여	50대	80	1.26	0.30	3.19
여	60대	70	2.03	0.18	6.26
여	70대	47	2.45	0.35	6.81
여	80대	6	1.50	0.72	2.74
남	20대	1	—	—	—
남	30대	22	1.01	0.33	2.25
남	40대	29	2.17	0.20	7.79
남	50대	47	3.19	0.19	10.00
남	60대	46	3.05	0.21	9.90
남	70대	35	2.87	0.40	8.83
남	80대	3	4.77	1.41	12.98
남	90대	—	—	—	—

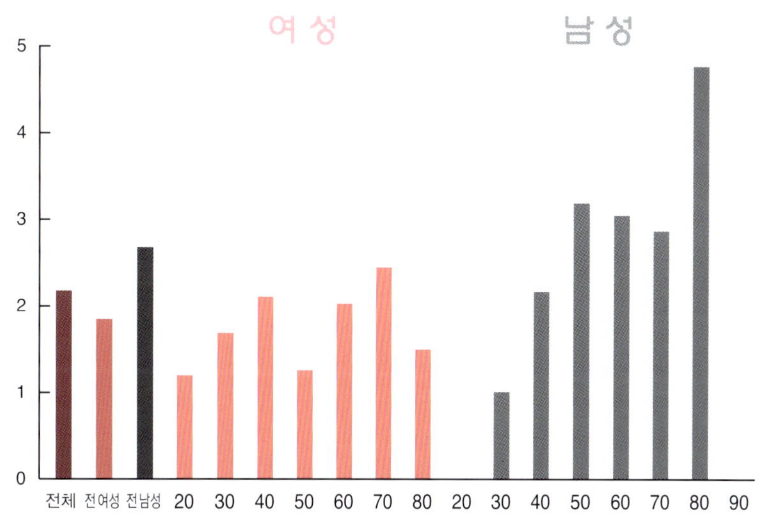

8OHdG 생성 속도 (여성)

ng/kg/시

연령대	분류	증례수	평균치	하한치	상한치
남 · 여	모두	1025	7.5	1.34	19.1
30대	섭취	16	6.9	1.58	16.4
40대	섭취	43	7.4	1.34	19.1
50대	섭취	59	6.9	1.46	17.1
60대	섭취	100	6.8	1.58	16.4
70대	섭취	61	7.7	1.29	20.2
80대	섭취	8	4.8	0.42	14.6
20대	비섭취	2	—	3.50	16.1
30대	비섭취	7	10.3	2.38	25.1
40대	비섭취	17	6.1	0.80	16.8
50대	비섭취	39	6.7	1.85	15.2
60대	비섭취	43	7.3	1.71	17.1
70대	비섭취	29	7.6	1.23	19.9
80대	비섭취	1	—	—	—
20대	부정기	3	4.4	0.45	13.8
30대	부정기	12	6.7	0.39	22.6
40대	부정기	16	8.5	1.29	23.4
50대	부정기	29	8.0	2.14	17.8
60대	부정기	35	6.5	1.46	15.8
70대	부정기	13	6.6	0.72	18.8
80대	부정기	3	4.8	1.46	10.5

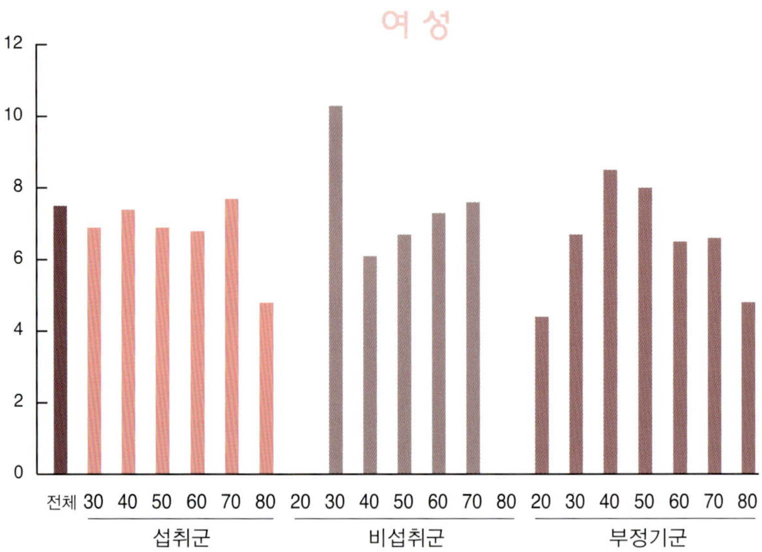

8OHdG 생성 속도 (남성)

ng/kg/시

연령대	분류	증례수	평균치	하한치	상한치
남 · 여	모두	1025	7.5	1.34	19.1
20대	섭취	1	—	—	—
30대	섭취	19	8.3	1.46	21.4
40대	섭취	32	7.0	1.18	18.1
50대	섭취	55	8.2	1.34	22.2
60대	섭취	83	7.8	1.46	19.9
70대	섭취	37	6.6	0.69	19.9
80대	섭취	6	8.6	2.63	18.4
20대	비섭취	1	—	—	—
30대	비섭취	16	7.8	1.78	18.8
40대	비섭취	20	10.2	3.10	21.8
50대	비섭취	34	8.2	1.58	20.6
60대	비섭취	39	7.3	0.72	21.8
70대	비섭취	27	7.0	1.08	18.8
80대	비섭취	4	8.6	2.46	19.1
30대	부정기	12	9.4	2.63	23.0
40대	부정기	11	9.5	2.07	23.4
50대	부정기	22	9.3	3.00	23.0
60대	부정기	24	7.6	1.52	17.4
70대	부정기	12	7.9	1.58	19.1
80대	부정기	3	6.7	0.76	20.6
90대	부정기	1	—	—	—

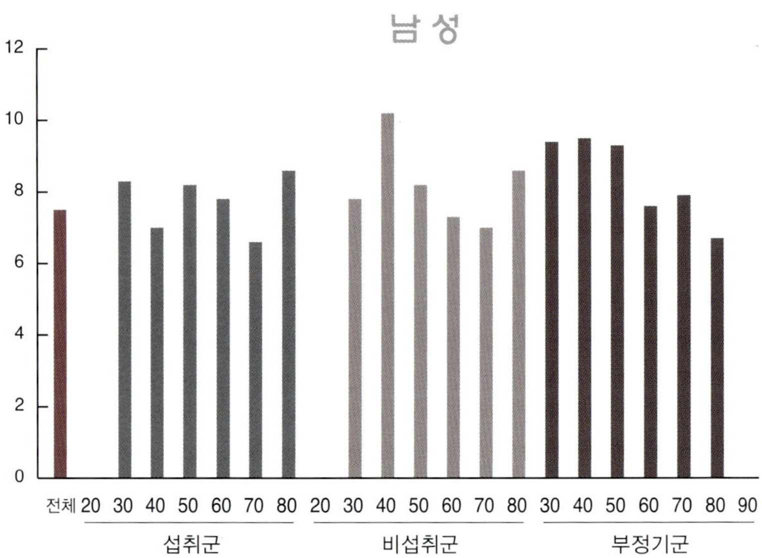

이소프로스탄 생성 속도 (여성)

ng/kg/시

연령대	분류	증례수	평균치	하한치	상한치
남 · 여	모두	929	2.53	0.18	7.6
30대	섭취	13	3.23	0.07	10.6
40대	섭취	39	2.12	0.27	5.9
50대	섭취	59	2.47	0.26	7.0
60대	섭취	91	2.06	0.12	6.0
70대	섭취	56	2.13	0.15	6.2
80대	섭취	6	1.47	0.72	2.8
20대	비섭취	1	—	—	—
30대	비섭취	6	3.18	0.03	24.0
40대	비섭취	17	2.02	0.00	6.8
50대	비섭취	38	2.55	0.05	8.1
60대	비섭취	37	1.91	0.33	4.9
70대	비섭취	27	3.37	0.31	10.3
20대	부정기	3	1.05	0.13	2.9
30대	부정기	11	3.05	0.17	10.3
40대	부정기	13	3.04	0.26	9.1
50대	부정기	25	2.38	0.52	5.9
60대	부정기	32	1.83	0.17	5.2
70대	부정기	12	1.99	0.08	6.1
80대	부정기	2	—	2.93	6.5

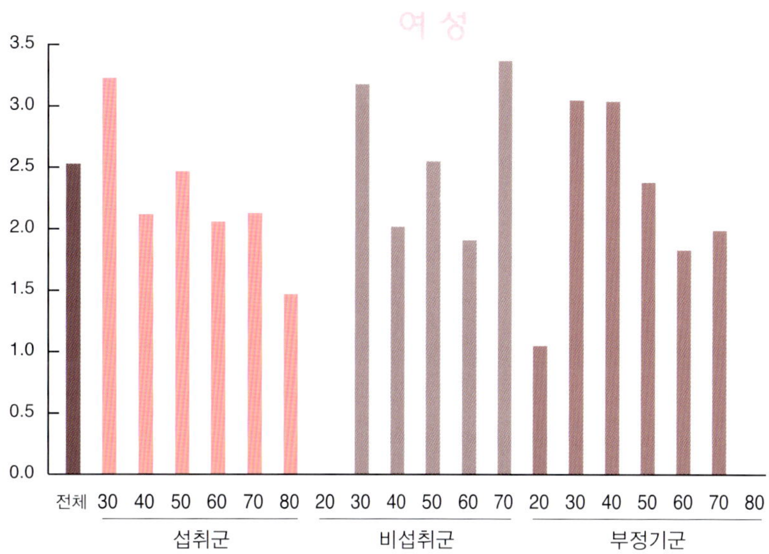

이소프로스탄 생성 속도 (남성)

ng/kg/시

연령대	분류	증례수	평균치	하한치	상한치
남 · 여	모두	929	2.53	0.18	7.6
20대	섭취	1	—	—	—
30대	섭취	17	3.94	0.04	13.8
40대	섭취	32	2.79	0.04	9.2
50대	섭취	49	3.06	0.00	10.2
60대	섭취	75	2.73	0.21	8.0
70대	섭취	32	1.97	0.24	5.4
80대	섭취	7	3.69	0.77	9.7
30대	비섭취	16	2.93	0.56	7.5
40대	비섭취	18	2.80	0.44	7.3
50대	비섭취	33	3.14	0.37	9.2
60대	비섭취	32	2.61	0.19	9.2
70대	비섭취	24	2.08	0.17	6.0
80대	비섭취	2	—	2.06	4.5
30대	부정기	12	3.80	0.14	13.5
40대	부정기	9	3.37	1.35	6.7
50대	부정기	16	2.76	0.49	5.9
60대	부정기	22	2.34	0.17	6.6
70대	부정기	12	2.46	0.04	8.0
80대	부정기	1	—	—	—
90대	부정기	1	—	—	—

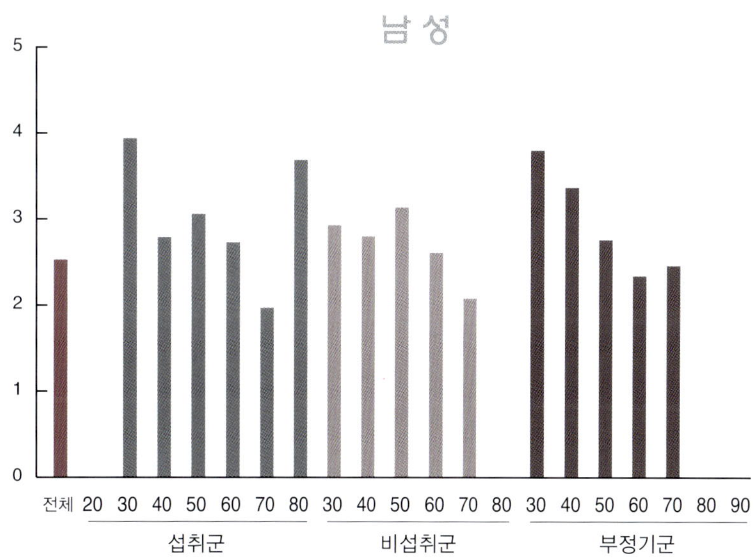

과산화지질 (LPO)(여성)

μM

연령대	분류	증례수	평균치	하한치	상한치
남 · 여	모두	1040	0.43	~	1.22
30대	섭취	16	0.44	~	1.24
40대	섭취	43	0.44	~	1.25
50대	섭취	61	0.38	~	0.90
60대	섭취	102	0.39	~	0.90
70대	섭취	64	0.36	~	0.72
80대	섭취	8	0.35	~	0.64
20대	비섭취	2	—	~	0.48
30대	비섭취	7	0.34	~	0.57
40대	비섭취	17	0.40	~	1.05
50대	비섭취	39	0.40	~	0.82
60대	비섭취	42	0.41	~	0.72
70대	비섭취	30	0.44	~	1.18
80대	비섭취	1	—	—	—
20대	부정기	4	0.42	~	0.56
30대	부정기	12	0.36	~	0.55
40대	부정기	16	0.30	~	0.59
50대	부정기	29	0.38	~	0.73
60대	부정기	35	0.44	~	1.26
70대	부정기	13	0.46	~	1.32
80대	부정기	3	0.25	~	0.34

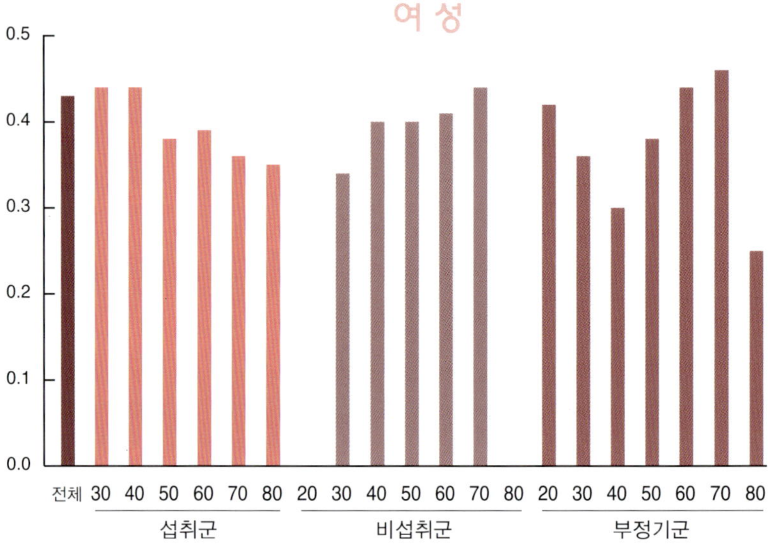

과산화지질 (LPO)(남성)

μM

연령대	분류	증례수	평균치	하한치	상한치
남 · 여	모두	1040	0.43	~	1.22
20대	섭취	1	—	—	—
30대	섭취	19	0.70	~	1.99
40대	섭취	33	0.51	~	1.34
50대	섭취	57	0.44	~	0.99
60대	섭취	85	0.41	~	1.15
70대	섭취	37	0.51	~	1.52
80대	섭취	6	0.39	~	0.48
20대	비섭취	1	—	—	—
30대	비섭취	16	0.44	~	1.32
40대	비섭취	19	0.53	~	1.32
50대	비섭취	35	0.45	~	1.03
60대	비섭취	40	0.45	~	0.98
70대	비섭취	28	0.70	~	1.58
80대	비섭취	4	0.29	~	0.44
30대	부정기	12	0.29	~	0.61
40대	부정기	11	0.36	~	0.59
50대	부정기	21	0.56	~	1.68
60대	부정기	25	0.45	~	0.78
70대	부정기	12	0.35	~	0.47
80대	부정기	3	0.41	~	0.43
90대	부정기	1	—	—	—

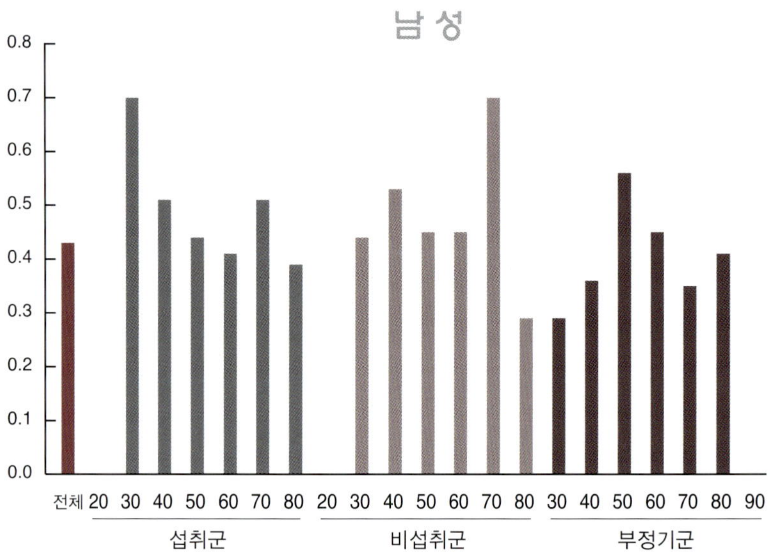

CoQ10 산화율 (여성)

%

연령대	분류	증례수	평균치	하한치	상한치
남 · 여	모두	1033	5.26	2.05	10.9
30대	섭취	15	5.07	1.08	12.0
40대	섭취	41	4.84	2.23	9.5
50대	섭취	61	5.09	2.54	9.4
60대	섭취	99	6.30	2.06	12.9
70대	섭취	61	6.78	2.82	13.0
80대	섭취	8	6.76	2.20	13.3
20대	비섭취	2	—	4.41	6.4
30대	비섭취	7	4.19	3.42	6.6
40대	비섭취	17	4.64	2.09	9.5
50대	비섭취	38	4.73	2.74	7.8
60대	비섭취	42	5.15	1.96	10.8
70대	비섭취	30	5.84	1.87	11.4
80대	비섭취	1	—	—	—
20대	부정기	4	2.10	1.18	8.6
30대	부정기	12	4.88	2.71	7.5
40대	부정기	16	3.66	1.94	9.9
50대	부정기	29	4.87	2.09	10.5
60대	부정기	34	4.92	2.29	11.0
70대	부정기	13	5.50	1.73	13.6
80대	부정기	3	4.90	0.60	12.0

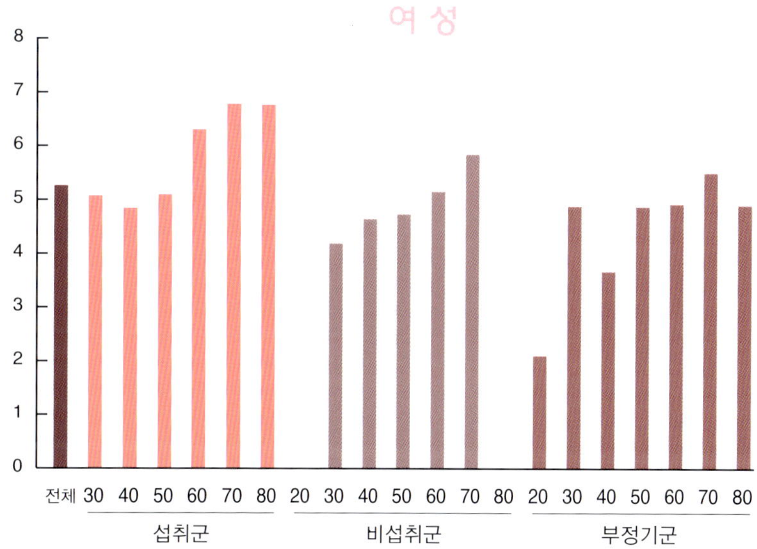

CoQ10 산화율 (남성)

산화 스트레스 · 항산화인자

%

연령대	분류	증례수	평균치	하한치	상한치
남 · 여	모두	1033	5.26	2.05	10.9
20대	섭취	1	—	—	—
30대	섭취	19	4.52	1.60	9.8
40대	섭취	34	4.87	2.22	9.4
50대	섭취	58	5.75	1.79	11.9
60대	섭취	84	5.36	2.13	10.7
70대	섭취	37	5.89	2.39	11.9
80대	섭취	7	5.70	0.96	13.2
20대	비섭취	1	—	—	—
30대	비섭취	16	3.70	1.03	10.8
40대	비섭취	21	4.74	1.80	8.6
50대	비섭취	35	4.24	1.91	10.4
60대	비섭취	41	4.89	2.51	8.5
70대	비섭취	28	5.33	2.19	9.5
80대	비섭취	4	5.70	3.86	7.9
30대	부정기	12	2.38	0.97	11.4
40대	부정기	11	4.04	1.97	9.2
50대	부정기	22	5.03	2.23	10.5
60대	부정기	24	5.33	2.39	9.3
70대	부정기	11	6.56	2.07	12.7
80대	부정기	3	6.57	0.94	16.2
90대	부정기	1	—	—	—

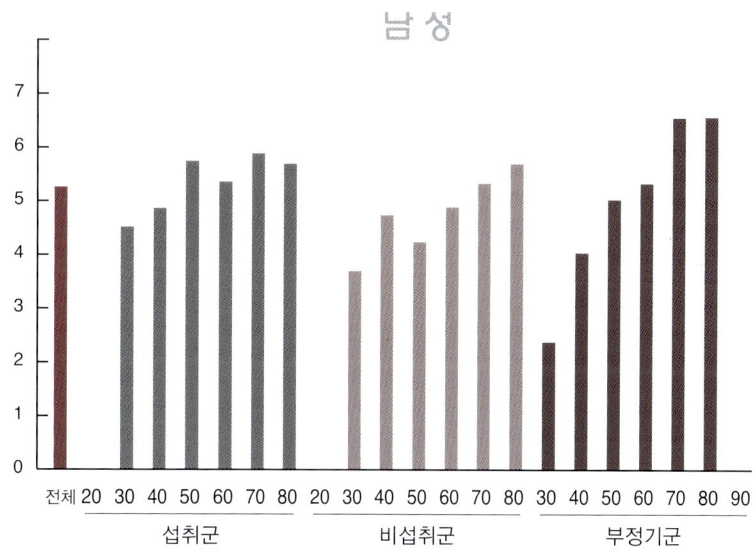

비타민 C (여성)

산화 스트레스 · 항산화인자

μg/mL

연령대	분류	증례수	평균치	하한치	상한치
남 · 여	모두	1042	9.5	3.1	18.6
30대	섭취	15	10.8	4.8	18.7
40대	섭취	43	10.0	5.0	16.4
50대	섭취	62	10.6	4.6	18.4
60대	섭취	102	10.8	4.4	19.6
70대	섭취	64	10.3	4.3	18.2
80대	섭취	7	12.6	5.9	21.4
20대	비섭취	2	—	12.2	15.6
30대	비섭취	7	10.6	1.9	24.5
40대	비섭취	17	10.2	2.6	21.6
50대	비섭취	38	10.9	5.1	18.5
60대	비섭취	42	9.9	3.7	18.4
70대	비섭취	30	8.6	2.0	18.4
80대	비섭취	1	—	—	—
20대	부정기	4	7.7	3.1	14.0
30대	부정기	12	10.5	5.2	17.4
40대	부정기	16	7.8	2.1	16.3
50대	부정기	28	9.3	4.0	16.3
60대	부정기	35	9.7	3.1	19.1
70대	부정기	13	11.7	6.0	18.9
80대	부정기	3	10.2	2.2	22.9

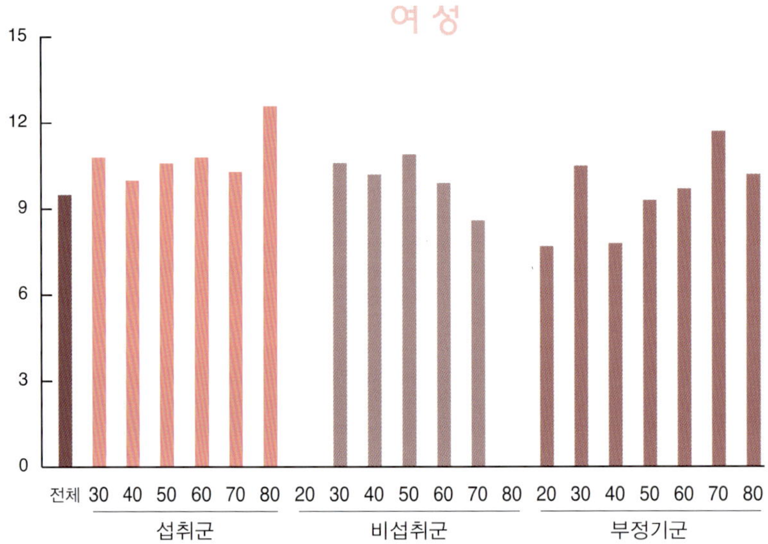

비타민 C (남성)

산화 스트레스 · 항산화인자

μg/mL

연령대	분류	증례수	평균치	하한치	상한치
남 · 여	모두	1042	9.5	3.06	18.6
20대	섭취	1	—	—	—
30대	섭취	19	8.6	1.74	19.2
40대	섭취	34	10.2	3.89	18.8
50대	섭취	58	9.6	3.36	18.2
60대	섭취	85	9.4	2.38	19.8
70대	섭취	36	9.4	2.75	19.0
80대	섭취	6	9.4	0.63	25.1
20대	비섭취	1	—	—	—
30대	비섭취	16	8.4	3.34	15.1
40대	비섭취	21	7.9	2.94	14.6
50대	비섭취	35	8.4	2.92	16.0
60대	비섭취	41	7.7	1.84	16.2
70대	비섭취	28	9.0	2.41	18.6
80대	비섭취	4	9.2	3.57	17.1
30대	부정기	7	6.2	2.12	11.8
40대	부정기	10	6.6	1.31	14.6
50대	부정기	13	8.1	2.64	15.9
60대	부정기	18	8.2	2.57	16.2
70대	부정기	7	8.4	4.22	13.6
80대	부정기	3	9.3	6.06	13.2
90대	부정기	1	—	—	—

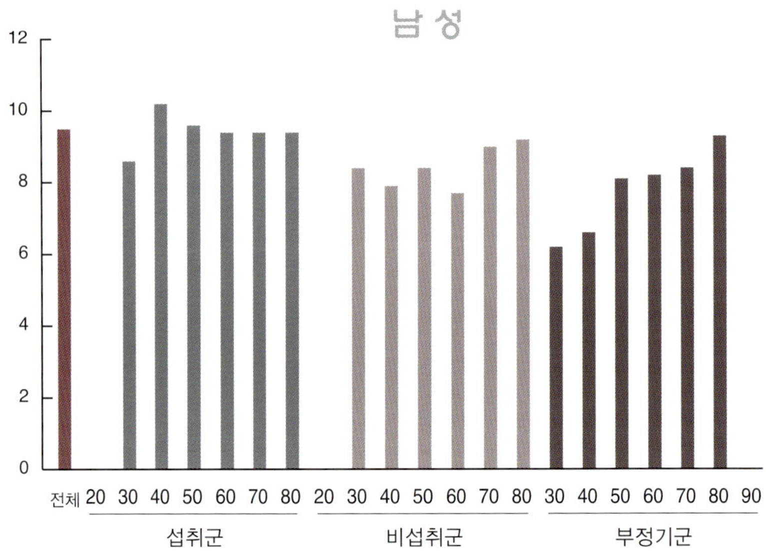

엽산 (여성)

ng/mL

연령대	분류	증례수	평균치	하한치	상한치
남 · 여	모두	984	11.0	3.84	21.0
30대	섭취	14	12.2	2.85	26.8
40대	섭취	39	10.8	4.01	20.2
50대	섭취	59	12.9	5.39	23.0
60대	섭취	89	12.4	5.04	22.3
70대	섭취	53	12.8	4.39	24.7
80대	섭취	7	12.9	4.45	25.1
20대	비섭취	2	—	3.16	16.3
30대	비섭취	7	10.6	3.31	21.3
40대	비섭취	17	10.3	3.91	19.2
50대	비섭취	37	11.9	5.03	21.1
60대	비섭취	43	11.7	4.66	21.3
70대	비섭취	29	11.2	3.04	23.3
80대	비섭취	1	—	—	—
20대	부정기	4	12.3	3.73	25.2
30대	부정기	12	10.9	2.47	24.0
40대	부정기	15	10.0	3.36	19.5
50대	부정기	28	11.5	4.59	20.8
60대	부정기	35	11.0	4.17	20.5
70대	부정기	13	9.5	3.99	16.9
80대	부정기	3	11.7	6.12	19.0

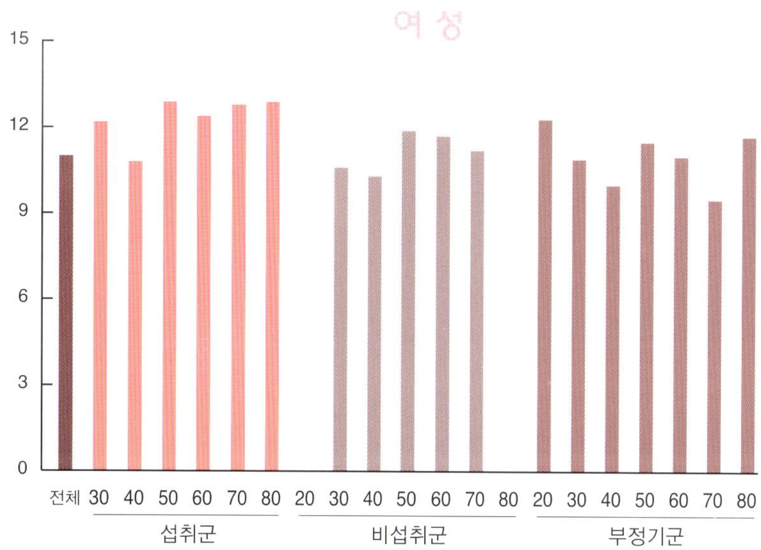

산화 스트레스 · 항산화인자

엽산 (남성)

ng/mL

연령대	분류	증례수	평균치	하한치	상한치
남 · 여	모두	984	11.0	3.84	21.0
20대	섭취	1	—	—	—
30대	섭취	19	9.2	2.58	19.0
40대	섭취	31	11.6	4.76	20.8
50대	섭취	53	11.6	4.98	20.3
60대	섭취	77	11.3	4.09	21.2
70대	섭취	33	9.3	2.99	18.3
80대	섭취	5	8.8	2.66	17.8
20대	비섭취	1	—	—	—
30대	비섭취	16	8.9	3.41	16.3
40대	비섭취	21	8.7	2.12	18.8
50대	비섭취	35	8.6	2.97	16.5
60대	비섭취	41	10.0	3.91	18.3
70대	비섭취	28	9.6	4.62	15.9
80대	비섭취	3	9.1	4.71	14.7
30대	부정기	7	7.8	4.31	12.1
40대	부정기	10	8.0	2.80	15.3
50대	부정기	13	8.6	3.29	16.0
60대	부정기	18	10.7	4.53	18.9
70대	부정기	7	8.5	2.66	17.0
80대	부정기	3	6.1	0.28	17.5
90대	부정기	1	—	—	—

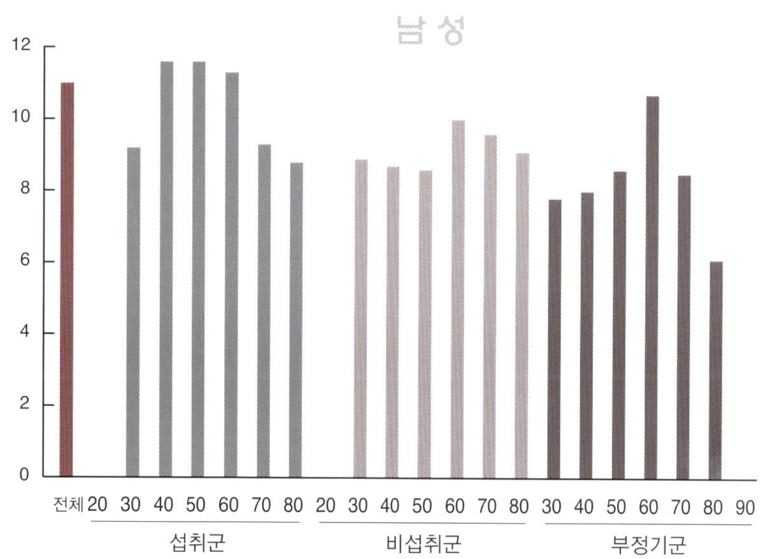

비타민 B_{12} (여성)

pg/mL

연령대	분류	증례수	평균치	하한치	상한치
남 · 여	모두	965	617.4	270.2	1204.7
30대	섭취	15	616.8	236.3	1336.5
40대	섭취	39	592.4	272.6	1126.0
50대	섭취	56	679.5	333.1	1245.0
60대	섭취	86	681.6	326.7	1273.3
70대	섭취	54	706.7	281.3	1500.7
80대	섭취	6	743.8	326.1	1511.1
20대	비섭취	2	—	329.6	561.4
30대	비섭취	7	561.4	280.8	1023.5
40대	비섭취	17	502.6	233.4	966.5
50대	비섭취	38	641.4	307.7	1192.2
60대	비섭취	41	664.2	346.8	1159.6
70대	비섭취	29	549.4	277.9	985.2
80대	비섭취	1	—	—	—
20대	부정기	3	395.3	231.4	644.4
30대	부정기	11	608.9	366.8	954.9
40대	부정기	16	572.7	207.9	1306.8
50대	부정기	25	597.7	309.4	1050.5
60대	부정기	31	755.8	344.4	1467.3
70대	부정기	11	589.8	208.5	1348.1
80대	부정기	3	645.7	217.5	1602.5

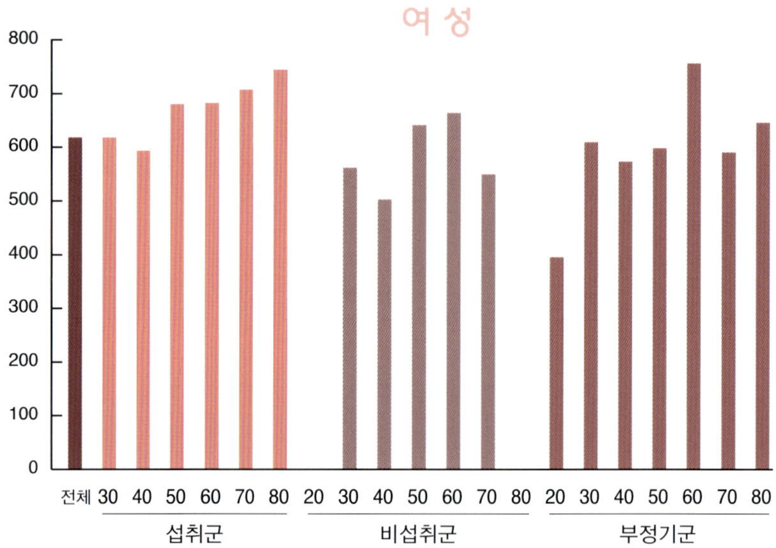

비타민 B_{12} (남성)

산화 스트레스 · 항산화인자

pg/mL

연령대	분류	증례수	평균치	하한치	상한치
남 · 여	모두	965	617.4	270.2	1204.7
20대	섭취	1	—	—	—
30대	섭취	19	522.4	230.1	1028.9
40대	섭취	30	640.2	227.3	1457.2
50대	섭취	57	606.7	312.1	1067.0
60대	섭취	81	608.9	285.8	1147.6
70대	섭취	32	588.1	246.5	1196.4
80대	섭취	6	725.2	338.4	1393.2
20대	비섭취	1	—	—	—
30대	비섭취	16	567.1	257.6	1095.2
40대	비섭취	21	508.1	268.3	881.5
50대	비섭취	35	554.6	228.1	1147.6
60대	비섭취	38	478.3	249.6	838.2
70대	비섭취	27	659.4	209.6	1599.7
80대	비섭취	4	478.5	108.2	1575.0
30대	부정기	7	462.0	251.3	792.8
40대	부정기	10	520.9	213.3	1097.1
50대	부정기	13	524.9	285.3	892.3
60대	부정기	18	589.2	241.8	1223.6
70대	부정기	7	572.1	344.4	903.2
80대	부정기	3	560.3	489.8	638.8
90대	부정기	1	—	—	—

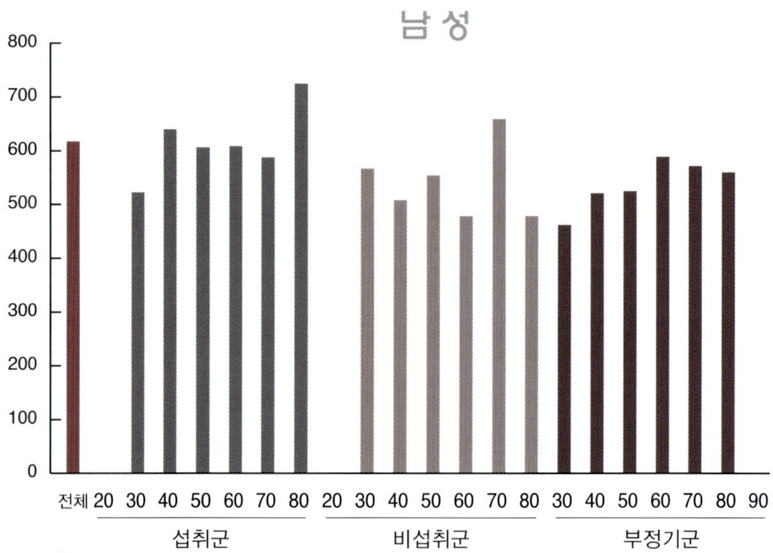

β-크립토잔틴 (여성)

산화 스트레스 · 항산화인자

μg/dL

연령대	분류	증례수	평균치	하한치	상한치
남 · 여	모두	1023	54.0	5.1	216.8
30대	섭취	15	36.1	4.6	132.1
40대	섭취	43	57.4	6.1	202.5
50대	섭취	61	74.2	9.7	266.7
60대	섭취	100	71.0	9.5	250.1
70대	섭취	60	71.9	7.4	276.5
80대	섭취	7	52.5	6.5	200.4
20대	비섭취	2	—	2.1	84.3
30대	비섭취	7	54.1	10.6	164.1
40대	비섭취	17	60.0	6.2	250.1
50대	비섭취	37	61.6	9.4	210.8
60대	비섭취	40	78.6	10.4	288.3
70대	비섭취	28	55.9	6.5	216.4
80대	비섭취	1	—	—	—
20대	부정기	4	42.7	12.4	107.1
30대	부정기	12	44.1	10.7	118.3
40대	부정기	16	47.5	3.2	222.6
50대	부정기	27	70.6	9.6	251.1
60대	부정기	34	81.9	12.3	280.9
70대	부정기	13	68.8	15.1	197.2
80대	부정기	3	44.1	16.1	93.6

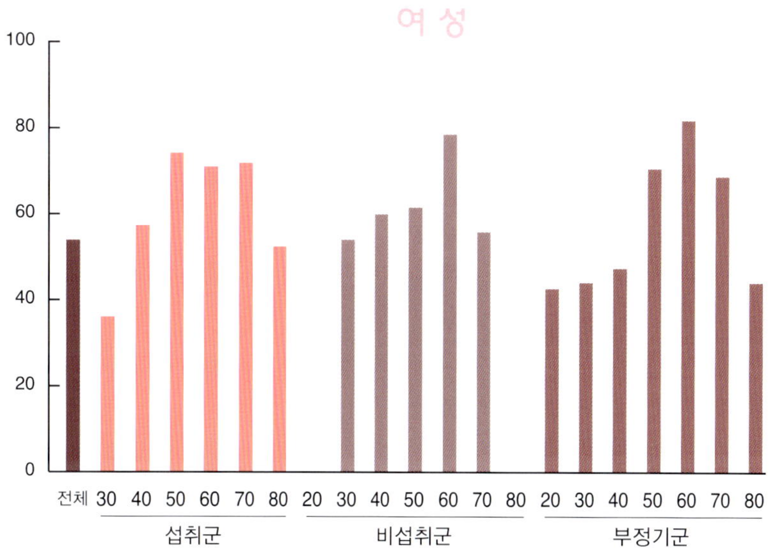

β-크립토잔틴 (남성)

산화 스트레스 · 항산화인자

μg/dL

연령대	분류	증례수	평균치	하한치	상한치
남 · 여	모두	1023	54.0	5.1	216.8
20대	섭취	1	—	—	—
30대	섭취	19	25.7	4.6	81.1
40대	섭취	33	31.6	2.0	144.7
50대	섭취	58	40.9	3.8	165.4
60대	섭취	85	45.3	4.9	164.1
70대	섭취	37	51.5	6.2	183.4
80대	섭취	7	37.0	3.1	158.9
20대	비섭취	1	—	—	—
30대	비섭취	16	20.1	3.8	59.3
40대	비섭취	21	25.4	1.9	113.4
50대	비섭취	32	54.0	3.1	257.7
60대	비섭취	39	34.9	3.7	128.1
70대	비섭취	28	52.7	4.3	216.4
80대	비섭취	4	28.2	10.7	58.1
30대	부정기	7	21.5	6.2	49.1
40대	부정기	10	28.7	2.9	115.5
50대	부정기	13	22.7	3.9	72.7
60대	부정기	18	33.8	3.2	133.4
70대	부정기	7	40.7	4.0	177.2
80대	부정기	3	68.4	31.7	122.8
90대	부정기	1	—	—	—

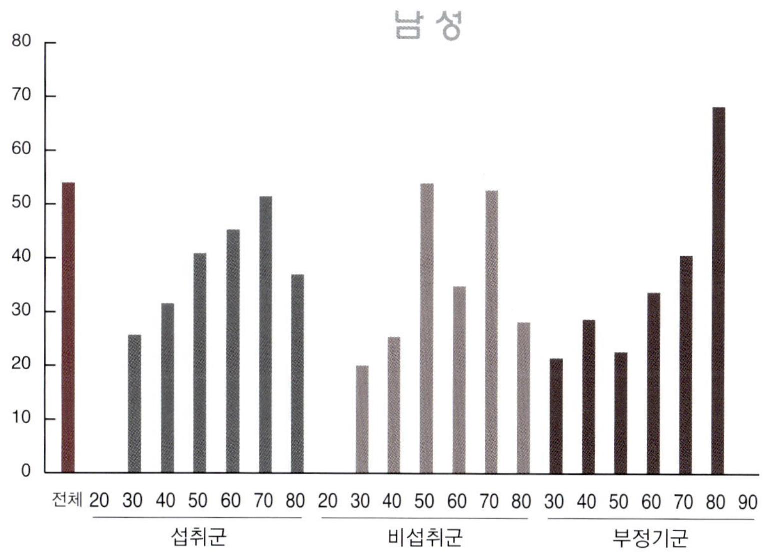

리코핀 (여성)

μg/dL

연령대	분류	증례수	평균치	하한치	상한치
남 · 여	모두	1045	10.7	1.10	40.2
30대	섭취	16	16.9	0.84	86.8
40대	섭취	43	12.7	2.20	38.9
50대	섭취	61	14.0	1.53	52.6
60대	섭취	102	9.9	1.33	33.8
70대	섭취	64	9.1	0.89	34.6
80대	섭취	8	11.0	0.53	51.6
20대	비섭취	2	—	1.57	47.7
30대	비섭취	7	12.0	2.14	38.4
40대	비섭취	17	11.1	2.03	33.9
50대	비섭취	39	12.6	0.88	54.1
60대	비섭취	43	8.3	0.87	33.1
70대	비섭취	30	5.5	1.13	16.6
80대	비섭취	1	—	—	—
20대	부정기	4	16.8	3.74	49.4
30대	부정기	12	17.7	3.07	54.2
40대	부정기	16	13.8	1.81	50.3
50대	부정기	29	14.3	2.32	45.3
60대	부정기	35	11.5	1.33	43.2
70대	부정기	13	7.4	1.24	24.1
80대	부정기	3	15.4	0.45	95.4

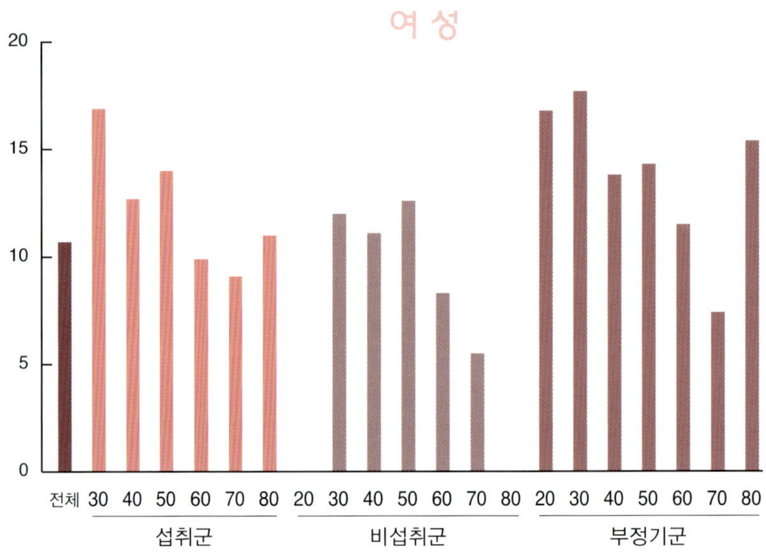

리코핀 (남성)

산화 스트레스 · 항산화인자

μg/dL

연령대	분류	증례수	평균치	하한치	상한치
남 · 여	모두	1045	10.7	1.10	40.2
20대	섭취	1	—	—	—
30대	섭취	19	12.3	1.50	43.5
40대	섭취	33	11.5	1.64	38.3
50대	섭취	58	10.5	1.01	41.0
60대	섭취	85	9.2	0.67	38.0
70대	섭취	37	8.5	0.96	32.4
80대	섭취	7	7.3	0.84	29.1
20대	비섭취	1	—	—	—
30대	비섭취	15	15.2	1.98	53.1
40대	비섭취	21	9.0	2.23	25.1
50대	비섭취	35	12.9	1.10	51.1
60대	비섭취	40	7.0	0.87	26.1
70대	비섭취	28	4.9	1.08	13.5
80대	비섭취	4	5.9	0.12	39.9
30대	부정기	7	13.5	5.01	29.3
40대	부정기	10	14.2	0.95	65.6
50대	부정기	13	6.8	1.01	23.3
60대	부정기	18	7.2	0.46	36.8
70대	부정기	7	6.0	3.19	13.2
80대	부정기	3	6.6	0.23	39.6
90대	부정기	1	—	—	—

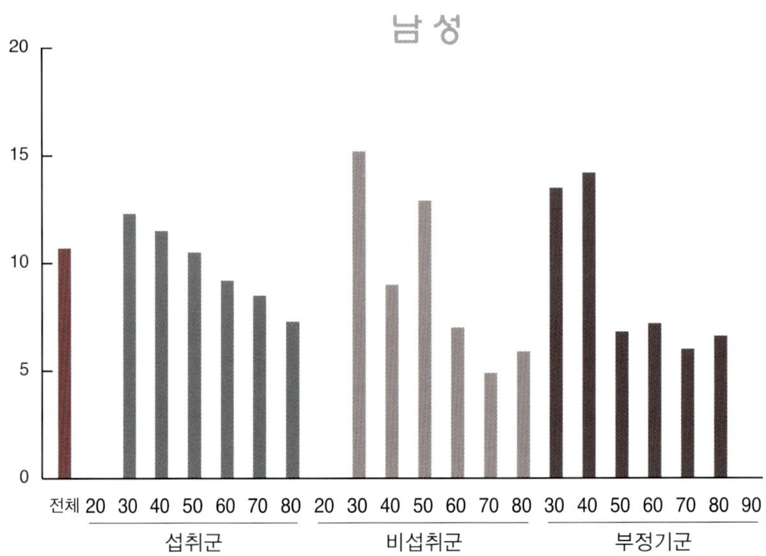

β-카로틴 (여성)

μg/dL

연령대	분류	증례수	평균치	하한치	상한치
남 · 여	모두	1017	51.6	6.3	188.4
30대	섭취	15	51.5	3.1	242.3
40대	섭취	40	52.8	10.8	147.4
50대	섭취	58	71.8	17.3	183.6
60대	섭취	97	69.4	15.8	184.0
70대	섭취	60	63.9	17.3	153.5
80대	섭취	8	74.3	35.5	125.6
20대	비섭취	2	—	0.4	114.2
30대	비섭취	7	43.3	5.0	166.2
40대	비섭취	16	39.0	7.0	119.7
50대	비섭취	37	66.4	12.1	196.5
60대	비섭취	43	66.6	15.2	178.6
70대	비섭취	30	54.8	7.9	180.4
80대	비섭취	1	—	—	—
20대	부정기	4	61.8	18.1	149.2
30대	부정기	12	61.9	6.5	251.0
40대	부정기	16	51.7	9.7	151.6
50대	부정기	28	65.7	18.4	154.1
60대	부정기	35	68.6	15.4	182.5
70대	부정기	13	57.9	11.4	164.9
80대	부정기	3	60.5	52.3	61.6

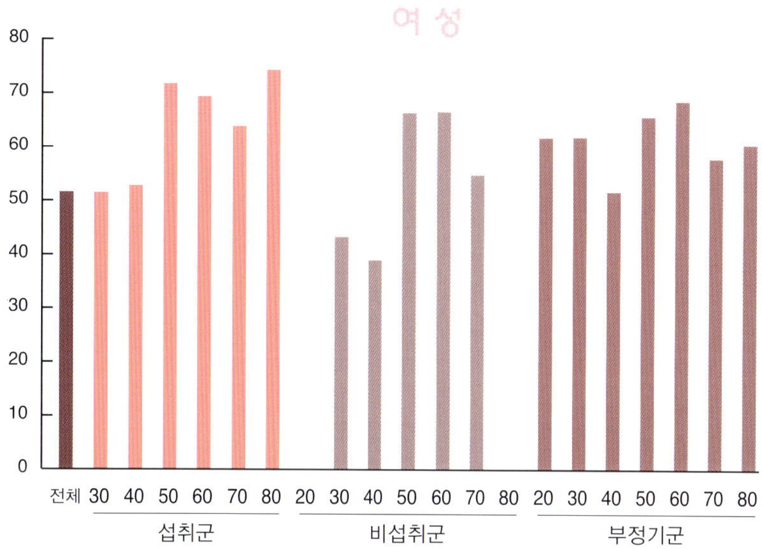

β-카로틴 (남성)

μg/dL

연령대	분류	증례수	평균치	하한치	상한치
남 · 여	모두	1017	51.6	6.27	188.4
20대	섭취	1	—	—	—
30대	섭취	19	31.4	2.01	141.1
40대	섭취	34	42.2	3.29	180.7
50대	섭취	57	40.7	5.31	142.8
60대	섭취	82	42.6	6.14	147.7
70대	섭취	36	53.7	9.68	159.7
80대	섭취	6	24.2	8.16	51.4
20대	비섭취	1	—	—	—
30대	비섭취	16	23.7	6.60	55.4
40대	비섭취	21	18.9	2.11	71.0
50대	비섭취	34	38.0	2.78	163.6
60대	비섭취	41	32.9	3.58	116.8
70대	비섭취	28	28.0	4.32	93.7
80대	비섭취	4	18.3	1.74	80.9
30대	부정기	7	34.8	8.83	86.9
40대	부정기	10	23.6	1.06	140.2
50대	부정기	13	25.8	3.85	85.1
60대	부정기	18	24.4	4.89	69.3
70대	부정기	7	54.5	4.17	269.4
80대	부정기	3	46.3	8.50	148.9
90대	부정기	1	—	—	—

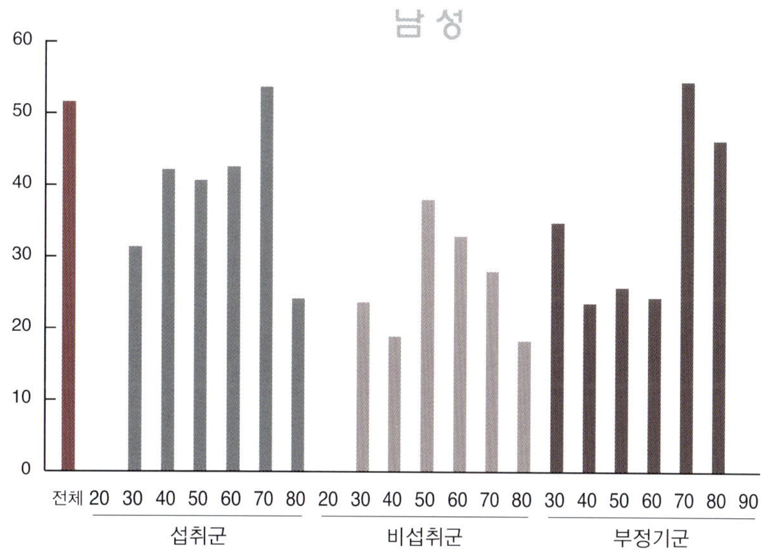

비타민 A (여성)

μg/dL

연령대	분류	증례수	평균치	하한치	상한치
남 · 여	모두	1043	54.9	10.8	56.8
30대	섭취	16	48.8	0.8	279.8
40대	섭취	43	44.6	11.1	55.5
50대	섭취	62	51.6	11.7	53.3
60대	섭취	102	48.8	11.3	55.0
70대	섭취	64	51.5	11.2	55.2
80대	섭취	8	57.3	58.9	143.4
20대	비섭취	2	—	16.6	39.5
30대	비섭취	7	55.6	45.3	179.9
40대	비섭취	17	44.5	11.3	54.9
50대	비섭취	39	46.4	13.9	46.0
60대	비섭취	43	47.5	12.3	51.1
70대	비섭취	30	42.3	11.0	56.1
80대	비섭취	1	—	—	—
20대	부정기	4	42.8	20.3	32.9
30대	부정기	12	42.8	10.4	58.8
40대	부정기	16	38.3	11.9	52.5
50대	부정기	29	51.9	11.6	53.6
60대	부정기	35	50.4	14.1	45.4
70대	부정기	13	46.7	13.0	48.7
80대	부정기	3	33.5	9.5	63.2

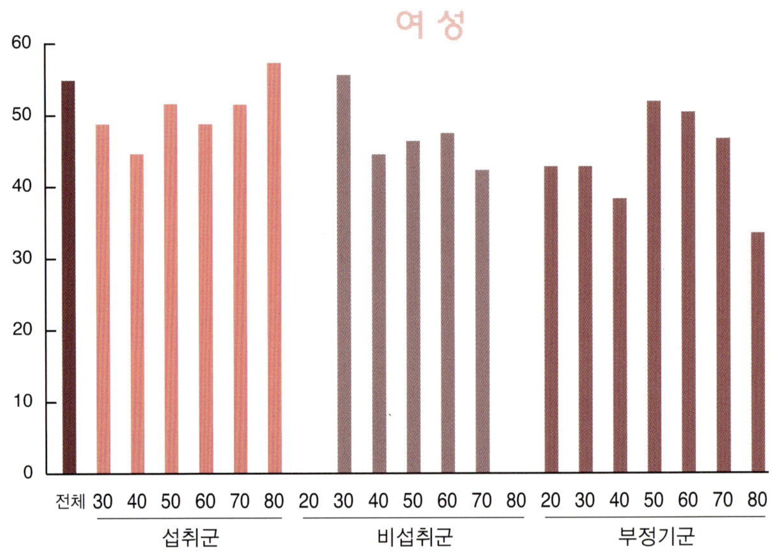

비타민 A (남성)

산화 스트레스 · 항산화인자

μg/dL

연령대	분류	증례수	평균치	하한치	상한치
남 · 여	모두	1043	54.9	10.8	56.8
20대	섭취	1	—	—	—
30대	섭취	19	65.2	49.2	167.9
40대	섭취	34	66.9	45.7	178.6
50대	섭취	58	63.4	47.2	173.8
60대	섭취	84	64.6	45.7	178.6
70대	섭취	36	58.7	49.4	167.2
80대	섭취	7	48.1	14.8	43.6
20대	비섭취	1	—	—	—
30대	비섭취	16	65.6	53.2	156.8
40대	비섭취	21	63.2	51.1	162.4
50대	비섭취	34	72.1	53.6	155.9
60대	비섭취	40	55.2	10.6	57.6
70대	비섭취	28	55.2	45.4	179.7
80대	비섭취	4	31.5	19.1	34.8
30대	부정기	7	62.0	64.2	132.5
40대	부정기	9	78.5	49.7	166.3
50대	부정기	13	64.4	54.4	153.7
60대	부정기	17	56.7	45.9	178.1
70대	부정기	7	50.0	12.7	49.8
80대	부정기	3	45.5	15.4	42.3
90대	부정기	1	—	—	—

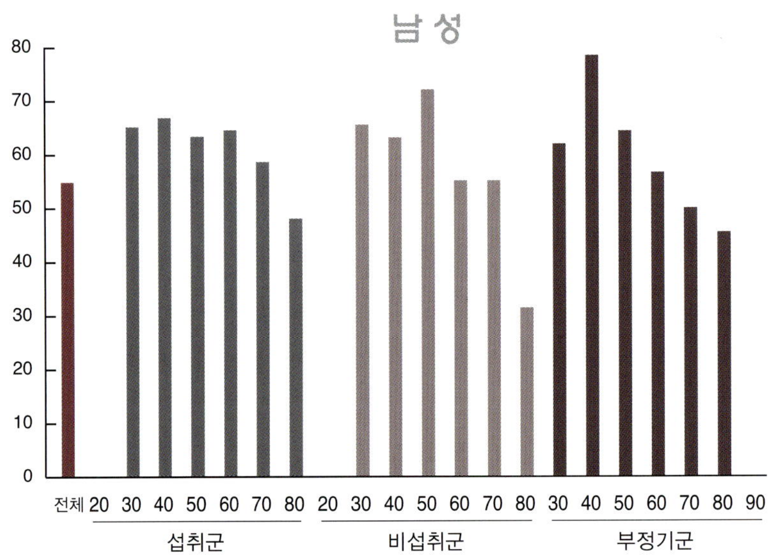

α-토코페롤 (비타민 E)(여성)

μg/dL

연령대	분류	증례수	평균치	하한치	상한치
남 · 여	모두	975	1392.5	533.8	2251.2
30대	섭취	16	1434.1	575.4	2292.8
40대	섭취	43	1351.7	493.0	2210.4
50대	섭취	58	1421.6	562.9	2280.3
60대	섭취	83	1642.4	783.7	2501.1
70대	섭취	52	1785.8	927.1	2644.5
80대	섭취	4	1660.0	801.3	2518.7
20대	비섭취	2	—	0	338.1
30대	비섭취	7	1010.0	368.2	1651.8
40대	비섭취	17	1108.0	615.6	1600.3
50대	비섭취	38	1251.4	576.1	1926.8
60대	비섭취	43	1340.0	679.9	2000.2
70대	비섭취	29	1237.6	635.8	1839.3
80대	비섭취	1	—	—	—
20대	부정기	4	981.6	360.6	1602.7
30대	부정기	12	1295.2	777.5	1812.9
40대	부정기	16	1096.2	491.9	1700.4
50대	부정기	25	1423.3	643.8	2202.9
60대	부정기	32	1451.2	533.5	2368.8
70대	부정기	13	1509.9	869.4	2150.5
80대	부정기	3	1735.9	921.8	2550.0

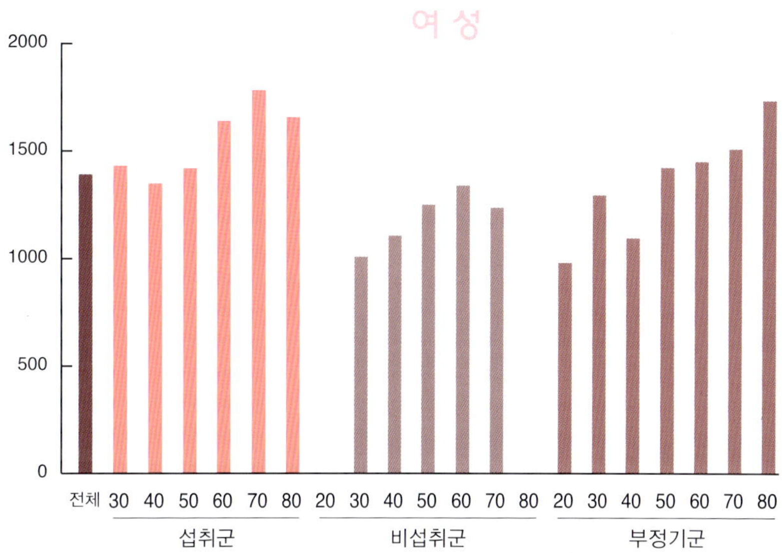

α-토코페롤 (비타민 E)(남성)

산화 스트레스 · 항산화인자

μg/dL

연령대	분류	증례수	평균치	하한치	상한치
남 · 여	모두	975	1392.5	533.8	2251.2
20대	섭취	1	—	—	—
30대	섭취	19	1381.8	616.0	2147.6
40대	섭취	32	1430.2	402.8	2457.6
50대	섭취	54	1547.6	654.8	2440.4
60대	섭취	77	1500.3	682.5	2318.1
70대	섭취	33	1358.6	583.2	2133.9
80대	섭취	7	1355.8	387.6	2323.9
20대	비섭취	1	—	—	—
30대	비섭취	16	1074.8	541.2	1608.4
40대	비섭취	21	1232.1	451.4	2012.7
50대	비섭취	35	1264.5	724.4	1804.6
60대	비섭취	41	1124.4	462.3	1786.5
70대	비섭취	28	1157.5	365.8	1949.2
80대	비섭취	4	937.7	481.7	1393.8
30대	부정기	7	1124.3	194.2	2054.3
40대	부정기	9	1234.4	604.8	1863.9
50대	부정기	13	1298.8	630.6	1967.1
60대	부정기	18	1354.4	546.0	2162.7
70대	부정기	6	1274.6	567.9	1981.2
80대	부정기	3	1526.6	656.9	2396.3
90대	부정기	1	—	—	—

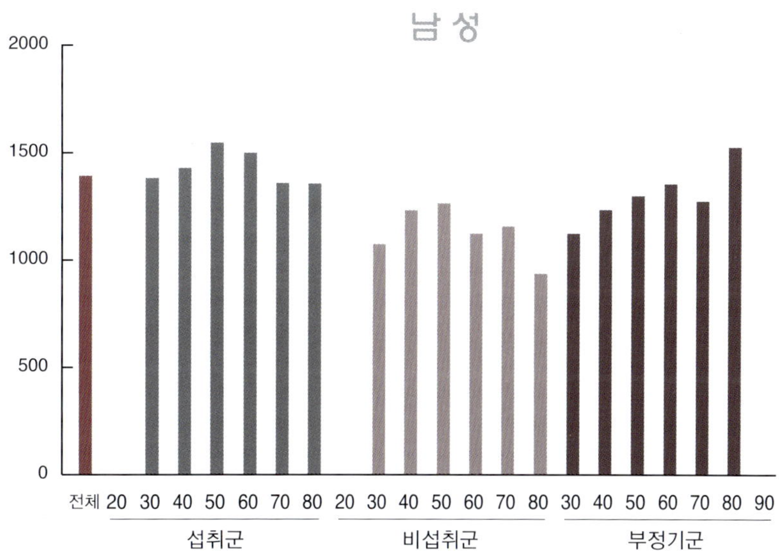

유비퀴놀 (CoQ10)(여성)

nM

연령대	분류	증례수	평균치	하한치	상한치
남 · 여	모두	1009	882.8	387.2	1750.5
30대	섭취	16	778.6	194.3	2251.4
40대	섭취	43	799.7	353.7	1575.1
50대	섭취	59	757.5	406.2	1297.9
60대	섭취	97	900.1	404.4	1750.3
70대	섭취	61	958.3	453.1	1801.3
80대	섭취	8	778.0	415.3	1345.6
20대	비섭취	2	—	422.9	809.1
30대	비섭취	7	852.3	279.4	2028.3
40대	비섭취	17	684.4	394.7	1110.6
50대	비섭취	39	809.9	337.7	1657.0
60대	비섭취	43	844.6	474.9	1398.3
70대	비섭취	30	754.4	392.9	1323.2
80대	비섭취	1	—	—	—
20대	부정기	4	615.0	136.1	2035.2
30대	부정기	12	723.5	321.1	1437.9
40대	부정기	16	616.8	344.5	1037.2
50대	부정기	29	898.2	335.5	1985.5
60대	부정기	35	825.1	428.5	1452.3
70대	부정기	13	726.6	375.4	1287.2
80대	부정기	2	—	324.0	1153.4

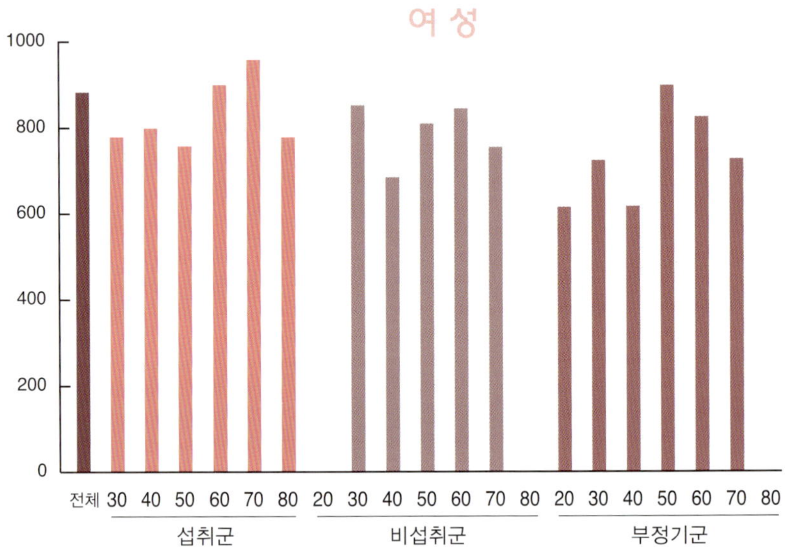

산화 스트레스 · 항산화인자

유비퀴놀 (CoQ10)(남성)

nM

연령대	분류	증례수	평균치	하한치	상한치
남 · 여	모두	1009	882.8	387.2	1750.5
20대	섭취	1	—	—	—
30대	섭취	17	858.6	436.8	1539.9
40대	섭취	28	946.3	430.9	1827.3
50대	섭취	55	984.4	402.9	2065.0
60대	섭취	79	999.6	474.3	1877.5
70대	섭취	35	904.4	451.6	1638.0
80대	섭취	6	806.0	348.8	1652.9
20대	비섭취	1	—	—	—
30대	비섭취	16	885.5	435.8	1622.8
40대	비섭취	21	852.2	257.2	2276.8
50대	비섭취	35	966.7	439.0	1876.8
60대	비섭취	40	933.6	386.6	1929.4
70대	비섭취	28	993.5	533.6	1703.1
80대	비섭취	4	583.3	300.9	1047.4
30대	부정기	7	703.6	420.2	1116.6
40대	부정기	9	1064.4	718.3	1527.2
50대	부정기	13	983.2	490.2	1779.0
60대	부정기	18	1004.2	563.1	1667.9
70대	부정기	7	812.9	345.4	1672.0
80대	부정기	3	1028.4	388.8	2346.1
90대	부정기	1	—	—	—

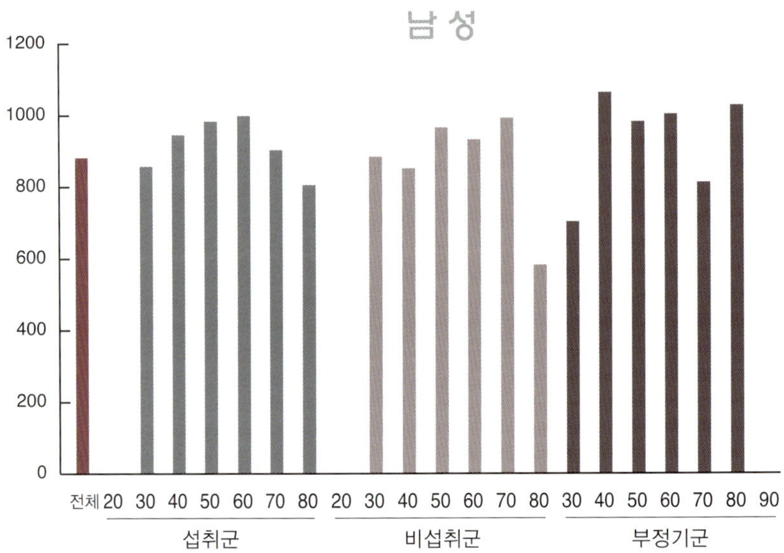

루테인 (여성)

μg/dL

연령대	분류	증례수	평균치	하한치	상한치
남 · 여	모두	995	106.7	41.3	180.3
30대	섭취	15	89.0	34.1	151.8
40대	섭취	40	97.9	39.5	161.8
50대	섭취	61	118.9	50.4	189.4
60대	섭취	98	118.4	49.3	191.3
70대	섭취	60	113.8	48.4	181.5
80대	섭취	7	114.4	47.3	187.8
20대	비섭취	2	—	16.1	239.8
30대	비섭취	7	116.7	28.9	265.1
40대	비섭취	16	94.7	47.5	133.6
50대	비섭취	36	119.7	37.8	233.2
60대	비섭취	39	117.3	51.6	182.4
70대	비섭취	28	106.0	40.9	180.5
80대	비섭취	1	—	—	—
20대	부정기	4	89.4	41.9	134.9
30대	부정기	12	97.9	44.3	149.6
40대	부정기	16	100.4	33.9	185.0
50대	부정기	26	119.2	42.7	212.2
60대	부정기	31	110.0	47.3	173.5
70대	부정기	13	118.5	48.3	194.7
80대	부정기	3	138.8	28.9	366.8

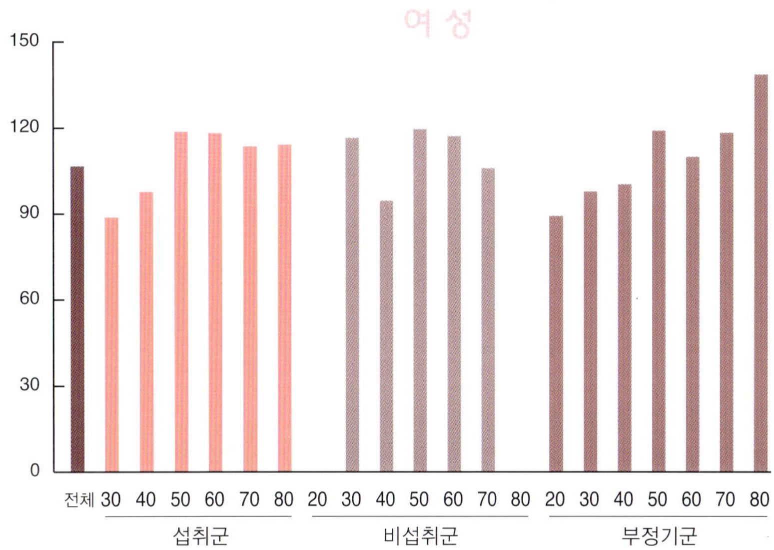

산화 스트레스 · 항산화인자

루테인 (남성)

μg/dL

연령대	분류	증례수	평균치	하한치	상한치
남 · 여	모두	995	106.7	41.3	180.3
20대	섭취	1	—	—	—
30대	섭취	19	102.4	41.1	169.8
40대	섭취	33	92.9	35.2	159.9
50대	섭취	56	102.1	44.1	160.1
60대	섭취	82	104.2	39.5	179.5
70대	섭취	35	115.4	46.0	190.9
80대	섭취	6	78.7	22.1	168.2
20대	비섭취	1	—	—	—
30대	비섭취	16	86.2	39.7	130.0
40대	비섭취	21	80.5	42.9	109.1
50대	비섭취	34	102.7	40.9	171.3
60대	비섭취	41	101.9	35.0	185.3
70대	비섭취	28	104.8	38.3	184.2
80대	비섭취	4	75.8	27.7	135.8
30대	부정기	7	89.3	44.4	128.4
40대	부정기	10	90.6	40.1	141.0
50대	부정기	13	94.6	48.4	132.3
60대	부정기	18	97.8	39.0	162.2
70대	부정기	7	131.6	37.2	274.9
80대	부정기	3	93.3	21.1	228.2
90대	부정기	1	—	—	—

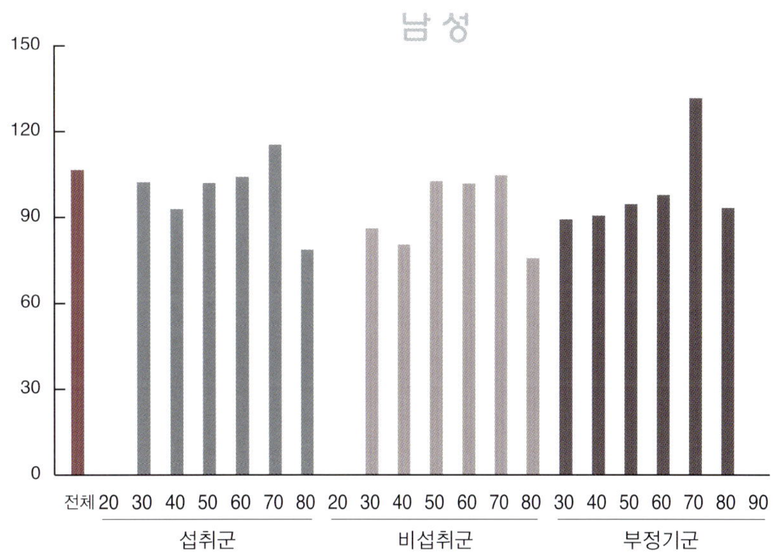

α–카로틴 (여성)

μg/dL

연령대	분류	증례수	평균치	하한치	상한치
남 · 여	모두	1015	20.5	2.68	71.5
30대	섭취	16	15.3	1.88	56.1
40대	섭취	39	19.2	2.87	66.0
50대	섭취	61	28.1	3.80	100.0
60대	섭취	97	24.0	3.79	78.0
70대	섭취	60	24.0	5.45	68.5
80대	섭취	8	25.1	7.44	61.9
20대	비섭취	2	—	1.41	26.6
30대	비섭취	7	14.7	2.44	51.6
40대	비섭취	16	16.8	2.97	50.0
50대	비섭취	34	18.1	3.72	50.7
60대	비섭취	43	16.9	4.84	41.4
70대	비섭취	30	15.6	2.85	47.9
80대	비섭취	1	—	—	—
20대	부정기	4	31.0	7.24	90.9
30대	부정기	12	21.4	3.35	76.5
40대	부정기	16	26.7	3.53	94.4
50대	부정기	29	25.7	6.87	66.1
60대	부정기	35	24.5	3.17	85.2
70대	부정기	13	16.7	2.37	54.6
80대	부정기	3	20.0	4.07	65.2

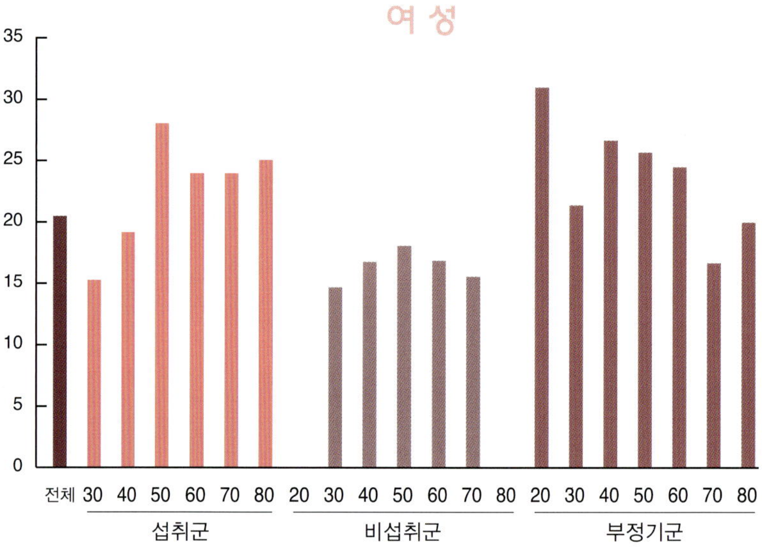

α–카로틴 (남성)

μg/dL

연령대	분류	증례수	평균치	하한치	상한치
남 · 여	모두	1015	20.5	2.68	71.5
20대	섭취	1	—	—	—
30대	섭취	18	17.3	0.70	100.1
40대	섭취	34	20.2	1.61	84.3
50대	섭취	55	18.3	2.23	64.5
60대	섭취	82	20.8	2.50	75.0
70대	섭취	37	23.9	2.62	84.8
80대	섭취	6	11.9	4.86	24.1
20대	비섭취	1	—	—	—
30대	비섭취	16	11.8	3.28	29.6
40대	비섭취	21	10.8	1.62	35.3
50대	비섭취	34	19.8	2.09	72.6
60대	비섭취	40	12.8	1.92	40.1
70대	비섭취	28	13.6	1.75	50.2
80대	비섭취	4	7.6	1.12	29.3
30대	부정기	7	25.4	3.04	99.0
40대	부정기	10	12.2	3.41	35.2
50대	부정기	13	16.3	1.53	59.7
60대	부정기	18	16.6	2.40	52.9
70대	부정기	7	14.3	1.79	56.1
80대	부정기	3	16.4	2.47	63.4
90대	부정기	1	—	—	—

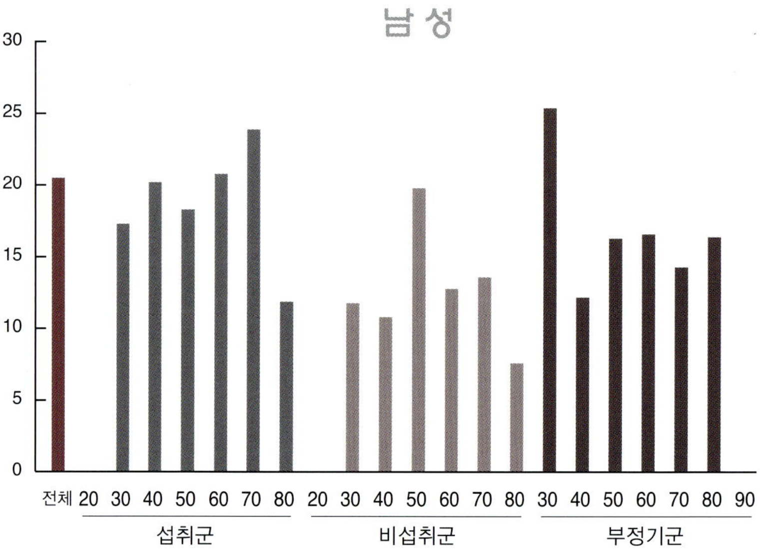

총 항산화 능력 (STAS)(여성)

μM

연령대	분류	증례수	평균치	하한치	상한치
남 · 여	모두	1049	1231.0	984.3	1477.7
30대	섭취	16	1156.2	945.2	1367.2
40대	섭취	43	1185.0	939.0	1431.0
50대	섭취	62	1188.7	978.9	1398.6
60대	섭취	102	1220.5	975.2	1465.9
70대	섭취	64	1202.4	987.1	1417.7
80대	섭취	8	1230.9	1033.2	1428.6
20대	비섭취	2	—	1024.2	1391.8
30대	비섭취	7	1167.9	1013.8	1321.9
40대	비섭취	17	1152.8	929.7	1375.8
50대	비섭취	39	1223.4	957.5	1489.3
60대	비섭취	43	1209.7	944.8	1474.6
70대	비섭취	30	1183.3	966.1	1400.5
80대	비섭취	1	—	—	—
20대	부정기	4	1244.5	1003.5	1485.5
30대	부정기	12	1238.7	974.9	1502.5
40대	부정기	16	1147.5	941.5	1353.5
50대	부정기	29	1187.5	996.3	1378.7
60대	부정기	35	1216.5	1021.5	1411.4
70대	부정기	13	1194.7	959.1	1430.3
80대	부정기	3	1061.3	877.6	1245.1

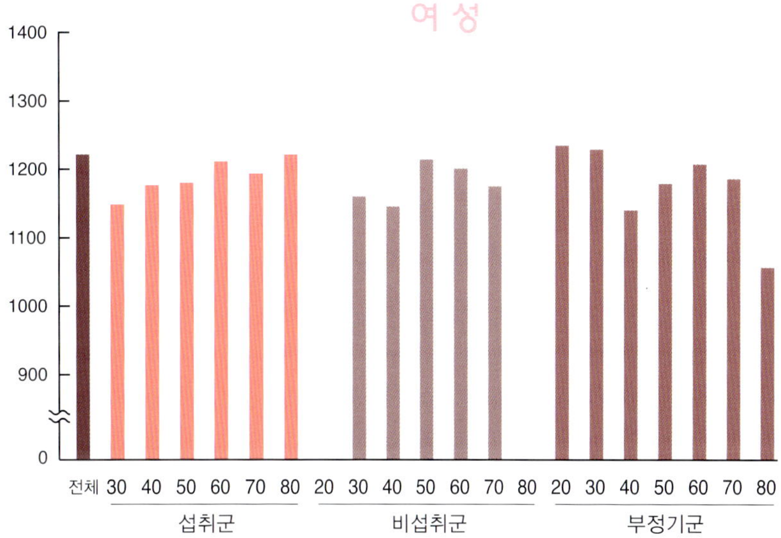

총 항산화 능력 (STAS)(남성)

산화 스트레스 · 항산화인자

μM

연령대	분류	증례수	평균치	하한치	상한치
남 · 여	모두	1049	1231.0	984.3	1477.7
20대	섭취	1	—	—	—
30대	섭취	19	1283.3	1069.7	1497.0
40대	섭취	34	1298.4	977.9	1618.9
50대	섭취	58	1261.4	1035.1	1487.8
60대	섭취	85	1265.2	1039.2	1491.3
70대	섭취	37	1253.6	1045.4	1461.9
80대	섭취	7	1226.3	1047.0	1405.6
20대	비섭취	1	—	—	—
30대	비섭취	16	1229.8	988.7	1471.0
40대	비섭취	21	1280.7	1074.3	1487.0
50대	비섭취	35	1266.2	1023.4	1509.0
60대	비섭취	41	1295.9	1023.4	1568.3
70대	비섭취	28	1294.2	1004.3	1584.1
80대	비섭취	4	1169.3	972.4	1366.1
30대	부정기	12	1249.6	1004.2	1479.8
40대	부정기	11	1286.8	960.9	1610.5
50대	부정기	22	1304.3	1144.4	1532.0
60대	부정기	25	1251.1	1116.8	1457.9
70대	부정기	12	1229.6	979.7	1445.7
80대	부정기	3	1276.3	1061.3	1491.3
90대	부정기	1	—	—	—

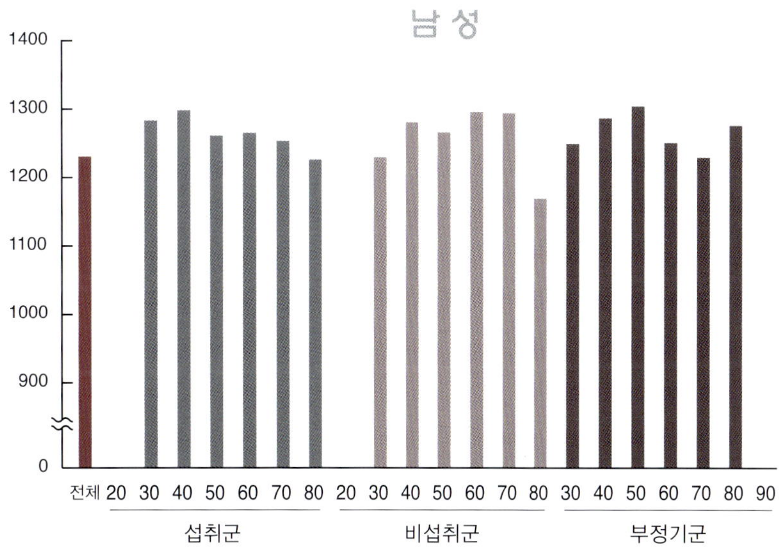

IGF-1

ng/mL

성별	연령대	증례수	평균치	하한치	상한치
남 · 여	전 연령	913	161.4	94.4	275.9
여	전 여성	517	155.2	87.3	275.9
남	전 남성	384	170.9	109.5	266.6
여	20대	5	272.8	152.5	487.9
여	30대	36	205.1	139.0	302.7
여	40대	68	192.7	133.6	277.8
여	50대	130	163.5	95.4	280.1
여	60대	162	146.1	93.7	228.0
여	70대	97	120.3	73.9	195.7
여	80대	10	107.4	50.4	228.9
남	20대	—	—	—	—
남	30대	40	202.2	143.8	284.2
남	40대	55	176.7	112.7	277.1
남	50대	102	172.2	107.1	277.0
남	60대	120	169.1	113.2	252.6
남	70대	66	145.9	88.8	239.8
남	80대	12	121.5	63.9	230.9
남	90대	—	—	—	—

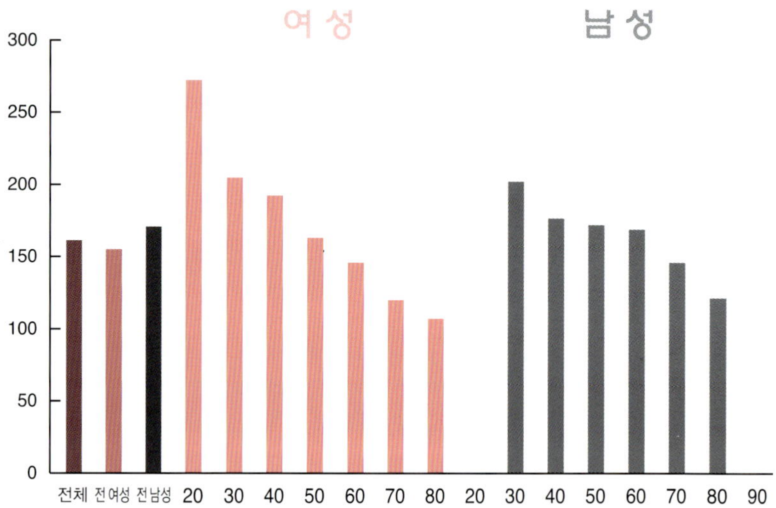

FT_4

ng/dL

성별	연령대	증례수	평균치	하한치	상한치
남 · 여	전 연령	928	1.26	0.99	1.53
여	전 여성	524	1.24	0.99	1.49
남	전 남성	394	1.29	1.03	1.56
여	20대	5	1.25	1.18	1.32
여	30대	38	1.28	1.03	1.54
여	40대	75	1.23	0.97	1.50
여	50대	121	1.24	1.02	1.46
여	60대	164	1.23	0.99	1.47
여	70대	99	1.22	0.97	1.46
여	80대	10	1.23	1.01	1.45
남	20대	—	—	—	—
남	30대	38	1.33	1.10	1.56
남	40대	56	1.32	1.07	1.56
남	50대	101	1.29	1.03	1.56
남	60대	124	1.28	1.00	1.56
남	70대	67	1.25	0.94	1.56
남	80대	12	1.31	1.05	1.56
남	90대	—	—	—	—

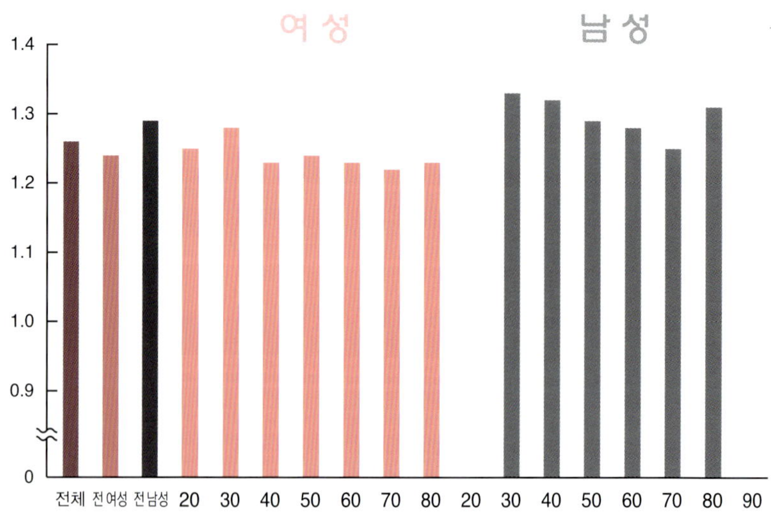

에스트라디올

pg/mL

성별	연령대	증례수	평균치	하한치	상한치
남 · 여	전 연령	564	33.7	2.8	117.3
여	전 여성	561	33.8	2.9	111.8
남	전 남성	3	16.9	3.6	1069.7
여	20대	6	85.3	7.3	368.5
여	30대	50	103.2	15.5	329.4
여	40대	101	110.1	6.9	528.0
여	50대	165	18.9	3.9	52.7
여	60대	192	13.7	5.9	26.0
여	70대	113	11.6	7.4	17.2
여	80대	12	10.6	8.4	13.3

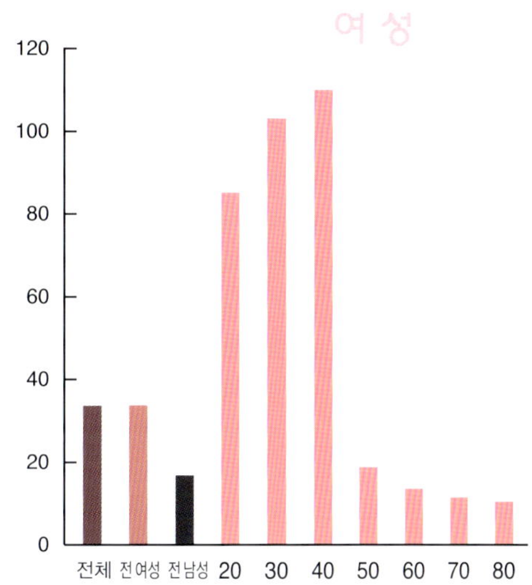

테스토스테론

pg/mL

성별	연령대	증례수	평균치	하한치	상한치
남 · 여	전 연령	603	7.9	0.60	19.2
여	전 여성	180	0.7	0.37	1.0
남	전 남성	384	11.4	5.71	17.2
남	20대	—	—	—	—
남	30대	34	13.8	7.45	20.1
남	40대	51	13.2	8.74	17.7
남	50대	96	12.3	7.45	17.2
남	60대	119	10.5	5.45	15.6
남	70대	63	9.6	5.70	13.5
남	80대	12	8.4	2.38	14.4

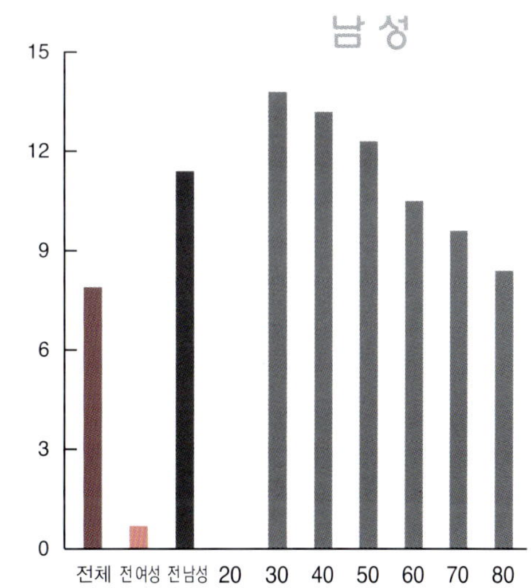

DHEA-S

호르몬

ng/mL

성별	연령대	증례수	평균치	하한치	상한치
남 · 여	전 연령	719	1211.7	371.3	3953.7
여	전 여성	313	832.9	298.7	2323.1
남	전 남성	391	1622.1	611.1	4305.7
여	20대	3	1831.8	718.3	4671.5
여	30대	27	1731.8	618.5	4849.0
여	40대	42	1208.6	664.8	2197.4
여	50대	84	936.0	377.4	2321.5
여	60대	90	704.4	294.1	1687.0
여	70대	63	553.4	229.2	1336.3
여	80대	7	503.2	170.0	1489.7
남	20대	—	—	—	—
남	30대	36	2590.0	1204.3	5570.1
남	40대	58	2030.4	1025.6	4019.6
남	50대	100	1804.6	816.6	3987.9
남	60대	122	1408.8	557.7	3558.8
남	70대	62	952.1	354.8	2554.7
남	80대	12	1192.4	479.6	2964.6
남	90대	—	—	—	—

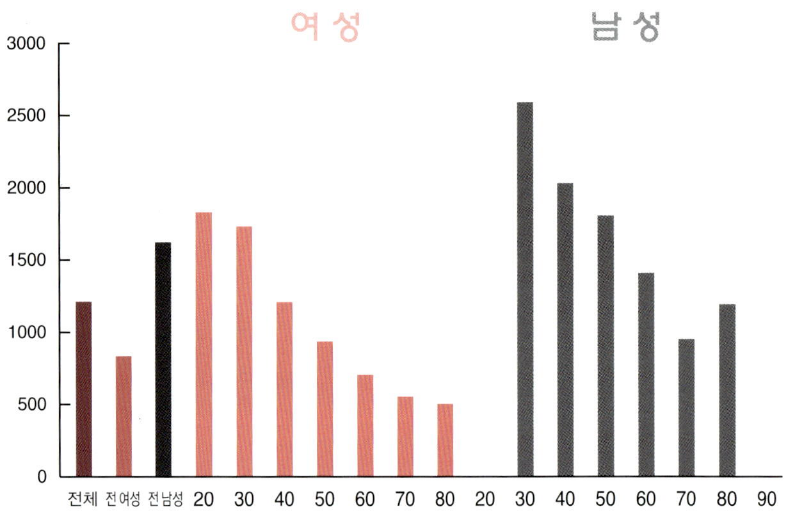

NK세포

호르몬

%

성별	연령대	증례수	평균치	하한치	상한치
남 · 여	전 연령	1124	32.1	10.1	61.6
여	전 여성	647	29.6	8.6	57.6
남	전 남성	477	35.6	13.2	65.6
여	20대	6	23.8	9.6	42.8
여	30대	48	27.4	5.8	56.1
여	40대	100	27.7	8.0	53.9
여	50대	169	28.5	8.1	55.6
여	60대	198	31.0	9.1	60.2
여	70대	114	30.6	10.0	58.0
여	80대	12	39.5	16.2	70.5
남	20대	2	—	16.3	46.0
남	30대	45	28.1	8.3	54.5
남	40대	70	34.3	12.8	62.9
남	50대	114	35.4	12.5	65.9
남	60대	148	37.0	13.0	69.1
남	70대	82	38.2	18.9	64.0
남	80대	15	40.2	17.3	70.7
남	90대	1	—	—	—

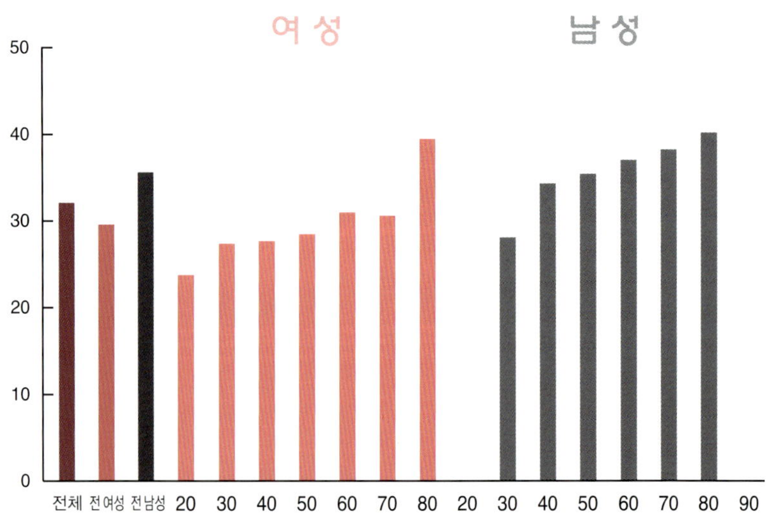

전신 골량 (전신)(DXA)

DXA

g

성별	연령대	증례수	평균치	하한치	상한치
남 · 여	전 연령	381	2285.7	1269.6	3188.0
여	전 여성	235	1992.3	1262.2	2711.5
남	전 남성	146	2757.8	2003.2	3332.2
여	20대	2	—	1164.9	3458.0
여	30대	19	2367.6	1694.8	2940.2
여	40대	46	2221.6	1579.1	2864.1
여	50대	68	2048.1	1446.8	2649.4
여	60대	61	1848.3	1300.6	2396.0
여	70대	34	1663.0	1151.0	2174.9
여	80대	5	1566.8	751.2	2382.4
남	20대	—	—	—	—
남	30대	21	2861.8	2445.5	3228.6
남	40대	21	2888.6	2382.3	3236.5
남	50대	41	2850.2	2288.3	3116.7
남	60대	33	2768.3	1935.8	3415.8
남	70대	27	2495.1	1624.9	3277.7
남	80대	3	2103.4	2029.1	2177.8
남	90대	—	—	—	—

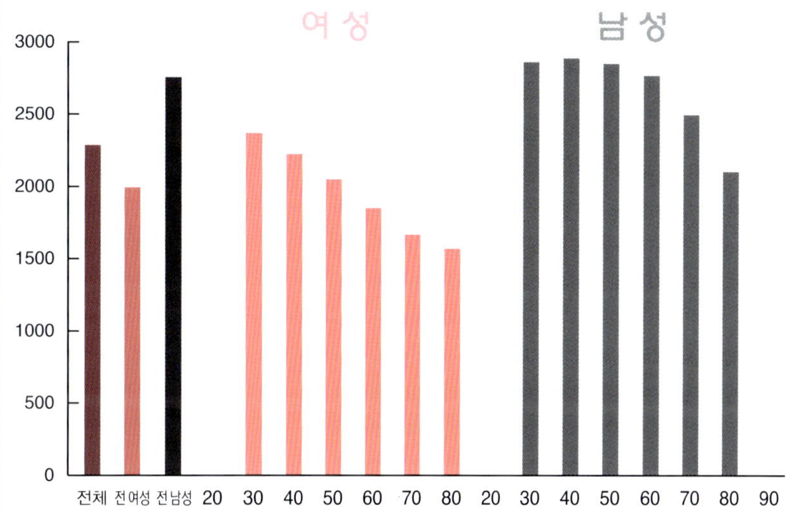

전신 지방량 (전신)(DXA)

DXA

g

성별	연령대	증례수	평균치	하한치	상한치
남 · 여	전 연령	361	15192.2	5628.7	24755.8
여	전 여성	224	15197.6	6052.6	24342.6
남	전 남성	137	15183.5	4937.9	25429.1
여	20대	2	—	568.6	21052.0
여	30대	15	13423.6	3801.7	23045.6
여	40대	44	13384.0	5315.9	21452.2
여	50대	67	15875.5	6681.2	25069.8
여	60대	58	15935.0	7511.8	24358.2
여	70대	33	16284.4	6166.6	26402.2
여	80대	5	13423.3	7094.2	19752.4
남	20대	—	—	—	—
남	30대	20	13991.0	2546.7	25435.3
남	40대	20	17369.0	10327.4	24410.7
남	50대	36	16334.1	7111.7	25556.5
남	60대	31	15380.5	6041.9	24719.1
남	70대	27	13795.3	2770.8	24819.7
남	80대	3	5214.7	4728.3	5701.1
남	90대	—	—	—	—

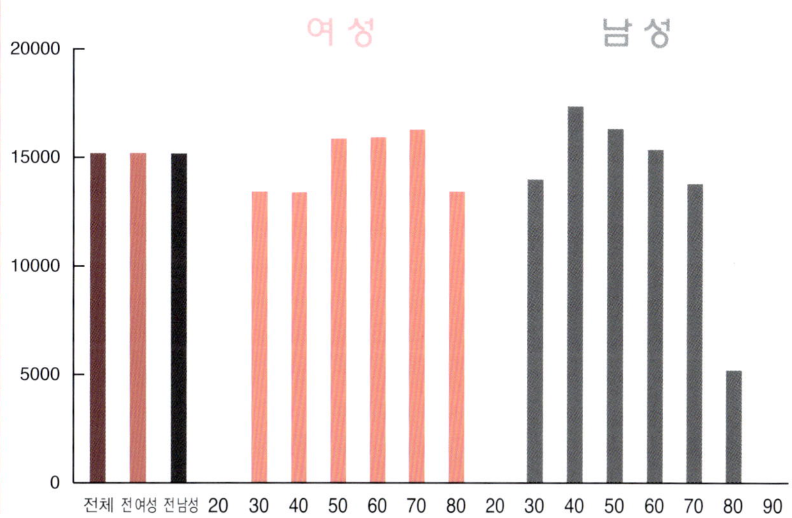

양족 근육량 (양족)(DXA으로부터의 추정 근육량) DXA

g

성별	연령대	증례수	평균치	하한치	상한치
남 · 여	전 연령	361	12767.1	6950.4	18583.7
여	전 여성	235	11008.3	8104.6	13912.0
남	전 남성	126	16047.3	12172.8	19921.8
여	20대	2	—	5224.0	16411.3
여	30대	19	11755.4	7921.4	15589.5
여	40대	46	11664.0	8758.3	14569.6
여	50대	68	11091.3	8501.6	13680.9
여	60대	61	10719.8	8217.3	13222.2
여	70대	34	10344.6	8027.2	12662.0
여	80대	5	9116.7	6914.2	11319.2
남	20대	—	—	—	—
남	30대	15	17265.7	14003.2	20528.1
남	40대	17	17215.5	15195.0	19236.0
남	50대	33	16372.9	12694.0	20051.7
남	60대	31	15896.1	12411.8	19380.3
남	70대	27	14867.4	11403.1	18331.7
남	80대	3	11936.7	11238.5	12634.8
남	90대	—	—	—	—

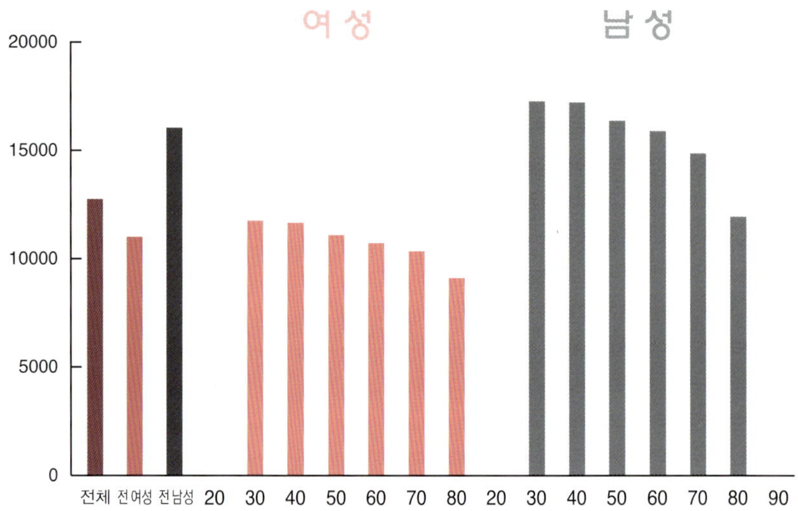

공복 시 혈당

mg/dL

성별	연령대	증례수	평균치	하한치	상한치
남 · 여	전 연령	1030	89.5	58.9	120.1
여	전 여성	597	86.7	64.2	109.3
남	전 남성	433	93.4	55.6	131.2
여	20대	5	80.8	59.1	102.5
여	30대	47	82.2	68.7	95.6
여	40대	92	83.2	67.2	99.1
여	50대	160	87.0	57.6	116.4
여	60대	184	88.0	65.6	110.4
여	70대	99	89.5	73.5	105.5
여	80대	10	88.3	74.9	101.7
남	20대	1	—	—	—
남	30대	43	87.1	69.1	105.1
남	40대	62	92.2	53.9	130.5
남	50대	105	90.7	60.7	120.7
남	60대	133	97.7	50.8	144.7
남	70대	74	94.7	59.2	130.1
남	80대	14	92.1	59.4	124.7
남	90대	1	—	—	—

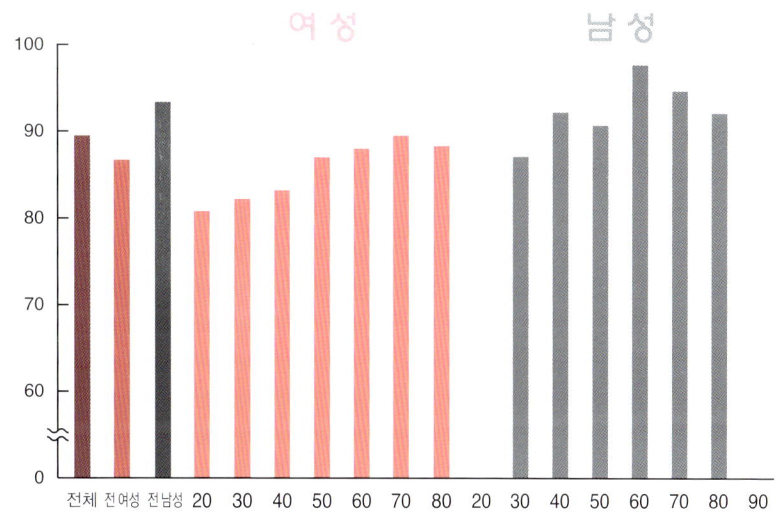

HbA_{1c}

%

성별	연령대	증례수	평균치	하한치	상한치
남 · 여	전 연령	1052	5.13	4.42	5.85
여	전 여성	623	5.14	4.44	5.84
남	전 남성	429	5.12	4.39	5.86
여	20대	5	4.84	4.38	5.30
여	30대	50	4.87	4.26	5.49
여	40대	98	5.02	4.28	5.76
여	50대	166	5.14	4.45	5.82
여	60대	188	5.19	4.56	5.83
여	70대	105	5.28	4.65	5.90
여	80대	11	5.45	4.63	6.26
남	20대	2	—	0	0.14
남	30대	43	4.99	4.32	5.65
남	40대	66	4.99	4.19	5.79
남	50대	110	5.12	4.37	5.86
남	60대	128	5.13	4.44	5.83
남	70대	67	5.30	4.64	5.97
남	80대	12	5.23	4.67	5.79
남	90대	1	—	—	—

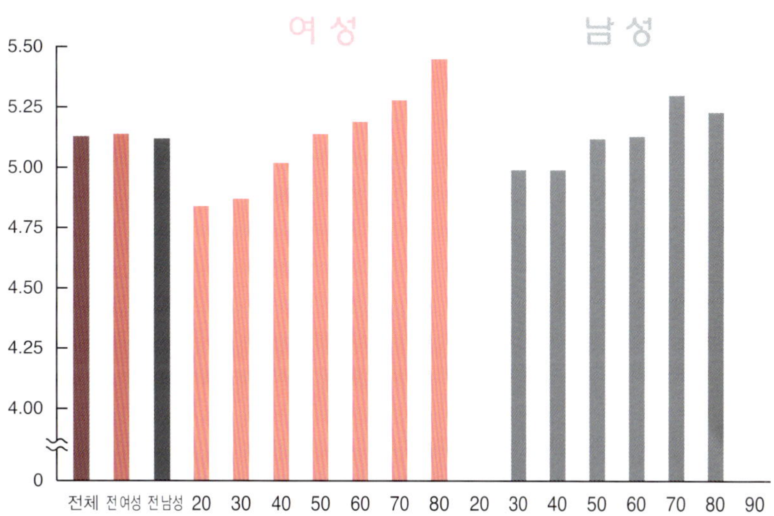

CPR

당대사

ng/mL

성별	연령대	증례수	평균치	하한치	상한치
남 · 여	전 연령	1098	1.65	0.27	3.03
여	전 여성	639	1.46	0.23	2.70
남	전 남성	459	1.90	0.50	3.30
여	20대	5	1.12	0.54	1.71
여	30대	48	1.34	0.11	2.57
여	40대	96	1.33	0.18	2.48
여	50대	168	1.35	0.18	2.52
여	60대	196	1.57	0.28	2.85
여	70대	114	1.61	0.42	2.80
여	80대	12	1.73	0.13	3.33
남	20대	2	—	0.10	2.95
남	30대	42	1.83	0.47	3.19
남	40대	68	1.82	0.45	3.19
남	50대	110	1.93	0.44	3.43
남	60대	145	1.96	0.59	3.34
남	70대	78	1.92	0.53	3.31
남	80대	13	1.57	0.64	2.49
남	90대	1	—	—	—

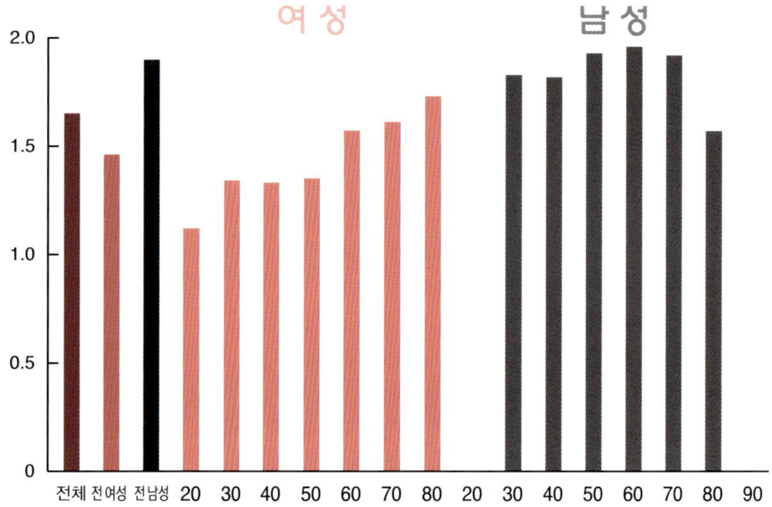

알부민

당대사

g/dL

성별	연령대	증례수	평균치	하한치	상한치
남 · 여	전 연령	153	4.39	3.93	4.86
여	전 여성	110	4.40	3.94	4.86
남	전 남성	43	4.38	3.90	4.86

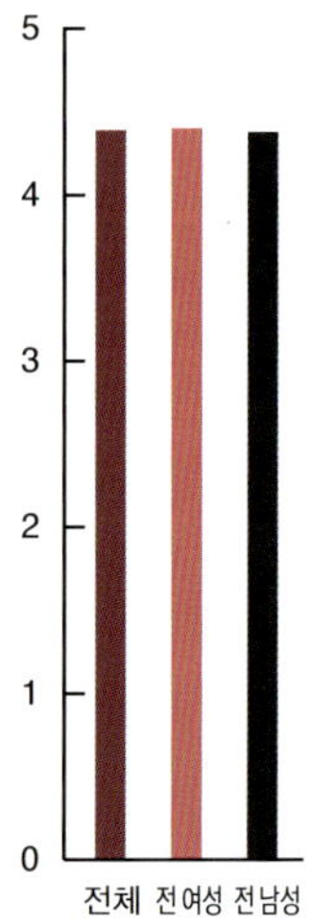

※ DXA에서는 아래의 부위별 측정 중 대표로 한 부위를 선택한다.

양완(골량, 지방량, 근육량), 양족(골량, 지방량, 근육량), 동체(골량, 지방량, 근육량), 전신(골량, 지방량, 근육량), 좌완(골량, 지방량, 근육량), 좌족(골량, 지방량, 근육량), 좌동체(골량, 지방량, 근육량), 좌반신(골량, 지방량, 근육량), 우완(골량, 지방량, 근육량), 우족(골량, 지방량, 근육량), 우동체(골량, 지방량, 근육량), 우반신(골량, 지방량, 근육량)

참/고/문/헌

1) Brouilette SW et al : Telomere length, risk of coronary heart disease, and statin treatment in the West of Scotland Primary Prevention Study : a nested case-control study. Lancet ***369*** : 107-114, 2007

2) Shlipak MG et al : Cystatin C and the risk of death and cardiovascular events among elderly persons. N Engl J Med **352** : 2049-2060, 2005

3) Tuder RM : Aging and cigarette smoke : fueling the fire. Am J Respir Crit Care Med ***174*** : 490-491, 2006

4) 宇津木龍一:しわとたるみ．美容皮膚科学，日本美容皮膚科学会(監)，宮地良樹ほか(編)，南山堂，東京，p548-555，2005

5) Sator PG : Skin treatments and dermatological procedures to promote youthful skin. CIA ***1*** : 51-56, 2006

6) 市橋正光：紫外線皮膚障害と酸化ストレス．別冊医学のあゆみ：酸化ストレス：フリーラジカル医学生物学の最前線，吉川敏一(編)，医歯薬出版，東京，p339-344，2001

7) Tonetti MS et al : Treatment of periodontitis and endothelial function. N Engl J Med **356** : 911-920, 2007

8) Leeuwen RV et al : Dietary intake of antioxidants and risk of age-related macular degeneration. JAMA ***294*** : 3101-3107, 2005

9) Heilbronn LK et al : Effect of 6-month calorie restriction on biomarkers of longevity, metabolic adaptation, and oxidative stress in overweight individuals. JAMA **295** : 1539-1548, 2006

10) 西村浩美，浅原孝之：血管病変関連因子が血管内皮前駆細胞の動態に及ぼす影響を探る．Vascular Med **2** : 43-47，2006

11) Werner N et al : Circulating endothelial progenitor cells and cardiovascular outcomes. N Engl J Med **353** : 999-1007, 2005

12) Stuhlinger MC et al : Relationship between insulin resistance and an endogenous nitric oxide synthase inhibitor. JAMA **287** : 1420-1426, 2002

13) Schulze F et al : Asymmetrivc dimethylarginine is an independent risk factor for coronary heare disease : results from the multicenter Coronary Artery Risk Determination (CARDIAC) study. Am Heart J ***152*** : 493. e1-e8, 2006

14) Celermajer DS et al : Endothelium-dependent dilation in the systemic arteries of asymptomatic subjects relates to coronary risk factors and their interaction. J Am Coll Cardiol ***24*** : 1468-1474, 1994

15) Mattace-Raso FU et al : Arterial stiffness and risk of coronary heart disease and stroke : the Rotterdam Study. Circulation ***113*** : 657-663, 2006

16) Shirai K et al : A novel blood pressure-independent arterial wall stiffness parameter : cardio-ankle vascular index(CAVI). J Atheroscler Thromb ***13*** : 101-107, 2006

17) Nichols WW : Clinical measurement of arterial stiffness obtained from noninvasive pressure waveforms. Am J Hypertens ***18*** : 3S-10S, 2005

18) Homma S et al : Carotid plaque and intima-media thickness assessed by B-mode ultrasonography in subjects ranging from young adults to centenarians. Stroke **32** : 830-835, 2001

19) Simon A et al : Intima-media thickness : a new tool diagnosis and treatment of cardiovascular risk. J Hypertens ***21*** : 159-169, 2002

20) Lorenz MW et al : Prediction of clinical cardiovascular events with carotid intima-media thickness : a systematic review and meta-analysis. Circulation ***115*** : 459-467, 2007
21) Prabhakaran S et al : Carotid plaque surface irregularity predicts ischemic stroke : the Northern Manhattan study. Stroke ***37*** : 2696-2701, 2006
22) Nighoghossian N et al : The vulnerable carotid artery plaque. Stroke ***36*** : 2764-2772, 2005
23) Hecht HS et al : Coronary artery calcium scanning : clinical paradigms for cardiac risk assessment and treatment. Am Heart J ***151*** : 1139-1146, 2006
24) Greenland P et al : ACCF/AHA 2007 clinical expert consensus document on coronary artery calcium scoring by computed tomography in global cardiovascular risk assessment and in evaluation of patients with chest pain. Circulation ***115*** : 402-426, 2007
25) Leber AW et al : Quantification of obstructive and nonobstructive coronary lesions by 64-slice computed tomography J Am Coll Cardiol ***46*** : 147-154, 2005
26) Gertz SD et al : Usefulness of multidetector computed tomography for noninvasive evaluation of coronary arteries in asymptomatic patients. Am J Cardiol ***97*** : 287-293, 2006
27) Dewey M et al : Noninvasive detection of coronary artery stenoses with multislice computed tomography or magnetic resonance imaging. Ann Intern Med ***145*** : 407-415, 2006
28) How useful is computed tomography for screening coronary artery disease? Circulation ***113*** : 125-146, 2006
29) Dzau VJ et al : The cardiovascular disease continuum validated : clinical evidence of improved patient outcomes. Circulation ***114*** : 2850-2870, 2006
30) Waxman S et al : Detection and treatment of vulnerable plaques and vulnerable patients. Circulation ***114*** : 2390-2411, 2006
31) Naghavi M et al : From vulnerable plaque to vulnerable patient : Part III : executive summary of the Screening for Heart Attack Prevention and Education (SHAPE) Task Force report. Am J Cardiol ***98*** : 2H-15H, 2006
32) Blankenberg S et al : Comparative impact of multiple biomarkers and n-terminal pro-brain natriuretic peptide in the context of conventional risk factors for the prediction of recurrent cardiovascular events in the Heart Outcomes Prevention Evaluation (HOPE) Study. Circulation ***114*** : 201-208, 2006
33) Wang TJ et al : Multiple biomarkers for the prediction of first major cardiovascular events and death. N Engl J Med ***355*** : 2631-2639, 2006
34) Ridker PM et al : C-reactive protein and other markers of inflammation in the prediction of cardiovascular disease in women. N Engl J Med ***342*** : 836-843, 2000
35) Patel MJ et al : Can biomarkers improve prediction of future cardiovascular events in patients with cardiovascular disease? Nat Clin Pract Cardiovasc Med ***4*** : 14-15, 2007
36) Hankey GJ et al : Potential new risk factors for ischemic stroke : What is their potential? Stroke ***37*** : 2181-2188, 2006
37) Rudnicka AR et al : Diurnal, seasonal, and blood-processing patterns in levels of circulating fibrinogen, fibrin D-dimer, C-reactive protein, tissue plasminogen activator, and von Willebrand factor in a 45-year-old population. Circulation ***115*** : 996-1003, 2007
38) Crawford DC et al : Genetic variation is associated with C-reactive protein levels in the Third National Health and Nutrition Examination Survey. Circulation ***114*** : 2458-2465, 2006
39) Ridker PM et al : Comparison of C-reactive protein and low-density lipoprotein cholesterol levels in the prediction of first cardiovascular events. N Engl J Med ***347*** : 1557-1565, 2002
40) van der Harst P et al : Usefulness of preoperative C-reactive protein and soluble intercellular

adhesion molecule-1 level for predicting future cardiovascular events after coronary artery bypass grafting. Am J Cardiol **97**：1697-1701, 2006

41) Di Napoli M et al：Evaluation of C-reactive protein measurement for assessing the risk and prognosis in ischemic stroke. Stroke **36**：1316-1329, 2005

42) Jones DML et al：Narrative review：assessment of C-reactive protein in risk prediction for cardiovascular disease. Ann Intern Med **145**：35-42, 2006

43) Rothenbacher D et al：Comparison of N-terminal pro-B-natriuretic peptide, C-reactive protein, and creatinine clearance for prognosis in patients with known coronary heart disease. Arch Intern Med **166**：2455-2460, 2006

44) Kragelund C et al：N-terminal pro-B-type natriuretic peptide and long-term mortality in stable coronary heart disease. N Engl J Med **352**：666-675, 2005

45) Emberson JR et al, Heart Protection Study Collaborative Group：N-terminal Pro-B-type natriuretic peptide, vascular disease risk, and cholesterol reduction among 20,536 patients in the MRC/BHF heart protection study. J Am Coll Cardiol **49**：311-319, 2007

46) Fukuda D et al：Comparison of levels of serum matrix metalloproteinase-9 in patients with acute myocardial infarction versus unstable angina pectoris versus stable angina pectoris. Am J Cardiol **97**：175-180, 2006

47) Rajat D et al：Association among plasma levels of monocyte chemoattractant protein-1, traditional cardiovascular risk factors, and subclinical atherosclerosis. Am Coll Cardiol **44**：1812-1818, 2004

48) Koenig W et al：Biomarkers of atherosclerotic plaque instability and rupture. Arterioscler Thromb Vasc Biol **27**：15-26, 2007

49) Madjid M et al：Leukocyte count and coronary heart disease implications for risk assessment. J Am Coll Cardial **44**：1945-1956, 2004

50) Margolis KL et al：Leukocyte count as a predictor of cardiovascular events and mortality in postmenopausal women：the Women's Health Initiative Observational Study. Arch Intern Med **165**：500-508, 2005

51) Brennan ML et al：Prognostic value of myeloperoxidase in patients with chest pain. N Engl J Med **349**：1595-1604, 2003

52) Blankenberg S et al：Glutathione peroxidase 1 activity and cardiovascular events in patients with coronary artery disease. N Engl J Med **349**：1605-1613, 2003

53) Michelson AD et al：Current options in platelet function testing. Am J Cardiol **98** [Suppl]：4-10, 2006

54) 日本動脈硬化学会：動脈硬化性疾患診療ガイドライン 2007 年版

55) El Harchaoui K et al：Value of low-density lipoprotein particle number and size as predictors of coronary artery disease in apparently healthy men and women：the EPIC-Norfolk Prospective Population Study. J Am Coll Cardiol **49**：547-553, 2007

56) Matsumoto T et al：Plasma level of oxidized low-density lipoprotein is an independent determinant of coronary macrovasomotor and microvasomotor responses induced by bradykinin. J Am Coll Cardiol **44**：451-457, 2004

57) Spence JD：Lipoprotein(a). Stroke **37**：1350-1351, 2006

58) Ohira T et al：Lipoprotein (a) and incident ischemic stroke：the Atherosclerosis Risk Communities(ARIC) study. Stroke **37**：1407-1412, 2006

59) Twickler TB et al：Elevated remnant-like particle cholesterol concentration. Circulation **109**：1918-1925, 2004

60) Barter P et al, Treating to New Targets Investigators : HDL cholesterol, very low levels of LDL cholesterol, and cardiovascular events. N Engl J Med **357** : 1301-1310, 2007
61) Navab M et al : Mechanisms of disease : proatherogenic HDL : an evolving field. Nat Clin Pract Endocrinol Metab **2** : 504-511, 2006
62) Gerber Y et al : Lipoprotein-associated phospholipase A2 and prognosis after myocardial infarction in the community. Arterioscler Thromb Vasc Biol **26** : 2517-2522, 2006
63) Graza CA et al : Association between lipoprotein-associated phospholipase A2 and cardiovascular disease : a systematic review. Mayo Clin Proc **82** : 159-165, 2007
64) Kaul S et al : Homocysteine for hypothesis for atherothrombotic cardiovascular disease. J Am Coll Cardiol **48** : 914-923, 2006
65) Toole JF et al : Lowering homocysteine in patients with Ischemic stroke to prevent recurrent stroke, myocardial infarction, and death : the Vitamin Intervention for Stroke Prevention (VISP) randomized controlled trial. JAMA **291** : 565-575, 2004
66) Poirier P et al : Obesity and cardiovascular disease : pathophysiology, evaluation, and effect of weight loss. Arterioscler Thromb Vasc Biol **26** : 968-976, 2006
67) Ferrannini E : Metabolic syndrome : a solution in search of a problem. J Clin Endocrinol Metab **92** : 396-398, 2007
68) Witchel SF, DeFranco DB : Mechanisms of disease : regulation of glucocorticoid and receptor levels-impact on the metabolic syndrome. Nat Clin Pract Endocrinol Metab **2** : 621-631, 2006
69) Reaven GM : The metabolic syndrome : Is this diagnosis necessary? Am J Clin Nutr **83** : 1237-1247, 2006
70) Berg AH et al : Adipose tissue, inflammation, and cardiovascular disease. Circ Res **96** : 939-949, 2005
71) Sattar N et al : Adiponectin and coronary heart disease : a prospective study and meta-analysis. Circulation **114** : 623-629, 2006
72) 中里雅光：摂食調節の中枢機構. Clin Neurosci **24** : 873-876, 2006
73) Madamanchi NR et al : Oxidative stress and vascular disease. Arterioscler Thromb Vasc Biol **25** : 29-38, 2005
74) Beal MF : Less stress, longer life. Nat Med **11** : 598-601, 2005
75) Zimmet JM et al : Nitroso-redox interactions in the cardiovascular system. Circulation **114** : 1531-1544, 2006
76) Mueller CF et al : ATVB in focus : redox mechanisms in blood vessels. Arterioscler Thromb Vasc Biol **25** : 274-278, 2005
77) Kasai H et al : Life style and urinary 8-hydroxydeoxyguanosine, a marker of oxidative DNA damage : effects of exercise, working conditions, meat intake, body mass index, and smoking. Jpn J Cancer Res **92** : 9-15, 2001
78) Schwedhelm E at al : Urinary 8-iso-prostaglandin F2a as a risk marker in patients with coronary heart disease : a Matched Case-Control Study. Circulation **109** : 843-848, 2004
79) Hercberg S et al : The SU. VI. MAX Study : a randomized, placebo-controlled trial of the health effects of antioxidant vitamins and minerals. Arch Intern Med **164** : 2335-2342, 2004
80) Bjelakovic G et al : Mortality in randomized trials of antioxidant supplements for primary and secondary prevention systematic review and meta-analysis. JAMA **297** : 842-857, 2007
81) Liu H et al : Systematic review : the safety and efficacy of growth hormone in the healthy elderly. Ann Intern Med **146** : 104-115, 2007
82) Gharib H et al : Subclinical thyroid dysfunction : a joint statement on management from the

American Association of Clinical Endocrinologists, the American Thyroid Association, and the Endocrine Society. J Clin Endocrinol Metab ***90***：581-585, 2005
83) Roberts LM et al：Is subclinical thyroid dysfunction in the elderly associated with depression or cognitive dysfunction? Ann Intern Med ***145***：573-581, 2006
84) Turgeon JL et al：Complex actions of sex steroids in adipose tissue, the cardiovascular system, and brain：insights from basic science and clinical studies. Endocrin Rev ***27***：575-605, 2006
85) Rosner W et al：Position statement：utility, limitations, and pitfalls in measuring testosterone：an Endocrine Society position statement. J Clin Endocrinol Metab **92**：405-413, 2007
86) Kaufman J et al：The decline of androgen levels in elderly men and its clinical and therapeutic implications. Endocr Rev ***26***：833-876, 2005
87) Nair KS et al：DHEA in elderly women and DHEA or testosterone in elderly men. N Engl J Med ***355***：1647-1659, 2006
88) Smith RG et al：Molecular endocrinology and physiology of the aging CNS. Endocr Rev ***26***：203-250, 2005
89) 西川禎一：NK(ナチュラルキラー)細胞と食品成分．栄養誌 ***62***：129-144，2004
90) Goronzy JJ et al：Immunosuppression in atherosclerosis mobilizing the opposition within. Circulation ***114***：1901-1904, 2006
91) Auguera I et al：Elevation of serum levels of the anti-inflammatory cytokine interleukin-10 and decreased risk of coronary events in patients with unstable angina. Am Heart J ***144***：811-817, 2002
92) 骨粗鬆症の予防と治療ガイドライン 2006 年版，骨粗鬆症の予防と治療ガイドライン作成委員会(編)，ライフサイエンス出版，東京，2006
93) Shoback D：Update in osteoporosis and metabolic bone disorders. J Clin Endocrinol Metab **92**：747-753, 2007
94) Nayak S et al：Meta-analysis：accuracy of quantitative ultrasound for identifying patients with osteoporosis. Ann Intern Med ***144***：832-841, 2006
95) 中塚喜義，三浦雅一：骨粗鬆症診断における血清骨代謝マーカー．検と技 ***34***：1156-1160，2006
96) Blennow K et al：Alzheimer's disease. Lancet ***368***：387-403, 2006
97) Selkoe DJ：Alzheimer disease：mechanistic understanding predicts novel therapies. Ann Intern Med ***140***：627-638, 2004
98) Thal LJ et al：The role of biomarkers in clinical trials for alzheimer disease. Alzheimer Dis Assoc Disord **20**：6-15, 2006
99) Luis AJ et al：Genetic basis of atherosclerosis：part I. Circulation ***110***：1868-1873, 2004
100) Moreno PR et al：New aspects in the pathogenesis of diabetic atherothrombosis. J Am Coll Cardiol ***44***：2293-2300, 2004
101) Haffner SM：Insulin resistance, inflammation, and the prediabetic state. Am J Cardiol **92** (4A)：18J-26J, 2003
102) Goldin A et al：Advanced glycation end products sparking the development of diabetic vascular injury. Circulation ***114***：597-605, 2006
103) Oparil S et al：Pathogenesis of hypertrnsion. Ann Intern Med ***139***：761-776, 2003
104) Lawes CMM et al：Blood pressure and stroke：an overview of published reviews. Stroke ***35***：776-785, 2004
105) Baker JF et al：Serum uric acid and cardiovascular disease：recent developments, and where do they leave us? Am J Med ***118***：816-826, 2005

찾아보기

한글 찾아보기

ㄱ·ㄴ

ㄷ·ㄹ

ㅁ · ㅂ

ㅅ · ㅇ

ㅈ · ㅊ

ㅋ · ㅌ

ㅍ · ㅎ

영문 찾아보기

A · B · C

D · E · F

G · H · I

L · M · N

P · S · T

U · V

기타